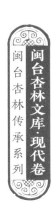

闽台杏林文库·现代卷

闽台杏林传承系列

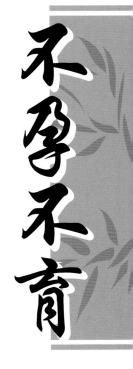

不孕不育

中西医诊治心悟

潘丽贞　主编

海峡出版发行集团
THE STRAITS PUBLISHING & DISTRIBUTING GROUP

福建科学技术出版社
FUJIAN SCIENCE & TECHNOLOGY PUBLISHING HOUSE

图书在版编目（CIP）数据

不孕不育中西医诊治心悟 / 潘丽贞主编 . —福州：
福建科学技术出版社，2021.9
ISBN 978-7-5335-6523-7

Ⅰ.①不… Ⅱ.①潘… Ⅲ.①不孕症 – 中西医结合 –
诊疗②男性不育 – 中西医结合 – 诊疗 Ⅳ.① R711.6

中国版本图书馆 CIP 数据核字（2021）第 153900 号

书　　名	不孕不育中西医诊治心悟
主　　编	潘丽贞
出版发行	福建科学技术出版社
社　　址	福州市东水路76号（邮编350001）
网　　址	www.fjstp.com
经　　销	福建新华发行（集团）有限责任公司
印　　刷	福建省地质印刷厂
开　　本	700毫米×1000毫米　1/16
印　　张	21.5
插　　页	8
字　　数	359千字
版　　次	2021年9月第1版
印　　次	2021年9月第1次印刷
书　　号	ISBN　978-7-5335-6523-7
定　　价	128.00元

书中如有印装质量问题，可直接向本社调换

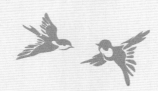

【不孕不育中西医诊治心悟】

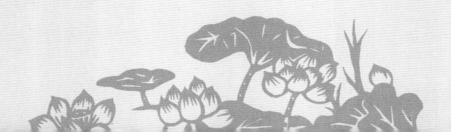

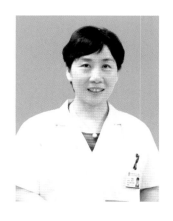

主编　潘丽贞

　　中医主任医师、教授、硕士生导师、福建中医药大学附属南平市人民医院名誉院长，享受国务院政府特殊津贴专家。担任世界中医药学会联合会第四届妇科专业委员会副会长，中国民族医药学会首届妇科分会副会长，中华中医药学会第六届妇科分会常务委员，福建省中医药学会妇科分会第五、六届主任委员，福建省中西结合学会妇科分会副主任委员，福建省医学会妇产科学分会常委委员，福建省南平市中医药学会会长。第二批全国优秀中医临床人才、全国老中医药专家学术经验继承工作指导老师、福建省名中医、南平市名医。

　　潘丽贞教授出身医学世家，师承尤昭玲、吴熙教授，潜心研究不孕症及相关妇科疑难杂病近40年，作为学科带头人，率先在闽北地区开展宫腹腔镜微创技术，首次提出"审因论治"病因学观点，探索并总结出"辨病与辨证相结合，中西医优势互补"的诊疗框架，突破不孕症诊治的瓶颈，创建闽北首家人类辅助生殖技术中心、福建省首家中医不孕症重点专科、福建省医疗"创双高"建设省级临床重点专科（中医类）、国家中医药管理局"十二五"临床重点专科。区域外患者达45%

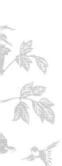

以上，研发专药16种，在研省、市科研课题10余项，先后获省、市科技成果奖5项。

　　从医多年来，潘丽贞教授个人先后荣获"全国先进工作者"、全国巾帼建功标兵、福建省巾帼建功标兵、全国三八红旗手标兵、福建省三八红旗手标兵、福建省卫生系统职业道德先进个人、福建省医德标兵、福建省五一劳动奖章、福建省先进工作者、南平市道德模范及"十大杰出女性"等荣誉，获颁"庆祝中华人民共和国成立70周年纪念章"，入选"寻访与新中国共成长的闽籍优秀女性代表"，领衔南平市"生育关怀工程"项目，关怀失独家庭，被患者亲切地称为"送子观音"。

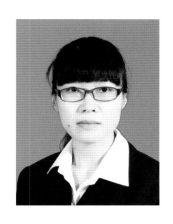

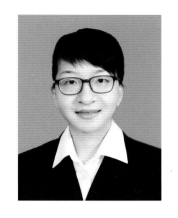

副主编　王英

副主编　周丽娟

中医主任医师，现任福建中医药大学附属南平市人民医院不孕症专科主任，福建中医药大学兼职副教授，中医妇科教研室主任，福建省名老中医药专家传承工作室潘丽贞工作室负责人。中华中医药学会第六届妇科分会委员，中国民族医药学会首届妇科分会理事，福建省中医药学会妇科分会第五、六届常务委员及秘书长，福建省医学会妇产科学分会第九届委员会内分泌学组成员，福建省南平市中医药学会常务理事，南平市第三批享受市政府津贴高层次人才。擅长妇科内分泌疾病及不孕症的中西结合诊治。承担省、市级科研项目5项，获福建省科学技术进步三等奖及福建医学科技三等奖各1项。先后荣获福建省三八红旗手标兵、南平市三八红旗手标兵、南平市"青春奉献之星"等称号。

中医副主任医师，福建省名老中医药专家传承工作室潘丽贞工作室成员。福建省第三批老中医药专家潘丽贞教授学术继承人、福建中医药大学兼职讲师。现任世界中医药学会联合会妇科专业委员会理事，福建省中医药学会妇科分会第六届常务委员，福建省南平市中医药学会理事。参与科研课题3项，先后在国内发表论文10余篇。

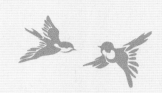

【不孕不育中西医诊治心悟】

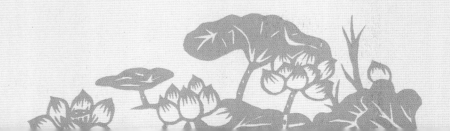

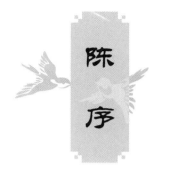

中国传统医学有着一套独特完整的理论体系和诊治方法，是中华文明的瑰宝。早在四五千年前的《易经》中即有"天地氤氲，万物化醇，男女媾精，万物化生"的论述。因此，中医学对人类生命起源的认识要比西方国家早许多。

中医辨证是从整体和宏观出发，由于受到历史条件及当时科学技术的限制，其在疾病病理诊断上存在不足。临床医生如果能够通权达变，深入钻研，遵循中医药发展规律，传承精华，守正创新，既坚持中医药原创思维，又善于运用现代科学技术方法，将传统医学和现代西医充分整合和高度融合，就能形成我国独特的医学体系。党的十八大以来，以习近平同志为核心的党中央把中医药工作摆在更加重要的位置。习近平总书记指出："传承创新发展中医药是新时代中国特色社会主义事业的重要内容，是中华民族伟大复兴的大事。""我们既要遵循自身发展规律，更要借助现代科技手段推动中医药创造性转化、创新性发展。"

潘丽贞教授是福建中医学院（今福建中医药大学）78级优秀校友代表，享受国务院政府特殊津贴专家。出生杏林之家，幼承家训。德医双馨，以一颗赤诚之心，造福患者，报效社会。从医多年，她熟读经典，精勤不倦，博采众方，去粗存精，辨证施治；潜心钻研现代医学，熟练掌握西医基础理论和微创手术技巧；中

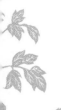

西并举，勇于攻克妇科顽症。她深切体会到，中医不应该拒绝现代医学，西医也不应该排斥中医的融入，只有中西医完美融合，相互尊重，取得思想上的共鸣，才能更好地服务百姓。在临床实践中，潘丽贞教授兢兢业业，推陈出新，不断精进，独辟蹊径，形成一套比较系统的不孕不育诊疗体系。在编著《不孕不育中西医诊治心悟》过程中，无论是撰写修改还是组稿审编，她都事必躬亲，精益求精，几易其稿。其深入挖掘传统医学精华宝藏，充分结合现代医学前沿技术，发挥中西医结合精准治疗的优势，注重审因论治，尤其对不孕症及相关妇科疑难杂症有着独到的见解，治验案例良多，颇具学术价值与实用价值。此书的出版必将为我省中医妇科学界增添一道绚丽的色彩！故乐为之序。

福建中医药大学教授
国际欧亚科学院院士
中国康复学会副会长

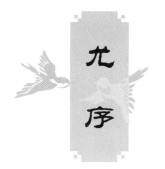

中医药是中华民族的伟大创造，为中华民族的繁衍生息做出了巨大贡献。1958年毛泽东主席做出重要批示："中国医药学是一个伟大的宝库，应当努力发掘，加以提高。"党的十八大以来，以习近平同志为核心的党中央强调中医药是中华民族的瑰宝，把中医药工作摆在更加突出的位置。2017年《中华人民共和国中医药法》实施，2019年10月《关于促进中医药传承创新发展的意见》发布，国家把保护、传承和发展传统中医药作为社会主义事业的重要组成部分。

为做好名老中医药专家学术思想传承工作，福建省名老中医药专家传承工作室潘丽贞工作室于2018年获批成立。潘丽贞，中医主任医师、教授、硕士生导师，享受国务院政府特殊津贴专家、第二批全国优秀中医临床人才、第六批全国老中医药专家学术经验继承工作指导老师、名中医。她耕耘杏林近四十载，熟读古籍、治学严谨、医德高尚、医术精湛，潜心于妇科疾病的研究，尤其对不孕不育有很深的造诣。

本书归纳整理了不孕不育的诊治思路及临床经验，按照不孕不育的病因分章论述，既有历代医家之认识，又有个人独到之见解；既有临证诊治思路，又有施治专方验法。潘丽贞教授认为不孕不育的证治审因为先，中西并重，宜针药并用、内外兼施、药

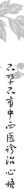

食同疗、身心并调。综观全书，条理清晰，文思缜密，内容丰富，相信该书的出版对不孕不育的中西医诊治具有重要的临床指导意义。

湖南中医药大学原校长

湖南中医药大学第一附属医院终身教授

世界中医药联合会妇科分会会长

中华中医药学会妇科分会名誉主任委员

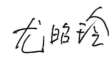

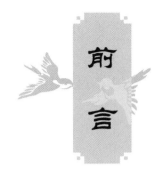

　　不孕不育严重影响育龄期人群的身心健康，不孕症已与癌症和心血管疾病并列成为当今影响人类健康的三大疾病。近年全世界范围内不孕不育发病率呈上升趋势，我国不孕不育发病也在逐年增加。中医药诊治不孕不育的历史悠久，有着独特的优势。

　　潘丽贞教授潜心研究不孕不育及相关妇科疑难杂病近四十载，提出了不孕不育病因筛查的观点和精准治疗的理念。详细询问病史，认真查体，明辨病因，分析病位，重视男方不育的致病因素，提倡夫妇同治，这是不孕不育诊疗中必须遵循的原则。宫腹腔镜联合检查不但可以明确不孕症病因，还可最大程度祛除病灶，除去痼疾，术后中西医结合审因论治，中医多途径治疗，可提高临床疗效。

　　本书将不孕不育按照病因分章论述，从历代医家的观点到当代名家的见解、从现代医学的诊治规范到个性化中西医结合诊治思路、从中医辨证论治到中医多途径疗法一一条分缕析；并将潘教授精心研制的专方专药验法及典型医案进行整理，与同道共享，传承后世。

　　本书编撰历经两年有余，各位编委会成员在撰写组稿及审稿

的过程中孜孜不倦、精益求精，易稿十余次，终能交付出版。承蒙陈立典教授、尤昭玲教授赐序，感激之至！

　　由于编者水平有限，书中失当或错误之处，在所难免，敬请广大读者批评指正！

潘丽贞名医工作室

2021 年 5 月

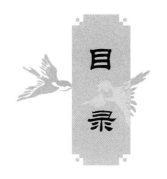

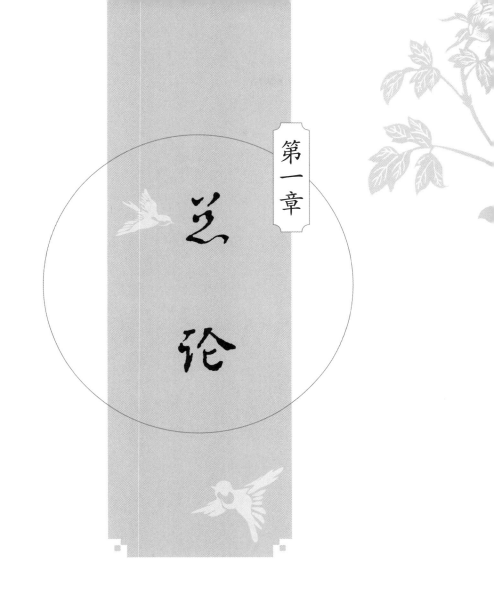

第一章

兰论

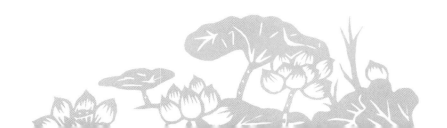

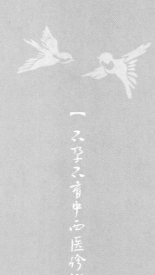

【不孕不育中西医诊治心悟】

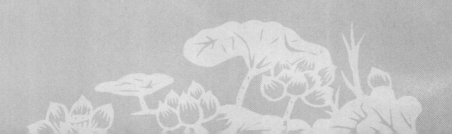

第一节 不孕症的流行病学

世界卫生组织（WHO）《不育夫妇标准检查与诊断手册》将育龄夫妇有正常、规律性生活至少1年，未采取任何避孕措施而未怀孕，定义为不孕症。既往未妊娠称为原发性不孕；曾经有过妊娠而未避孕1年以上未孕称为继发性不孕。近年来，不孕症的发病率有上升的趋势，可能与晚婚晚育、人工流产、性传播疾病以及生活工作压力增加等有关。目前不孕症的发病率仅次于肿瘤和心脑血管病，成为世界性的生殖健康问题。不孕症不但严重影响女性的身心健康，还影响了家庭及社会的和谐发展。有研究表明，不孕症夫妇的离婚率是正常人群的2.2倍。

一、不孕症的发病率

不孕症的流行病学调查，按照不同诊断标准，不同国家及调查人群，结果不尽相同。20世纪80年代中末期，WHO在25个国家的33个研究中心组织了一次采用标准化诊断的不孕症夫妇调查，结果表明发达国家的不孕症发病率为5%~8%，发展中国家一些地区不孕症的发生率可高达30%。目前，全球不孕症的发病率为15%~20%；我国不孕症的发病率为15%~25%。

二、不孕症患病率国内研究现状

20世纪80年代以前，我国缺乏对不孕症的患病率进行大规模的调查研究。通过文献检索，将我国部分地区不孕症患病率的调查情况总结于表1-1。

上海纺织系统在1980~1984年对6万多位新婚妇女进行调查显示患病率为1.7%。北京宣武医院在1986~1987年对43109对已婚育龄夫妇进行的调查研究显示，不孕率为1.6%。1988年国家计生委随机抽取全国2‰已婚妇女中初婚妇女（1976~1985年）进行抽样调查，调查结果显示，总的不孕率为6.89%。天津市的不孕率最低3.5%，青海省的不孕率最高19.1%，西部地区明显高于东部地区，北京、天津、上海和华北地区显著低于国内的其他地区。1988~1989年上海市调查了7872对已婚育龄夫妇，调查显示，总不孕率为5.1%，同时该调查也显示，与不孕症相关的发病因素有结婚年龄、受教育程度、流产次数、服用避孕药或放置宫内节育器以及自身疾病等。国家计生委在2001年的调查结果显示，西北地区育龄妇女的不孕率最高，为24.22%，东北和华东地区不孕率最低，分别为13.01%和14.4%。育龄妇女的年龄越小不孕症发生率越低，超过40岁的育龄妇女不孕率为21.73%，比小于30岁的育龄妇女11.55%高出10个百分点。2004年青海省对5100例20~45岁已婚育龄妇女进行调查研究，显示总不孕率为10.08%。

表1-1　我国部分地区不孕症患病率情况调查表

时间	地点	对象	诊断标准	患病率（％）
1980~1984年	上海纺织系统	6万位新婚妇女	5年	1.70
1986年	北京宣武医院	43109对已婚育龄夫妇	2年	1.60
1988年	全国	2‰已婚妇女抽样调查初婚妇女（1976~1985）	1年	6.89
1988~1989年	上海	7872对已婚育龄妇女	2年	5.10
2004年	青海	5100例20~45岁已婚妇女	1年	10.08
2007年	广东	4404位18~49岁育龄妇女	1年	12.50
2009年	广东河源地区	3435对育龄夫妇	1年	16.40
2011年	甘肃省	10500例育龄妇女	1.7年	5.54
2012年	山东淄博市	3991对育龄夫妇	1年	15.81
2017年	山东秦皇岛	6300例20~46岁育龄夫妇	1年	11.20

中国人口协会、国家计生委联名发布的2009年《中国不孕不育现状调研报告》显示，中国的不孕不育率从20年前的2.5%~3%攀升到12.5%~15%，患者人数超过4000万，即每8对夫妇中就有1对有不孕不育问题。随着环境污染加重、生育年龄推迟、生活压力增大等原因，不孕夫妇人数还在不断增加。

三、不孕症患病率国外研究现状

不孕症在不同国家地区的发病率高低悬殊，发达国家的发病率高于发展中国家。1986年统计，西班牙的不孕率为4%。20世纪80年代根据WHO综合人口统计学资料分析，亚洲、中东地区原发性不孕率分别为3.0%和4.8%，欧洲为5.4%，美国为6.0%，非洲最高为10.1%。2007年报道，美国和俄罗斯的不孕症患病率分别为7.4%、16.7%。2013年报道，美国的不孕症发病率为15.5%，法国为24%。在东南亚和撒哈拉以南非洲国家不孕症的发病率较高，尤其是非洲撒哈拉沙漠以南，25~49岁的继发不孕患病率高达30%以上。在伊朗巴伯尔，原发性不孕的发病率为4.3%。Patrick报道，印度原发性不孕和继发性不孕的发病率分别为3%和8%。以上这些数据均是根据当地某些资料估算出来的，存在一定的误差。

四、不孕症发病率的影响因素

不孕症发病率的影响因素众多，主要与肥胖、性传播疾病及生育年龄大有关。目前将主要影响不孕症发病率的因素归纳为五个方面，即生物学因素、环境因素、社会心理因素、遗传因素及免疫因素。

（一）生物学因素

引起女性不孕的生物学因素主要有输卵管因素、卵巢因素、子宫因素等。

1. 输卵管因素

在发达国家，引起继发性不孕的主要原因是输卵管因素。大多数非洲国家，输卵管因素也是不孕的主要原因。Torok报道，输卵管性不孕占女性不孕的40%~60%，主要以继发性不孕为主。输卵管性不孕最常见的原因是由感染导致的盆腔炎性疾病（PID）。随着性观念的开放，第一次性交年龄过小，性伴侣数量的增加、性传播疾病、药流及宫腔操作手术的增多，盆腔炎性疾病以及导致的不孕症的发病率也越来越高。盆腔炎性疾病以输卵管炎、输卵管卵巢炎最常见，病原体侵袭输卵管后导致其结构功能异常。Shah报道，女性一生发生盆腔炎的概率为11%，PID引起不孕的概率为6%~60%。除了PID外，子宫内膜异位症（EMT）也是导致输卵管性不孕的重要因素之一。在不孕女性中EMT的发病率为20%~50%。EMT会导致盆腔的解剖结构和功能的异常，重度的EMT会导致盆腔及卵巢的重度粘连，造成输卵管的扭曲、变形、僵硬，影响卵巢的排卵及输卵管的拾卵。有研究表明，EMT患者子宫内膜中HOXA10表达缺陷，而HOXA10对胚胎发育和子宫内膜容受性至关重要，推断EMT患者通过影响内膜形成降低了胚胎的着床率。

2. 卵巢因素

卵巢因素主要是排卵障碍，多见于多囊卵巢综合征（PCOS）、高催乳血症、卵巢巧克力囊肿、卵巢早衰（POF）、未破卵泡黄素化综合征等。PCOS在不孕症中的发病率为25%~30%，在无排卵性不孕症中约占65.9%，是无排卵性不孕的主要原因。PCOS不孕症患者中伴有高泌乳素血症的占11%~15%，泌乳素增高抑制排卵。国外学者统计发现，卵巢巧克力囊肿合并未破卵泡黄素化综合征者占18%~79%，也是导致不孕的重要原因。另据报道卵巢巧克力囊肿常合并催乳素血症泌乳素升高导致黄体功能不全，抑制排卵导致不孕。

3. 子宫因素

子宫因素包括子宫先天发育畸形、宫腔粘连、子宫内膜病变、子宫肌瘤及子宫腺肌病等。研究表明，在育龄期女性中患有子宫畸形的女性流产率高达36.11%。连方在1186例不孕症病因分析中发现子宫因素引起的不孕症中，子宫发育异常占31.8%，子宫内膜异常占56%。

■ （二）环境因素

随着社会的进步，科技的飞速发展，工业化、城镇化的巨大发展给人们带来利益的同时，人类赖以生存的自然环境也在不断地恶化，大量的有毒化学物质排放，严重污染环境，这些有毒物质通过各种途径侵入人体，危害人类的生殖健康。环境污染影响女性的月经、排卵，甚至导致卵巢功能早衰。现代女性使用各种各样的化妆品，尤其是带有美白功效的化妆品中含有铅、汞等重金属化学成分，影响女性的内分泌，导致内分泌紊乱而不孕。现代在牛、猪、家禽、鱼等的饲料中加有大量的雌激素，女性食用后导致体内的雌激素过高，导致多囊卵巢综合征而不孕。当今信息化时代，网络的快速发展，手机已成为我们的随身携带品，致使电磁辐射无处不在。国外学者通过观察暴露于极低频电磁场中小鼠体内的性激素水平变化，发现雌激素水平显著降低，导致无排卵性不孕。人类长期处于电磁辐射环境中，体内的激素水平也可能发生变化而致不孕。

■ （三）社会心理因素

不孕症的发病率不同国家、不同地区不尽相同，这与经济文化水平、人类的受教育程度等息息相关。Patrick报道印度不孕症发病率与性传播疾病、母亲健康状况、医疗保健状况、妇女营养状况、年龄、生活方式、避孕药的使用、性伴侣情况、生殖健康服务的提供、教育水平、经济地位、妇女的地位等密切相关。据统计，在全世界不孕女性中约20%有心理相关疾病。Durgun Ozan等认为，焦虑抑郁等不良心理因素是引起女性不孕最常见的负面情绪。Drosazol等通过调查研究发现，不孕妇女中抑郁症的发病率高达35.4%。

■ （四）遗传因素

染色体异常也是导致不孕不育的重要因素之一，主要有X染色体异常、常染色体异常及基因突变。早发性卵巢功能不全的不孕患者中X染色体异常比较常见，占10%~13%。郭南对10213例不孕不育患者进行染色体核型分析，共检出染色体异常133例，异常检出率1.3%，高于正常人群水平（0.5%~1.0%）。段秀娟等对3219例不孕不育患者进行染色体核型分析，共检出异常核型97例（3.01%），染色体多态性127例（3.95%）。

■ （五）免疫因素

免疫性不孕是指自发产生的抗体与男性或女性配子抗原发生结合损害精卵结合导致的不孕，由Meaker在1922年首次提出，约占不孕原因的10%。免疫因素与不孕有相关性，但目前没有足够充分的证据显示免疫因素与不孕存在直接因果关系。

五、小结

不孕症是育龄期女性的常见病，不同国家及地区的发病率不同，影响不孕的原因往往是多因素的，单独病因的一般不常见，通常是生物、环境、社会因素、遗传及免疫因素相互影响造成的。随着医学的快速发展，导致女性不孕的因素相继被发现，临床上通过对已发现的引起不孕的因素进行筛查及诊疗，大大提高了女性不孕的妊娠率，但目前仍有部分影响不孕的因素尚不明确，有待进一步研究。比如，免疫因素引起的不孕的相关机制尚不够明确，相信随着科学技术的快速发展，这些问题在不久的将来都会得到解决。

参考文献

[1] Pellestor F，Andreo B，Amal F，et al. Maternal Aging and Chromosomal Abnormalities：new data drawn from in vitro unfertilized human oocytes [J]. Hum Genet, 2011，112（2）：195-203.

[2] Zhou Z, Zheng D, Wu H. Epidemiology of infertility in China：a population-based study [J]. BJOG：an international journal of obstetrics and gynaecology, 2018, 125（4）.

[3] 张学红，张瑞，赵丽辉，等. 甘肃省不孕症患病率及其影响因素分析 [J]. 生殖与避孕，2013，33（3）：184-192.

[4] 闫娅妮. 秦皇岛地区育龄女性不孕症的流行病学调查 [J]. 中国优生与遗传杂志，2019，27（04）：460-462，469.

[5] Thoma M E，Mc Lain A C，Louis J F，et al. Prevalence of infertilityin the United States as estimated by the current duration approachand a traditional constructed approach [J]. FertilSteril, 2013，99（5）：1324-1331. e1321.

[6] Slama R，Hansen O K，Ducot B，et al. Estimation of the frequency of involuntary infertility on a nation-wide basis [J]. Hum Reprod, 2012，27（5）：1489-1498.

不孕不育中西医诊治心悟

［7］ Mascarenhas M N, Flaxman S R, Boerma T. NationalRegionaland global trends in infertility prevalence since1990: asystem atic analysis of 277health surveys ［J］. PLoSMed, 2012, 9（12）: e1001356.

［8］ Seddigheh E, Mouloud A Delavar, Mahtab Z, Mohammad-Reza A M. Epidemiology of Infertility: A Population-Based Study in Babol, Iran ［J］. Women& Health, 2012-52（8）.

［9］ Torok P Major. Accuracy of assessment of tubal patency with selective pertubation at office hysteroscopy compared with laparoscopy in infertile women ［J］. Journal of Minimally Invasive Gynecology, 2012, 19（5）: 627-630.

［10］ Tanbo T, Fedorcsak P. Endometriosis-associated infertility: Aspectsof pathophysiological mechanisms and treatment options ［J］. Acta Obstet Gynecol Scand, 2017, 96（6）: 659-667.

［11］ Sun Y, Zhang J, Bai W. Higher prevalence of endometrial polyps inpatients with fallopian tube obstruction: A case-control study ［J］. JMinim Invasive Gynecol, 2018, mpii: S1553-4650（18）31249-4.

［12］ McFarland C. Treating polycystic ovary syndrome and infertility ［J］. MCN AmJMatern Child Nurs, 2012, 37（2）: 116-121.

［13］ M, Sariri E, Kashanian M, et al. Can combination of hyste-rosalpingography and ultrasound replace hysteroscopy in diagnosisof uterine malformations in infertile women? ［J］. Med J IslamRepub Iran, 2016, 30: 352.

［14］ Boujenah J, Salakos E, Pinto M, et al. Endometriosis and uterinemalformations: Infertility may increase severity of endometriosis ［J］. Acta Obstet Gynecol Scand, 2017, 96（6）: 702-706.

［15］ 连方, 杜晓果. 1186例女性不孕症病因分析 ［J］. 中国优生与遗传杂志, 2010, 18（02）: 110-112.

［16］ Sominsky L, Hodgson D M, Mclaughlin E A, et al. Linking stressand infertility: A novel role for ghrelin ［J］. Endocr Rev, 2017, 38（5）: 432-467.

［17］ Madero S, Gameiro S, Garcia D, et al. Quality of life, anxiety anddepression of German, Italian and French couples undergoingcross-border oocyte donation in Spain ［J］. Hum Reprod, 2017, 32（9）: 1862-1870.

[18] Durgun O Y, Okumus H. Effects of nursing care based on wat-son's theory of human caring on anxiety, distress, and coping, when infertility treatment fails: A randomized controlled trial [J]. J Caring Sci, 2017, 6 (2) : 95-109.

[19] Drosdzol A, Skrzypulec V. Depression and anxiety among Polish infertile couples-an evaluative prevalence study [J]. Psychosom Obstet Gynaecol, 2009, 30 (1) : 11-20.

[20] Rossetti R, Ferrari I, Bonomi M, et al. Genetics of primary ovarianinsufficiency [J]. Clin Genet, 2017, 91 (2) : 183-198.

10

第二节　不孕症的原因及分类

早在四五千年前的《易经》中即有"天地絪缊，万物化醇，男女媾精，万物化生"。中医学对人类生命起源的认识要比西方国家早了许多。历朝历代的经典医学著作中，不孕症的病名、病因、病机、病证、治法及方药被不断地完善，形成较为完整的治疗体系。

一、中医对不孕症的认识

（一）不孕症病名源流

"不孕"这一名词始见于《周易》："妇三岁不孕。"作为病名，首见于《素问·骨空论》："督脉者……此生病……其女子不孕。"在中医古籍中，不孕的病名并不一致，如《素问·上古天真论》云："七七任脉虚，太冲脉衰少，天癸竭，地道不通，故形坏而无子也。"就有"不孕"和"无子"之称；《脉经》称"年少得此为无子，中年得此为绝产"；《神农本草经》紫石英条下云"绝孕十年无子"；《针灸甲乙经》中则有"绝子"之名；《诸病源候论》谓之"断绪"；《千金要方》又称"全不产"等。中医文献中的"无子""全不产"相当于"原发性不孕"，"断绪"则相当于"继发性不孕"。目前中医学诊断为"不孕症"。

（二）历代医家对不孕症的认识

1.春秋战国时期

春秋战国时期，出现了妇科医生，我国现存的医学专著《黄帝内经》为妇科学的形成和发展奠定了基础。《素问·上古天真论》云："女子七岁，肾气盛，齿更发长。二七而天癸至，任脉通，太冲脉盛，月事以时下，故有子。三七肾气平均，故真牙生而长极。四七筋骨坚，发长极，身体盛壮。五七，阳明脉衰，面始焦，发始堕。六七，三阳脉衰于上，而皆焦，发始白。七七，任脉虚，太冲脉衰少，天癸竭，地道不通，故形坏而无子也。"首先提出有子的受孕机制，若肾气虚衰，肾精亏虚，精血不荣，冲任失调，故无子。除了强调肾虚在不孕中的重要因素外，同时强调了五脏六腑的濡养对有子的重要性，正如《素问·上古天真论》云："今五藏皆衰，筋骨解堕，天癸尽矣，故发鬓白，身体重，行步不正，而无子耳。"此外书中还明确提出"不孕"为督脉病，并提出"治督脉"的原则。

2. 秦汉时期

秦汉时期，中医妇科学已初具雏形。《神农本草经》紫石英条下云："女子风寒在子宫，绝孕十年无子。"最早提出宫寒不孕，并载有当归治"绝子"等记载。《金匮要略·妇人杂病脉证并治》温经汤条下云"亦主妇人少腹寒，久不受胎"，提出了冲任虚寒，瘀血内停导致女子不孕，创建了温经汤——妇科调经之祖方。

3. 晋南北朝时期

皇甫谧《针灸甲乙经》云："女子绝子，衃血在内不下，关元主之。"最早明确提出了血瘀不孕，并用针灸治疗女子不孕。书中还指出："女子绝子，阴挺出，不禁白沥，上窌主之。"南齐《褚氏遗书·求嗣门》云："今未笄之女，天癸始至，已近男色，阴气早泄，未完而伤，未实而动，是以交而不孕，孕而不育，育而子脆不寿，此王之所以无子也。"提出"合男女必当其年"。

4. 隋代时期

隋唐时期，《诸病源候论》专设"无子候"，提出"夹疾无子"病源，明确指出不孕症是许多妇科疾病引起的一种后果。书中首先提出不孕症与夫妇双方有关；还对风寒湿邪引起的不孕症进行论述，如云："若风冷入于子脏，则令脏冷，致使无儿""带下无子者，由劳伤于经血，经血受风邪则成带下。带下之病，白沃与血相兼，带而下也。病在子脏，胞内受邪，故令无子也"；同时提出经血未净而交合而致不孕，如"月水未绝，以合阴阳，精气入内，令月水不节，内生积聚，令绝子，不复产乳"；对血瘀致不孕的病机论述也较为详尽，书中谓"其子脏劳伤者，积气结搏于子脏，致阴阳血气不调和，故病结积而无子"。又云"月水不利而无子者，由风寒邪气客于经血，则令月水瘀涩，血结子脏，阴阳之气不能施化，所以无子也"，指出瘀血、结气可致阴阳血气不调，引起不孕症。

5. 唐代时期

唐代《千金要方·求子》认识到夫妻双方疾病均可导致不孕，如云"凡人无子，当为夫妻俱有五劳七伤，虚羸百病所致，故有绝嗣之殃"，还指出劳伤虚损、湿邪、瘀血、情志均可导致不孕。如书中云"妇人者，众阴所集，常与湿居"；"妇人者，……月水去留，前后交互，瘀血停凝"；"女人嗜欲多于丈夫，感病倍于男子，加以慈恋爱憎嫉妒忧恚，染著坚牢，情不自抑，所以为病根深，疗之难瘥"。

6. 宋代时期

宋代《妇人大全良方》首先提出"妇人以血为基本"的学术观点。书中云："气血，人之神也，不可不谨调护。然妇人以血为基本，气血宣行，其神自清……月水如期，谓之月信，不然血凝成孕，此孕调燮之理。"又曰："若气血虚弱，无以滋养，其胎终不能成也。"主张"男子调其气，女子调其血"。书中还提出不孕症要注重对病因的筛查及诊治，如云："凡欲求子，当先察夫妇有无劳伤、痼害之属，依方调治，使内外平和，则妇人乐有子矣。"不孕症的治法为补肾暖宫、理气调血，强调治疗不孕症时应当男女双方同治。

7. 金元时期

金元时期，朱丹溪对不孕症的研究颇深，首先指出真假阴阳人不孕以及痰湿壅阻、怯瘦不孕等。如《格致余论·受胎论》云："男不可为父，女不可为母，与男妇兼行者……其类不一。以女函男有二：一则遇男为妻，遇女为夫；一则可妻而不可夫，其有女具男之全者。"《丹溪心法·子嗣》云："若是肥盛妇人，禀受甚厚，恣于酒食之人，经水不调，不能成胎，谓之躯脂满溢，闭塞子宫，宜行湿燥痰。"

8. 明代时期

明代，已设立"妇人科"，对肾主生殖的理论深入研究。《广嗣纪要·择偶篇》载男女各有五种先天性生理缺陷导致不孕不育，女子五种不孕为"螺、纹、鼓、角、脉"。《景岳全书·妇人规》认为精血是摄胎之基础，情志不畅以及饮酒均会影响孕育。特别强调不孕症在治疗上要辨证论治，书中云："种子之方，本无定轨，因人而药，各有所宜。故凡寒者宜温，热者宜凉，滑者宜涩，虚者宜补。去其所偏，则阴阳和而生化著矣。"提出"阳非有余，真阴不足"，治疗重补虚，慎用苦寒攻伐；并提出孕育期间用药的禁忌，云"所以凡用种子丸散，切不可杂以散风、消导及败血、苦寒、峻利等药。盖凡宜久服而加以此类，则久而增气，未有不反伤气血，而难于孕者也"。

9. 清代时期

《傅青主女科》提出身瘦不孕、骨蒸夜热不孕、胸满不思食不孕、少腹急迫不孕、下部冰冷不孕、肥胖不孕、便涩腹胀足浮肿不孕、嫉妒不孕、胸满少食不孕、腰酸腹胀不孕等，强调从肝肾论治不孕，创建了温胞饮、养精种玉汤、开郁种玉汤等系列名方。王清任在《医林改错》中针对寒、热、虚、实等血瘀成因不同而组方，在血瘀治法上独树一帜，广泛用于治疗瘀血诸症。

■ （三）现代医家对不孕症的认识

1. 刘敏如教授

刘教授为全国著名的中医妇科专家、国医大师。刘教授认为女性不孕症原因分为：内分泌因素、输卵管因素、子宫因素、免疫因素和生殖道炎症因素。男性方面主要有：性功能障碍因素、精液异常因素、免疫因素和生殖道炎症因素。刘教授认为女性无论是何种原因引起的不孕，均为"肾虚"引起，遂根据中医对肾及天癸的认识提出"脑—肾—天癸—冲任—胞宫"生殖轴，认为肾虚是排卵障碍的根本原因。当今的医学模式为"社会—心理—生物—医学模式"，刘教授对于不孕症提倡综合治疗，生物学结合社会、心理方面综合治疗，治疗上重视疏肝解郁，调节情志，重视心理疏导，增强战胜不孕症的信心。

2. 夏桂成教授

夏教授为全国著名的中医妇科专家、国医大师。夏教授提出"月经周期节律调节法"及"心—肾—胞宫轴"的学术观点，确立了以调治心肾为主的妇科心肾观，认为心火偏旺而不能下济肾水，而致心肾不交、离坎不济、阴阳不合，难以孕育。对于排卵障碍性不孕，夏教授认为，主要原因为肾阴不足，癸水不充，精卵不能得到滋养。阴虚较轻则卵泡发育迟缓而不能顺应月经周期按时排卵，若阴虚较重则卵泡质量较差，引起排卵障碍。黄体期为重阴转阳，则该期以阳为主，故黄体功能不全临床上多见于肾阳虚，但亦有阴虚火旺证型。对于免疫性不孕，认为与阴阳不足、湿热及血瘀相关，以阴虚火旺、阴虚夹湿热、阴虚夹血瘀最为多见，其中阴虚火旺为最主要的因素。对于多囊卵巢综合征性不孕，认为肾阴不足为主要原因，痰湿内阻影响卵泡发育，同时根据"心—肾—胞宫轴"理论，认为多囊卵巢综合征性不孕与心、肝亦密切相关。治疗上主要以补肾为主，宁心安神、疏肝健脾、活血化痰为辅。

3. 肖承悰教授

肖教授为北京中医药大学东直门医院教授、主任医师、博士研究生导师。肖教授认为女性生殖生理的调节依赖于肾—天癸—冲任—胞宫间的动态平衡，肾是生殖轴中的核心和主导器官，天癸非此不能化生，冲任二脉非此不能通盛。治疗上融入现代医学思维，辨证与辨病相结合，分期论治，遵循古训，补肾助阳方法贯穿始终。

4. 尤昭玲教授

尤教授为湖南中医药大学博士生导师、国家第四批名老中医。尤教授擅辨治不孕症，在诊断方面审因辨病，以西医辨病为纲，以中医辨证为目，病证相参，治疗时充分考虑肾—天癸—冲任—胞宫轴的时空调控机制、卵泡发育的时空特征、子宫内膜的消长变化、月经周期变化和引起不孕的痼疾或病证等诸多因素构成的时空多维性，弄清病程的阶段性，注重局部与整体、宏观与微观的关系，分清矛盾的主、次和标本缓急，把握时空知进退，方随证转，对证而施，分期而治，择时而投，促成"的候"。首次提出"病、症、期、时"相结合，整体诊疗卵泡发育异常的新思路，强调以脾肾为本，肝、心协治。

5. 罗颂平教授

罗教授为广州中医药大学第一附属医院妇科主任、博士生导师，国家级重点学科中医妇科学学科带头人，著名中医学家罗元恺教授学术继承人。罗教授认为诊治不孕症，查明病因是首要，调理月经是根本，强调阴阳并重、肾脾肝同调，指导心理，饮食调摄。先从月经情况入手，调经顺应月经周期的阴阳变化，肾肝脾并重，冲任气血同调。

6. 吴熙教授

吴教授为福建省著名中医妇科专家，国家名老中医。吴教授创造性地提出治疗女性不孕症的四步法"驱邪、调经、助孕、保胎"，重视气血，扶正助孕；求子之道，莫如调经；化瘀通脉，不忘止带；宫寒痰湿，温补命门；行气解郁，调畅情志助孕；夫妻双方同治；孕后注意保胎。

7. 黄绳武教授

黄教授为湖北中医药大学教授，全国著名的中医学专家。黄老在治疗不孕症上主张辨证重点在肾，旁及肝脾。认为肾是五脏六腑中唯一主生殖的脏器，不孕症与肾的盛衰密切相关，治疗上均从肾论治，既重在保护精血，又处处顾护阳气（即氤氲之气），认为只有精血充足才能摄精成孕，只有氤氲之气旺，才有生生之机，强调阳气（即生发之气）是治疗不孕症的关键，创导了"温润添精法"。

8. 杨家林教授

杨教授为全国名老中医药专家、成都中医药大学博士生导师。杨教授认为女性由"肾—天癸—冲任—胞宫"生殖轴调控，指出肾在生殖轴中的主导作用。肾是孕育的生理基础，肾藏精，主生长、发育和生殖。肾精是生殖的物质基础，肾为天癸之源，天癸虽与生俱来，但其真阴甚微，需要肾精充足，则天癸才能满溢有时，经血如期而至。女子阴性凝结，易于拂郁，肝失疏泄，影响藏血，导致胞宫失常而不孕。杨教授总结发现，经期、经量衡定则易受孕，月经不调则不易受孕，故月经期量衡定是受孕的先决条件。故治疗上尤为重视补肾疏肝，调经种子，择时交合，调畅情志。

二、现代医学对不孕症的认识

根据第七次全国妇科内分泌学术会议《不孕症诊断标准及其解读》及《不孕症诊断指南》将不孕症分为女性因素和男性因素。其中女性因素分为盆腔因素、排卵障碍、不明原因的不孕和心理因素。

（一）盆腔因素

盆腔因素是我国女性不孕症，尤其是继发性不孕的最主要的原

不孕不育中西医诊治心悟

16

因，约占全部不孕因素的35%。

1. 输卵管及其周围病变

女性不孕症中输卵管不孕占40%。输卵管性不孕包括输卵管积水、输卵管近端阻塞、远端闭锁、输卵管炎、输卵管畸形、输卵管功能异常等。输卵管性不孕多由盆腔炎、生殖道感染、子宫内膜异位症、阑尾炎、异位妊娠史、不良宫腔操作史等引起。输卵管积水及梗阻影响精卵结合，而导致不孕；输卵管畸形、输卵管功能异常亦引起异位妊娠。

盆腔粘连性不孕多由盆腔炎、子宫内膜异位症、结核性炎症等导致。盆腔粘连多由炎性因子刺激导致输卵管伞端闭锁及输卵管狭窄，影响精卵结合造成不孕；盆腔炎性因子还可破坏卵巢功能，使得卵巢分泌激素功能紊乱影响排卵。慢性子宫内膜炎局部有炎性细胞浸润和炎症介质的渗出，不利于精子存活和孕卵着床，同时病原体激发的免疫反应，产生大量致敏的活性细胞并产生多种细胞因子、炎性细胞，杀灭和吞噬胚胎，免疫抗体可干扰正常胚胎和内膜间的组织相容性，从而干扰孕卵的着床和胚胎发育。

2. 子宫体因素

子宫体病变包括宫腔粘连、子宫内膜息肉、子宫黏膜下肌瘤、子宫内膜增厚、子宫内膜癌等。导致不孕的可能机制有以下几个方面。①宫腔占位：宫腔内病变形成占位，影响精卵结合、胚胎运输和胚胎着床。②宫腔异常活动：宫腔占位持续性刺激宫腔，使得宫腔异常蠕动，降低子宫内膜容受性，影响胚胎着床。③宫腔内微环境改变，炎症因子浸润，影响精子活力，降低子宫内膜容受性。④子宫血管分布异常，如子宫黏膜下肌瘤、子宫内膜息肉、宫腔粘连等，使得宫腔内局部血流供给异常。

3. 子宫颈因素

宫颈是精子上行到达宫腔的必经之路，其器质性病变和功能异常均可不同程度地影响精子在女性生殖道内的正常输送和运行，从而导致不孕症。①宫颈解剖结构及位置异常，包括先天性宫颈闭锁或狭窄，宫颈短小或颈管发育不良；人流术或宫颈物理治疗造成宫颈管粘连、狭窄；子宫过度后倾后屈者，精子较难进入宫颈管等。②宫颈炎症，宫颈衣原体、支原体感染，宫颈息肉均可导致不孕。③宫颈黏液异常，排卵期宫颈黏液的量、质分泌异常；宫颈黏液抗精子抗体阳性等均可影响受孕。

4. 子宫内膜异位症

子宫内膜异位症导致不孕的相关机制尚无定论，主要有解剖结构变化、免疫因素、内分泌因素以及子宫内膜和胚胎着床异常等。中、重度内异症，粘连或梗阻引起的解剖结构异常是导致不孕的主要因素。轻度内异症，免疫和内分泌因素可能是导致不孕的主要因素。

5. 先天发育畸形

生殖器先天发育畸形包括：米勒管畸形、子宫发育畸形、输卵管畸形等。可能机制有：发育异常的子宫常伴有子宫、卵巢血管的缺如或走行异常，使子宫或卵巢部分血供减少，进而导致内膜发育异常或卵巢功能减退；宫腔形态异常导致容积改变，内膜容受性降低，使胚胎着床率降低；畸形引起的月经紊乱、宫腔积液等可影响内膜的发育，从而影响胚胎的着床和发育；输卵管畸形则影响了精卵结合，而致不孕。

■ （二）排卵障碍

排卵障碍占女性不孕的25%~35%，下丘脑—垂体—卵巢轴的任何一环节出现问题均可导致排卵障碍。常见的排卵障碍有促性腺激素分泌不足、性腺功能减退、垂体病变、卵巢病变以及其他内分泌疾病导致的排卵障碍。

1. 下丘脑病变

下丘脑病变主要是由于下丘脑不分泌促性腺激素释放激素（GnRH）或促性腺激素释放激素分泌不足，导致垂体与卵巢一系列生殖功能调节紊乱而出现的闭经，可分为功能性闭经和器质性闭经。功能性闭经多为体内GnRH分泌不足，性器官发育尚可，多由精神紧张因素、体重过轻或过重、剧烈运动和服用避孕药或氯丙嗪等药物引起。器质性闭经多因外伤、严重感染、颅咽管肿瘤压迫、下丘脑发育不良和染色体异常等引起。

2. 垂体病变

腺垂体器质性病变或功能失调，均可影响促性腺激素分泌，继而影响卵巢功能出现排卵障碍，主要有空蝶鞍综合征、席汉斯综合征和垂体性肿瘤。空蝶鞍综合征是由于先天畸形、手术及外伤等因素导致垂体受脑脊液压迫而变小，循环受阻而引起功能低下。席汉斯综合征是由于产后大出血引起垂体缺血坏死，引起垂体功能不足，导致排卵障碍。垂体性肿瘤分为实质性和功能性。垂体细胞瘤起源于垂体后叶或垂体漏斗部的一种胶质细胞瘤，为实质性恶变瘤，临床表现多因占位效应对周围直接压迫症状引起，可表现为高泌乳素血症和性功能障碍而引起不孕。目前主要的治疗方式是手术切除。泌乳素性腺瘤为功能性肿瘤，可表现为泌乳素增高、闭经、泌乳等症状。

3. 卵巢病变

卵巢因素主要有多囊卵巢综合征、卵巢早衰、卵巢无反应性综合征、未破卵泡黄素化综合征以及药物、射线、病毒感染和手术等因素导致卵巢损伤，流行性腮腺炎也是损害卵巢功能的重要因素之一。

（1）多囊卵巢综合征：主要表现为排卵障碍、雄激素增高、胰岛素抵抗、不孕等。多囊卵巢综合征合并不孕约占排卵障碍性不孕的80%。有研究发现，多囊卵巢综合征患者中胰岛素抵抗概率为70%，针对胰岛素抵抗治疗可降低流产率、改善子宫内膜容受性、提高临床妊娠率。

（2）卵巢早衰：因年龄、免疫、社会心理和医源性等因素引起卵巢中卵母细胞数量减少及功能减退，导致女性生育能力减低。临床上促卵泡生成素（FSH）大于40U/L和雌激素水平降低，抗苗勒氏管激素（AMH）降低是诊断卵巢早衰的参考依据。

（3）特纳综合征（Turner综合征）：为性腺先天发育不全，性染色体异常，常见核型为45，XO。最常见的特征为身材矮小，通常不超过147cm；具有特殊的躯体特征（如盾状胸、肘外翻）；还有性幼稚以及原发性闭经等表现。

（4）单纯性性腺发育不全：患者具有条索性腺、性幼稚，但身高正常且没有Turner综合征患者的躯体特征；核型可以是XX、XY或嵌合体，如果是46，XY单纯性性腺发育不全，诊断明确后应切除条索状性腺。

（5）功能性卵巢肿瘤：异常分泌雄激素和雌激素的内分泌性肿瘤，如分泌雄激素的卵巢支持—间质细胞瘤，分泌雌激素的卵巢颗粒卵泡膜细胞瘤。

（6）对抗性卵巢综合征（或称卵巢不敏感综合征）：特征为卵巢内多为始基卵泡及初级卵泡；内源性促性腺激素升高（特别是FSH）；卵巢对外源性促性腺激素不敏感；表现为原发性闭经，女性第二性征存在。

（7）未破卵泡黄素化综合征（LUFS）：是一种卵泡持续存在，在LH峰值后48h卵细胞仍然不能排出而原位黄素化的现象。LUFS在育龄妇女中发生率为5%~10%，而在不孕妇女中约占25%，在子宫内膜异位症中的发病率高达33%~83%。发病机制尚不十分明确，有内分泌功能紊乱、局部机械性因素、医源性因素和精神心理因素等。有研究发现促排药物可增加LUFS的发生率，非甾体药物也可引起LUFS的发生。

4. 其他内分泌疾病

甲状腺功能紊乱：甲状腺激素受下丘脑、垂体的调控，下丘脑—垂体—甲状腺轴与下丘脑—甲状腺—卵巢轴两者处于相互制约和相互联系的关系。甲状腺功能异常，会在一定程度上影响性腺轴调节、性激素水平以及卵巢功能等，最终导致不孕。而促甲状腺激素还能刺激泌乳素的分泌，而引起不孕。此外肾上腺皮质增生或功能减退也可影响卵巢功能，出现排卵障碍不孕。

高泌乳素血症：泌乳素由垂体嗜酸细胞分泌，其受促下丘脑分泌的催乳素抑制激素控制，高泌乳素血症负反馈作用使得垂体分泌催乳素抑制素增加，而抑制卵泡刺激素与黄体生成素功能，从而导致排卵障碍、闭经、不孕等。

■ （三）免疫因素

妊娠如同同种异体移植，胚胎与母体之间存在复杂而又特殊的免疫关系，使得胚胎不被排除。目前发现与不孕相关的自身抗体分两类：非器官特异性自身抗体（如抗心磷脂抗体、抗核抗体等）、器官特异性自身抗体（如抗精子抗体、抗子宫内膜抗体、抗卵巢抗体、抗绒毛膜促性腺激素抗体等）；另一免疫因素为自然杀伤细胞。虽然免疫因素与不孕有相关性，但目前没有足够充分的证据显示免疫因素与不孕存在直接因果关系，因此不推荐在不孕（育）症的常规筛查评估中进行免疫因素筛查，不推荐免疫因素筛查纳入诊断不明原因不孕的评估标准。

■ （四）社会心理因素

随着社会的发展，生活节奏的加快，生活压力的不断增加，同时环境污染、饮食不规律、生育观念的改变、文化程度的提高，女性不孕患者明显增多。有研究表明不孕症患者在不同程度上有焦虑抑郁心理、怀疑心理、失落心理、愧疚心理。对不孕症患者进行心理干预治疗也是临床上重要的治疗方法之一。

三、小结

不孕症的病因复杂，中医认为主要有肾虚、血瘀、痰湿、外感六淫、内伤七情等，着重强调"肾藏精、主生殖"的重要性。现代医家提出了"脑—肾—天癸—冲任—胞宫"生殖轴、"心—肾—胞宫轴"等学术观点，仍强调"肾"在生殖中的主导作用，提出"补肾为基础""月经周期节律调节法"，多主张西医辨病与中医辨证相结合的诊治思路。

参考文献

［1］庞保珍，庞清洋，庞慧卿，等.《内经》对不孕症的论述探析［J］.中国中医基础医学杂志，2011，17（3）：241-243.

［2］王珺.《景岳全书·妇人规》不孕症学术思想探讨［J］.现代中医药，2015，35（2）：51-52.

［3］白明华，王停，李英帅，等.《傅青主女科》治疗不孕症的中医体质思想探析［J］.中华中医药杂志，2019，34（8）：3388-3391.

［4］邓福霞.国医大师刘敏如教授学术思想与治疗不孕症的经验研究［D］.广州：广州中医药大学，2018.

［5］郭倩，谈勇.夏桂成心肾观在妇科临床的应用［J］.中医杂志，2019，60（17）：1456-1458.

［6］张春花.肖承悰教授补肾助阳法治疗不孕症举隅［J］.新中医，2009，41（5）：118-119.

［7］叶秀英，尤昭玲.尤昭玲教授辨治不孕症"病、证、期、时"模式浅析［J］.中华中医药杂志，2014，29（7）：2223-2226.

［8］钟伟兰.罗颂平教授治疗不孕症经验介绍［J］.中医临床研究，2014，6（4）：26-28.

［9］严炜，吴熙.吴熙教授中医诊治不孕症特色［J］.中医药通报，2011，

10（2）：13-15.

［10］梅乾茵.名医黄绳武［J］.湖北中医杂志，2008（3）：3-5.

［11］曾倩.杨家林教授从肝肾论治妇科疾病经验撷要［J］.中国中医急症，2005（6）：552-553.

［12］陈子江.不孕症诊断标准及其解读［A］.中华医学会妇产科学分会妇科内分泌学组.2013，31-39.

［13］陈子江，刘嘉茵，黄荷凤，等.不孕症诊断指南［J］.中华妇产科杂志，2019，54（8）：505-511.

［14］黄鹏翀，李晨辉，薛玲玲.宫腔镜联合腹腔镜治疗输卵管堵塞性不孕的效果观察［J］.微创医学，2019，14（4）：422-425.

［15］李萌，卢美松.不孕症患者宫腔问题处理策略［J］.中国计划生育和妇产科，2017，9（1）：16-19.

［16］李慕白，陈靖馨，王婷婷，等.多囊卵巢综合征子宫内膜胰岛素抵抗的研究进展［J］.中国医药导报，2019，16（29）：49-52.

［17］魏丽娜，孙秀芹.下丘脑性闭经不孕患者治疗方案研究［J/OL］.中华妇幼临床医学杂志，2011，7（6）：558-561.

［18］Thessaloniki ESHRE/ASRM-Sponsored PCOS Consensus Workshop Group. Consensus on infertility treatment related to polycystic ovary syndrome［J］. Hum Reprod，2008，23（3）：462-477.

［19］张高，周琴，季丹丹，等.联合抗苗勒氏管激素、卵泡刺激素、雌二醇检测在诊断卵巢早衰中的应用价值分析［J］.中国卫生检验杂志，2019，29（11）：1381-1383.

［20］徐萍，应春妹，方筠.抗核抗体检测在不孕诊断中的价值［J］.检验医学，2018，33（12）：1116-1119.

［21］应晓萍.女性不孕患者心理因素与干预管理［J］.中医药管理杂志，2016，24（23）：115-116.

第三节 不孕症的检查方法及流程

不孕症诊治的关键在于对病因的筛查，通过男女双方病史的询问，全面检查寻求不孕的原因至关重要。盆腔因素和排卵障碍是女性不孕的主要病因，但多种病因可同时存在。其中女性不孕症的检查方法包括对卵巢功能、排卵情况以及输卵管通畅度等检查。

一、询问病史

（一）男方

1. 健康状况
包含吸烟、酗酒、吸毒史、药物治疗史、个人职业、环境暴露史。

2. 性生活情况
包含性交频率、时间、有无勃起和射精障碍。

3. 既往史、手术史、家族史

4. 精液常规检查
精液常规检查是不孕症夫妇首选的检查项目。根据《世界卫生组织人类精液常规检查与处理实验室手册》（第5版）进行，需行2~3次精液检查，以明确精液质量。

（二）女方
首先，明确女性不孕症诊断最基本的是病史采集，根据收集到的病史并进行分析后得出初步的诊察方向。

1. 基本情况
结婚年龄、不孕年限、性生活情况（频度、时间、有无障碍及性欲异常）。

2. 现病史

盆腹腔痛、低热、畏寒、白带异常、盆腔炎、附件炎、盆腔包块、腹腔手术史，近期心理、情绪情况，节食、过度运动、体重改变史，近期辅助检查及治疗经过。

3. 月经史

初潮年龄、月经周期、经期、经量情况，是否发生变化及其原因，是否痛经及其发生时间和疼痛程度，末次月经时间，有无异常出血情况，有无激素类用药史。

4. 生育史

孕产史及有无并发症，注意是否存在不良生育史，流产后或产后是否经量减少，避孕方法及时间。

5. 既往史

结核等传染病史、性传播疾病史、盆腹腔手术史、自身免疫性疾病史、其他重病及外伤、手术史，慢性疾病服药史。

6. 个人史

吸烟、酗酒、成瘾性药物、吸毒史、个人职业、环境暴露史、药物食物过敏史。

7. 家族史

家族中有无出生缺陷及不良生育史。

二、体格检查

（一）全身检查

包含体格发育及营养状况（身高、体重、BMI值），体脂分布特征、嗅觉，乳房发育情况及有无溢乳，甲状腺情况，注意有无雄激素过多体征（多毛、痤疮、黑棘皮征）。

（二）妇科检查

外阴发育情况，阴毛分布及浓密程度，阴阜、阴蒂、大小阴唇、会阴、外阴有无异常，前庭大腺是否肿大，阴道口处女膜状态，阴道前后壁有无膨出，有无子宫脱垂。阴道窥器检查可观察阴道分泌物性状、宫颈大小、是否有糜烂、是否有触痛、有无接触性出血等，并可结合病史及年龄判断是否行阴道微生态评价、支原体培养、衣原体检测、宫颈液基薄层（TCT）及人乳头瘤病毒（HPV）等检查。双合诊可检查子宫大小、形状、位置、活动度、是否压痛，附件有无包块及压痛，子宫直肠凹处包块、触痛及结节，盆腔和腹壁压痛、反跳痛，盆腔包块等情况。

三、辅助检查

（一）阴道分泌物检查

阴道分泌物检查包括阴道微生态检查、生殖道支原体、衣原体及淋球菌培养等。生殖道支原体、衣原体主要通过性接触传播，容易引起宫颈炎、子宫内膜炎及输卵管炎症，但感染时多无症状，故而常常被忽略。许多研究表明，生殖道支原体、衣原体感染是引起输卵管性不孕的重要因素，而且衣原体检查、支原体培养为无创、取材简便，可作为不孕症患者的常规检查。

（二）经阴道彩色多普勒超声检查

经阴道彩超对查找输卵管阻塞以外的不孕因素有较大的帮助，而且还具备直观、经济、无创、操作简便、可重复性强、患者易接受等优势，是诊断不孕症必不可缺的项目。

1. 子宫位置、大小、形态、肌层结构、内膜的厚度和分型

（1）子宫形态或结构异常，提示子宫畸形和发育异常的可能。

（2）子宫壁的占位提示子宫肌瘤或子宫腺肌瘤的可能；占位的大小及与子宫腔的关系，子宫内膜线是否变形或移位，必要时可进行三维超声、MRI或宫腔镜检查。

（3）子宫内膜形态异常或占位提示宫腔粘连、子宫内膜瘢痕化、子宫内膜息肉或黏膜下子宫肌瘤的可能。子宫内膜随卵泡的发育逐渐增厚，在成熟卵泡阶段厚度可达到9mm。A型：卵泡期的子宫内膜"三线征"清晰。B型：排卵期的子宫内膜回声增强，"三线"依稀可见。C型：黄体期的子宫内膜呈高回声征象。

2. 卵巢基础状态的评估

（1）测量卵巢的体积、双侧卵巢内直径2~9mm的窦卵泡计数、优势卵泡

的直径。正常双侧卵巢内直径2~9mm的窦卵泡总数≥9个且单侧均<12个；1侧或双侧卵巢窦卵泡数≥12个为多囊卵巢的征象；双侧卵巢窦卵泡总数少于5~7个为卵巢功能减退征象，需要复查并结合其他指标综合判断。

（2）确认卵巢内是否存在异常回声，泥沙样囊液回声提示子宫内膜异位囊肿可能；持续存在或增大的囊性或实性包块提示卵巢肿瘤可能；继发于促排卵周期的包块，需要与卵泡囊肿或黄体鉴别。

3. 超声排卵监测

动态监测卵泡发育及排卵情况，同时进行子宫内膜的动态监测。

4. 卵巢外有无异常回声及其性质、形状、大小

卵巢外的腊肠状或串珠状不规则无回声区、内部可见不完全分隔带状强回声提示输卵管积水可能。盆腔积液或包裹性积液提示盆腔粘连可能。此外，还需鉴别输卵管卵巢囊肿、盆腔输卵管脓肿等。

■ （三）卵巢功能检查

了解卵巢有无排卵及黄体功能状态。如基础体温测定、B超监测排卵、阴道脱落细胞涂片检查、子宫颈黏液结晶检查、女性激素测定、抗苗勒管激素等。

1. 基础体温测定（BBT）

在每天早晨醒后，不起床，最好在同一时间段，用口表测量体温。一般情况下，在排卵以前体温总是在36.5℃左右。排卵时体温稍下降。排卵后就上升到37℃左右，平均上升0.5℃左右，一直持续到下次月经来潮，再恢复到原来的体温水平。连续测量3个月经周期的基础体温，就能够较准确地推测出排卵日期，可大致反映排卵和黄体功能，但不能作为独立的诊断依据，推荐结合其他排卵监测的方法辅助使用。

2. B超监测卵泡

B超监测卵泡是目前不孕症治疗中最普遍使用的监测卵泡生长的方法，不但可以了解卵泡的生长情况、是否排卵，还可以了解子宫内膜情况。正常月经周期中，卵泡的生长速度一般为1~2mm/d，当卵泡直径大于15mm时，生长速度增快，接近成熟时，生长速度可

达2.5mm/d。当卵泡直径小于10mm时，3~4天监测1次；卵泡直径＞15mm时，每天监测；直至出现排卵。排卵的超声表现有：原成熟卵泡消失；卵泡塌陷，直径较原成熟卵泡减少5mm以上；子宫直肠陷窝出现液性暗区；血体形成。

3. 性激素测定

以月经周期第1~3天的血清基础内分泌水平的检测最为重要，可反映卵巢的基础状态及其储备能力或某些病理状态。

（1）卵泡刺激素（FSH）：能够促进卵泡发育和成熟，可随雌二醇（E_2）和孕酮（P）的周期性变化而变化，伴随月经中期LH的分泌高峰，FSH出现一个小而明显地升高，黄体期，会随黄体形成过程中E_2和P的生成而降低。基础的FSH＞12U/L提示卵巢功能减退，＞25U/L提示卵巢功能不全，＞40U/L提示卵巢功能衰竭，＜5U/L提示血值较低，常见于口服避孕药，垂体功能减退等。

（2）黄体生成激素（LH）：LH峰后36~48h卵泡破裂，释放卵细胞，可预测排卵期，为指导同房、人工授精和体外受精（IVF）选择精确时间。LH升高常见于原发性闭经、绝经、早发性卵巢衰竭、PCOS、排卵期等。降低常见于垂体功能减退、席汉综合征等。

（3）雌二醇（E_2）：负责调节女性生殖功能，并和孕酮一起维持妊娠，可用于体外受精监测，预测卵细胞的回收时机，升高可见于排卵前、妊娠及卵巢肿瘤，降低可见于卵泡发育不良、卵巢功能低下及卵巢早衰。

（4）催乳素（PRL）：能够促发和维持女性泌乳，高PRL血症会干扰卵泡成熟以及LH、FSH的分泌，抑制卵巢功能，抑制排卵。

（5）睾酮（T）：可促进女性生殖器官的发育。血清T值升高，可见于PCOS、肾上腺皮质增生、多毛症、闭经肥胖症及女性男性化，可引起不孕。

（6）孕酮（P）：由黄体、肾上腺皮质和胎盘产生，利于胚胎着床，防止子宫收缩，同时促进乳腺腺泡发育，为泌乳做准备。孕酮在卵泡期维持低水平，在黄体期急速上升，如果未受孕，孕酮由于黄体退化在周期的最后4天开始下降，如受孕，黄体会使孕酮维持在黄体中期水平，直至妊娠第6周。黄体期孕酮＞9.51nmol/L（即3ng/ml）提示近期有排卵；排卵后期孕酮降低提示黄体功能不全、排卵型功血。

4. 抗苗勒管激素（AMH）

双侧卵巢窦卵泡少于10个，或年龄＞35岁，常规检查抗苗勒管激素，选择性查抑制素B。

5. 阴道脱落细胞涂片检查

用消毒棉签蘸取阴道上段分泌物，涂在玻片上，乙醇固定及染色后，在显微镜下计数并计算表、中层、底层细胞所占的百分率（成熟指数），便可反映体内雌激素水平，间接估计卵泡的发育程度。表层角化细胞愈多，则雌激素水平愈高。排卵前期卵泡逐渐发育，雌激素水平升高，涂片中角化细胞占30%~50%；排卵期雌激素水平最高，涂片中角化细胞占60%以上，排列稀疏，涂片清洁艳丽，背景干净；排卵后期黄体形成，孕激素水平升高，涂片中角化细胞渐渐减少并聚集成堆，边缘折卷。

6. 子宫颈黏液结晶检查

取子宫颈表面分泌物，用干棉球拭子涂片，在高倍镜下检查，通过观察宫颈黏液结晶变化及黏液拉丝试验以了解卵巢功能。宫颈黏液结晶检查：根据宫颈黏液结晶的多少及羊齿状的完整与否来预测排卵期，诊断妊娠，估计早孕预后，鉴别闭经类型，诊断功能失调性子宫出血。宫颈黏液拉丝试验：凡宫颈黏液稀薄透明，延展性长，表示雌激素高度影响，缺乏孕激素作用，提示无排卵或未孕，黏液多如鸡蛋清时，为接近排卵期的现象，如黏液的黏稠度变化不大，表示雌激素水平低落，卵巢功能不全。

（四）输卵管通畅度检查

1. 子宫输卵管碘油造影（HSG）

作为诊断输卵管通畅性的首选。方便、廉价，可以检查输卵管近端和远端的阻塞，显示峡部的结节性输卵管炎，了解输卵管的细节并评估输卵管周围的炎症情况。但对输卵管近端梗阻诊断敏感性不高。对于HSG提示输卵管近端梗阻的患者需结合病史选择是否进一步检查排除由于黏液栓、组织碎片堵塞或子宫输卵管口痉挛导致的假阳性。

2. 超声子宫输卵管造影

评估输卵管通畅性有一定价值。无放射性，对子宫黏膜下肌瘤、宫腔息肉、宫腔粘连等病变的诊断有更高的敏感性。但检查结果为"不确定"（无法确定输卵管是通畅还是堵塞）的比例较HSG

更高（8.8% VS 0.5%），检查准确程度对超声检查医生的依赖性很大，其推广和普及有待进一步验证。

3. 宫腔镜下输卵管插管通液

可作为排除假性近端梗阻的一种检查方式。2015年ASRM关于女性不孕诊断的共识中指出，宫腔镜下插管通液可以对HSG提示的输卵管近端梗阻进行确认和排除。宫腔镜可直接观察到患者的宫腔情况，可在检查的同时给予治疗，合并有宫腔病变的患者可选择宫腔镜下插管通液评估输卵管通畅性。

4. 腹腔镜下亚甲蓝通液

目前评估输卵管通畅性最准确的方法，但操作复杂、价格昂贵，不作为首选。腹腔镜检查可作为其他检查手段发现可疑输卵管病变的确诊方法，对同时合并生殖系统病变需要腹腔镜手术处理者可直接选择腹腔镜下亚甲蓝通液术作为检查手段。但腹腔镜诊断有3%左右的假阳性率；且价格昂贵、需要住院及可能面临手术相关的并发症，所以腹腔镜检查只能作为输卵管性不孕的二线诊断方法。

5. 输卵管镜

评估输卵管功能的补充手段；作为常规诊断手段证据不足。输卵管镜可了解输卵管内部的黏膜情况，可配合腹腔镜更全面地评估输卵管功能。有研究发现输卵管镜检查结果对患者的生育结局有较好的预测，在输卵管病损程度的评估方面腹腔镜和输卵管镜检查有很高的吻合度。因为输卵管镜检查需要腹腔镜配合进行，对设备要求高，价格昂贵，且缺乏统一的对于输卵管镜下输卵管病变程度的评价标准，目前临床应用较少，循证医学证据不足。

■ （五）宫腔镜检查

观察子宫腔形态、内膜的色泽和厚度、双侧输卵管开口、是否有宫腔粘连、畸形、息肉、黏膜下肌瘤等病变。可作宫腔镜下宫腔粘连分离术、子宫纵隔切除术、子宫内膜息肉摘除术、子宫黏膜下肌瘤切除术等。

■ （六）腹腔镜检查

上述检查均未见异常，或输卵管造影有粘连等，可做腹腔镜检查，用于盆腔情况的检查诊断，直视下观察子宫附件的大小和形态、是否畸形、输卵管形态，以及有无盆腔粘连，可发现术前未发现的病变，如子宫内膜异位症、输卵管发育异常、盆腔粘连等。亦可作内异病灶电烙术、粘连分离术、输卵管整形造口术、多囊卵巢打孔术、子宫肌瘤剔除术、卵巢囊肿剥除术等。输卵管通液试验可在直视下观察输卵管的形态、通畅度及周围有无粘连。

■（七）其他方面

当怀疑垂体病变时，如催乳素反复升高或伴有乳头溢乳，应做头颅CT、MRI检查，排除垂体病变引起的不孕。当促甲状腺激素（TSH）异常者复查FT3、FT4、TGAb、TPOAb。多囊卵巢、肥胖、月经稀发者检查葡萄糖耐量试验、胰岛素释放试验、糖化血红蛋白。体重超重者检查血脂、肝功、肾功，了解有无代谢综合征。

四、原因不明的不孕症

原因不明的不孕症属于排除性诊断，精液分析、排卵监测、妇科检查和输卵管通畅性检查未发现异常即可诊断。必要时可施以诊断性腹腔镜检查确诊。对于年轻、卵巢功能正常、不孕时间<3年的原因不明的不孕症夫妇，可进行3~6个周期的夫精宫腔内人工授精，作为治疗性诊断。

五、小结

参照《不孕症诊断指南》，不孕症的诊断要点在于病因诊断。对于符合不孕症定义、有影响生育的病史（如月经稀发或闭经，已知或可疑的子宫、卵巢或盆腔病变，Ⅲ~Ⅳ期子宫内膜异位症，可疑的男性生育力低下等）、或女方年龄>35岁的夫妇，建议双方同时就诊，分别进行病史采集及体格检查。通过男方精液常规分析、女方盆腔双合诊、超声监测排卵、基础内分泌测定和输卵管通畅度检查，初步评估就诊夫妇的生育能力，明确女性因素（排卵障碍、盆腔因素）、男性因素和原因不明不孕症的病因分类。在此基础上，再结合夫妇特异性的病史和（或）临床表现，进一步选择针对性的辅助检查，完成病因诊断。

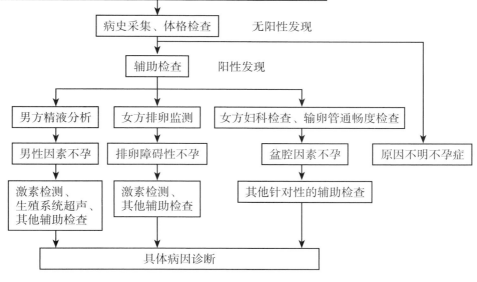

不孕症的诊断流程

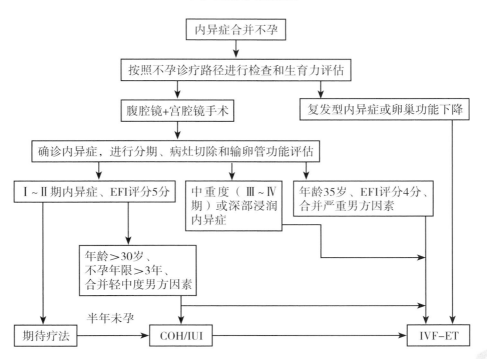

注：内异症——子宫内膜异位症，EFI——内异症生育指数，COH——超促排卵，
　　IUI——宫腔内人工授精，IVF-ET——体外授精-胚胎移植

内异症合并不孕的诊断流程

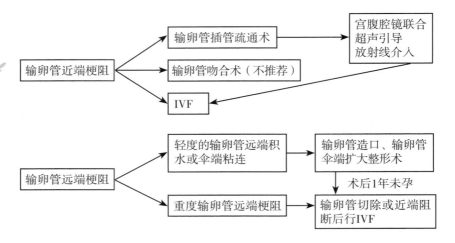

输卵管性不孕的诊断流程

参考文献

［1］杨一华，黄国宁，孙海翔，等．不明原因不孕症诊断与治疗中国专家共识［J］．生殖医学杂志，2019，28（9）：984-992.

［2］张月莲，杨燕生．解脲支原体感染与输卵管性不孕的关系［J］．中华妇产科杂志，2000（2）：45-46.

［3］谈勇，黄紫微．排卵障碍性不孕症的中西医结合诊治思考［J］．中国中西医结合杂志，2019，39（5）：521-524.

［4］高鹏，马芳芳，陈涌泉．AMH 等6种激素检测在内分泌失调女性不孕症诊治中的临床意义［J］．精准医学杂志，2018，33（5）：437-439，443.

［5］卢翠云．简述宫腔镜、腹腔镜联合诊治不孕症的研究进展［J］．中国医疗器械信息，2019，25（13）：47-48.

［6］冒韵东，刘嘉茵．不孕症诊治临床路径［J］．中国实用妇科与产科杂志，2013，29（9）：690-693.

［7］徐晓旭，郁琦．不明原因不孕病因与治疗［J］．医学综述，2019，25（13）：2643-2647，2653.

［8］中华医学会妇产科学分会子宫内膜异位症协作组．子宫内膜异位症的诊治指南［J］．中华妇产科杂志，2015，50：161-169.

[9] 林小娜，黄国宁，孙海翔，等．输卵管性不孕诊治的中国专家共识［J］．生殖医学杂志，2018，27（11）：1048-1055.

[10] 陈子江，刘嘉茵，黄荷凤，等．不孕症诊断指南［J］．中华妇产科杂志，2019，54（8）：505-511.

第四节　宫腔镜在不孕症中的应用

宫腔镜检查术（hysteroscopy）指通过直接观察或连接于摄像系统和监视屏幕将宫腔、宫颈管内图像放大显示，诊断、治疗宫腔和宫颈管病变。其创伤小、恢复快，能直视宫腔病变，是目前诊断治疗宫腔内病变的主要手段。

一、宫腔镜介绍

（一）宫腔镜的发展历史

宫腔镜（hysteroscope）是一种纤维光源的内镜。追溯宫腔镜的发展史，迄今已有一百余年。1807年德国法兰克福外科医生Bozzini发表了经典论文"光装置"，从此开辟内镜医学领域，把传统的开放性、创伤性大的诊疗时代推进到非开放性、创伤性小的内镜诊疗时代。

（二）宫腔镜器械

宫腔镜器械主要包括宫腔镜、各种宫腔镜介入性微型手术器械、膨宫装置、光源、手术能源和视频系统。宫腔镜通过配备不同类型管鞘组成不同的功能，如诊断性宫腔镜、治疗性宫腔镜、宫腔电切镜，以适应临床运用。按镜体性状可分为软管型、硬管型。根据临床需求的不同，可选择不同镜体直径，有细至2mm宫腔镜，无需扩张宫颈直接进行检查。

宫腔镜的介入性微型手术器械包括活检钳、异物钳、微型剪、吸管、导管、手术电极。膨宫装置分为CO_2气体膨宫专用辅助装置、液体膨宫装置。其动力设备可分为单电极手术治疗系统（宫腔电切镜）、双电极治疗系统和YAG激光。其中双电极治疗系统具有气化、切割、凝固等功能，安全性大、操作效率高。

■ （三）宫腔镜适应证

1. 诊断性宫腔镜适应证

异常子宫出血、不孕症、反复流产、怀疑宫腔粘连、子宫畸形及宫颈管异常；超声检查或子宫输卵管碘油造影发现的宫腔异常；子宫内膜增生的诊断和随访；宫腔镜手术前常规检查等。

2. 治疗性宫腔镜适应证

宫腔内异物，如嵌顿性节育环、流产残留等；子宫内膜息肉；子宫腔粘连；子宫纵隔；子宫内膜病变或需要在镜下行子宫内膜切除；输卵管阻塞，输卵管插管通液、注药等。

■ （四）宫腔镜禁忌证

1. 绝对禁忌

无。

2. 相对禁忌

（1）体温≥37.5℃。

（2）子宫活动性大量出血、重度贫血。

（3）急性或亚急性生殖道或盆腔炎症。

（4）近期发生过子宫穿孔。

（5）宫腔过度狭小或子宫颈管狭窄、坚硬、难以扩张。

（6）浸润性宫颈癌、生殖道结核未经抗结核治疗。

（7）严重的内、外科并发症不能耐受手术操作。

■ （五）宫腔镜并发症及防治

1. 术时并发症

（1）损伤：主要指宫颈管内膜擦伤、颈管裂伤、子宫内膜擦伤、子宫穿孔等。需严格掌握手术适应证，操作轻柔，扩张宫颈及置入宫腔镜时避免用力过猛，应掌握手术时间，可以避免损伤。对怀疑有癌症、结核、哺乳期或绝经期妇女，易造成子宫穿孔，操作尤宜谨慎。

（2）出血：主要原因是对子宫内膜下方肌层组织破坏过深。出血的高危因素有子宫穿孔、动静脉瘘、胎盘植入、宫颈妊娠、剖宫产瘢痕妊娠和凝血功能障碍等。出血的对策：通过宫缩剂、止血药、明胶海绵塞入宫腔内、子宫球囊支架置入或重新电凝止血。

（3）子宫穿孔：引起子宫穿孔的高危因素有宫颈狭窄、宫颈手术史、子宫过度屈曲、宫腔过小以及术者经验不足。处理方案：穿孔范围小、无活动性出血及脏器损伤时，可以使用缩宫素及抗生素观察；穿孔范围大、可能伤及血管或有脏器损伤时，应立即腹腔镜或开腹探查处理。预防：加强宫颈预处理、避免暴力扩宫；酌情联合超声或者腹腔镜手术；提高术者手术技巧；酌情使用GnRH-a缩小肌瘤或子宫。

（4）灌流液过量吸收综合征：大量灌流液被吸收入血循环，导致血容量过多及稀释性低钠血症。血容量过多的后果是急性左心衰竭和肺水肿，低钠血症同时伴有水中毒，对脑组织危害最大，严重脑水肿可并发枕骨大孔疝或小脑膜裂孔疝，出现呼吸心跳骤停。一旦发生，应立即停止手术，积极利尿、纠正低钠血症及水、电解质失平衡等。预防措施：宫颈和子宫内膜预处理有助于减少灌流液的吸收；保持宫腔压力≤100mHg或＜平均动脉压；控制灌流液差值在1 000~2 000ml；避免对子宫壁破坏过深。

（5）气栓：有文献报道，运用CO_2膨宫时卵巢静脉内有气泡移动。因此若颈管或宫腔内有出血，则提示有血窦开放不宜用CO_2气体膨宫，以免发生气体栓塞；若疑有子宫结核、子宫内膜癌、子宫发育不良、近期子宫穿孔等，也不宜用CO_2气体膨宫。此外应控制膨宫压力、手术时间，术中密切观察生命体征。

（6）感染：由于宫腔镜检查而引起的感染极少见，但若在宫腔镜检查前已盆腔感染，且未被发现，则手术有诱发其急性发作或加重感染的危险。术前应除外盆腔感染；严格掌握手术适应证、禁忌证；术后酌情予以抗生素，可以预防感染发生。

（7）脑心综合征：宫腔镜术时扩张宫颈和膨宫时均可引起迷走神经功能亢进而出现头晕、胸闷、流汗、脸色苍白、恶心、呕吐、脉搏和心率减慢等症状，这些症状称为脑心综合征。术前半小时应肌内注射阿托品0.5mg，以免发生脑心综合征。术中一旦发生上诉症状，应及时暂停手术，予以吸氧，同时予以对症治疗，待一般情况好转后在继续操作。

（8）过敏反应：有个别患者对右旋糖酐-70和羟甲基纤维素过敏。

2. 术后近期并发症

（1）出血：同术时。

（2）一时性发热：可能与膨宫液吸收有关，必要时予解热。

（3）腹痛：为子宫收缩所致，可对症治疗。

3. 术后远期并发症

（1）远期出血：术后1个月常为切除面坏死组织或焦痂脱落出血，术后3个月出血则为子宫内膜切除不彻底所致，可行第二次切除。

（2）盆腔感染：极为少见，可予以抗生素治疗。

（3）宫颈管、宫腔粘连：临床表现可因经血不能排出而出现腹痛，粘连分离后则症状消失。

二、女性不孕症的子宫病变

（一）获得性宫腔异常

获得性宫腔异常包括子宫内膜息肉、子宫黏膜下肌瘤、宫腔内异物残留（如妊娠组织残留）、子宫内膜增生或回声欠均等。

1. 子宫内膜息肉（EP）

EP是基底层子宫内膜局灶性的过度增生，逐渐突向宫腔，由管壁较厚的血管、子宫内膜腺体和致密的结缔组织组成的间质结构。国外学者报道EP的总发病率是16%~34%。

2. 子宫肌瘤

子宫肌瘤是女性生殖系统最常见的良性肿瘤，在不孕的女性中发病率较高，合并子宫肌瘤的亚裔不孕女性占5%~10%，其中仅因子宫肌瘤造成不孕的占2%~3%。子宫肌瘤的位置不同，对生育的影响不同。有学者分析了11项体外受精（IVF-ET）方面的研究，发现黏膜下肌瘤患者的妊娠率、种植率和分娩率均明显低于无子宫肌瘤的不孕症患者，并且肌瘤切除后妊娠率会显著上升。子宫浆膜下肌瘤基本不影响受孕。肌壁间肌瘤对妊娠的影响主要与肌瘤的大小及肌瘤是否影响宫腔形态有关。

■ （二）获得性子宫畸形

获得性子宫畸形常由于宫腔粘连、子宫内膜息肉、子宫黏膜下肌瘤等经宫腔镜下手术导致宫腔粘连或人工流产、引产等宫腔操作引起。部分由于剖宫产手术后切口处憩室形成或切口瘢痕处悬吊导致子宫位置异常，也可由于宫颈电灼、宫颈冷刀锥切、宫颈环形电切术（LEEP）等导致宫颈管解剖畸形及粘连引起。

Ⅰ型：宫颈宫腔粘连，指宫颈和（或）宫腔部分或全部粘连。宫腔粘连是因子宫内膜损伤导致宫腔内膜部分或全部封闭，从而引起月经量少甚至闭经、不孕或周期性腹痛等症状，又称Asherman综合征。

Ⅱ型：子宫Ⅲ度后倾后屈，指子宫极度后倾后屈，宫体后倒于子宫直肠陷凹内。

Ⅲ型：子宫与前腹壁固定，宫体位于盆腔外，粘连固定于前腹壁，峡部的正常角度改变或消失，可伴宫颈延长、阴道深度增加。

Ⅳ型：颈管宫腔形态失常，指峡部前壁向前突起，导致颈管腔膨大、进入内口的角度改变，使颈管宫腔形态失常或宫颈阴道前唇缺失，致前穹隆直接入颈管内口。

■ （三）先天性子宫畸形

女性生殖器官发育异常中以子宫发育异常最为常见。其发生原因主要是由于副中肾管在胚胎发育过程中受各种因素的影响，发育停滞在不同阶段而形成的。子宫畸形分型目前较常采用的是1988年美国生殖学会（AFS）的分类如下。

Ⅰ型：子宫未发育或发育不全。主要包括先天性无子宫、始基子宫、幼稚子宫三种。

Ⅱ型：单角子宫。分为单纯单角子宫、残角有宫腔且与单角子宫宫腔相通、残角有宫腔与单角子宫宫腔不相通、残角为实体。

Ⅲ型：双子宫。

Ⅳ型：双角子宫。

Ⅴ型：纵隔子宫。分为不完全纵隔子宫和完全纵隔子宫。

Ⅵ型：弓形子宫。两侧副中肾管融合不全致宫底部发育不良，宫壁略向宫腔突出而呈鞍状。

Ⅶ型：己烯雌酚相关。T型宫腔常见。

先天性子宫畸形中，纵隔子宫最为常见，综合文献报道的1392例先天性子宫畸形病例，纵隔子宫占34.9%，双角子宫占26%，弓形子宫占18.3%，单角子宫占9.6%，双子宫占8.4%。Zabak等研究认为纵隔子宫可能不是导致女性不孕的原因，但是纵隔子宫在不明原因的继发性不孕者中的发病率高达40%，因此不能排除纵隔子宫是导致这类患者不孕的因素。

■ （四）宫腔病变病影响受孕的机制

1. 子宫内膜息肉

有文献报道，子宫内膜息肉通过以下几方面影响妊娠：①EP导致的宫腔占位及异常子宫出血干扰精子输送和胚胎着床。②通过改变宫腔微环境，降低子宫内膜容受性，影响受精卵种植。③增强芳香化酶的表达，促进局部雌激素合成，导致雌、孕激素受体异常表达，进而影响子宫内膜蜕膜膜化。EP的生长部位特别是位于输卵管开口处的息肉可干扰受孕过程，可能是输卵管开口处的息肉阻碍精子运行及精卵结合，导致不孕。

2. 宫腔粘连

宫腔粘连造成宫腔形态异常，子宫内膜功能降低，干扰受精卵着床及植入。另外，若粘连堵塞输卵管开口，则阻碍精卵结合。宫腔粘连患者子宫肌壁的50%~80%为纤维组织，显著高于正常组（13%~20%），推测子宫内膜损伤导致的纤维瘢痕使子宫内膜的容受性降低，影响胚胎着床。

3. 子宫畸形

由于畸形子宫基层发育不良、组织血供少、纤维组织成分多、宫腔容积偏小或子宫形态不规则以及部分覆盖的内膜发育不良、对雌激素的反应差等原因，子宫发育畸形会影响胚胎的着床和发育，常引起不孕。7.3%~8.0%的不育妇女出现子宫畸形，先天性无子宫、始基子宫、幼稚子宫患者终身无受孕可能。单角子宫可引起不孕、宫颈功能不全和早产，原发不孕发生率最高（占15%）。单角子宫的血管、神经分布发生改变，血液供应不足，基层、内膜功能也难以达到正常，生殖预后不良，体外受精，胚胎移植成功率低。

4. 子宫黏膜下肌瘤、宫颈管息肉

子宫黏膜下肌瘤、宫颈管息肉会对宫腔产生挤压，导致宫腔变形、畸形，影响孕卵顺利着床。在解剖结构方面，子宫肌瘤引起宫腔变形，堵塞宫颈

口或压迫输卵管开口，影响精子通过及运动、胚胎移植或受精卵的着床。在功能方面，子宫肌瘤可影响子宫肌纤维的正常分布，改变子宫收缩的极性，使精子运输及受精卵着床受到影响；子宫肌瘤还可导致子宫内膜血流分布不均，部分区域内膜供血不足，可致内膜炎症、溃疡、萎缩，破坏受精卵着床和发育；并且子宫肌瘤伴随的高雌激素环境，导致血管壁通透性增强，蛋白质和黏多糖沉积，肌瘤周围内膜表现出腺体增生甚至形成息肉，影响受孕。

5. 异物残留

异物残留的患者，子宫内膜基底层出现损伤，因愈合出现纤维结缔组织及瘢痕，若范围过大或蔓延至整个子宫内膜，导致子宫内壁粘连，影响孕卵顺利着床。

三、宫腔镜在不孕症中的应用价值

（一）诊断价值

资料显示，B超对于小于0.1cm的病变不提示报告，通过宫腔镜的检测模式，能够在基本无创的前提下对患者的宫腔情况进行直接的观察，并能够对病变部位以及病变范围进行提示。此外子宫输卵管造影过程中对患者输卵管以及宫内疾病的检测特异性仅有81.8%，但是宫腔镜在对宫腔内病变的诊断特异性以及敏感度甚至能够达到88.8%、94.2%。有报道指出应用宫腔镜诊断EP的敏感度65.5%，特异度89.6%，阳性预测值70.4%，阴性预测值87.3%，是诊断EP的金标准。

B超对宫腔粘连的诊断不具特征性。HSG对大多数重度宫腔粘连有较高检出率，但常常漏诊轻度稀疏的粘连带；宫腔的血凝块、气泡、子宫内膜碎片等造成的充盈缺损可增加假阳性率，并且HSG不能提示粘连的类型和子宫内膜纤维化的程度，且诊断很大程度上受造影技术及阅片经验的影响。而宫腔镜可以弥补这种不足，能够排除35%的异常HSG检查结果，能全面观察宫腔形态、准确可靠的了解宫腔粘连的部位以及粘连类型。可见在针对微小病变及宫腔粘连的诊断上宫腔镜要优于B超及子宫输卵管碘油造影。

子宫畸形的诊断方法主要有B超、HSG和宫腔镜检查等。超声检查可以同时了解宫腔和子宫形态；HSG可以了解宫腔的异常形态；宫腔镜检查可明确宫腔内部的解剖变异，结合彩色超声和HSG检查基本上能够判断出子宫畸形的类型。如果仍不能明确诊断，可宫腔镜联合腹腔镜检查，这已成为判断纵隔畸形的"金标准"。单角子宫具有不对称性、类型多样性，症状不典型性，其诊断十分复杂和困难，可以引起不孕、胎膜早破、胎位异常、早产及宫颈功能不全。MRI检查可见宫腔为单腔，宫腔镜下见香蕉状的宫体和单一的输卵管开口，腹腔镜下可判断有无残角子宫。

■ （二）治疗价值

在对不孕症患者进行诊治时，通过使用宫腔镜，对子宫腔内的状况进行及时诊治，帮助判断患者不孕因素，同时利用宫腔镜辅助电切术切除子宫内膜息肉、黏膜下子宫肌瘤、宫腔内异物、分离宫腔粘连，恢复宫腔正常状态，提高妊娠率。

1.子宫内膜息肉

研究表明，子宫内膜息肉是造成女性不孕症的主要因素，其中宫腔病变占比较大，患者行宫腔镜检查能有效明确病变部位，直视下行手术治疗效果良好，避免了常规诊刮的漏诊误诊，有利于保护子宫内膜的完整性，值得临床推广使用。子宫内膜息肉作为单病因的不孕女性，手术切除息肉后其妊娠率可达50%。在宫腔镜直视下从根部切除息肉且不伤及周边正常内膜，是治疗EP的最佳术式。

2.宫腔粘连

宫腔粘连在继发不孕中占14.4%，原发不孕中占4.7%。宫腔镜检查并在直视下实施宫腔粘连分离术，达到诊疗一体化，是当前诊治宫腔粘连最有效的方法。

3.输卵管因素

宫腔镜下输卵管间质部插管通液术集诊断和治疗于一体，用于输卵管性不孕症，可清晰观察输卵管开口，准确地插管加压通液，可有效恢复输卵管腔的畅通。

4.子宫纵隔

宫、腹腔镜联合不仅可准确判断子宫的外部形态，而且可明确宫腔内部的异常解剖，同时可手术矫正子宫畸形。对有子宫纵隔且其他原因不明性不孕患者，子宫成形术能改善生殖结局。在实施辅助生育之前，即使没有流产病史的患者，也推荐切除子宫纵隔，使子宫腔正常化，可以大大改善生殖预后。有研究报道，宫腔镜下切除子宫纵隔后随访2年，妊娠率达到73.91%。宫腹腔镜联合能较好的切除患者纵隔内组织，有效的保护患者的子宫肌壁的完整，帮助患者在术后较短时间内再次受孕，与传统的开腹手术比较具有较高的优越性。

5. 子宫黏膜下肌瘤

宫腔镜手术已经成为黏膜下肌瘤首选的诊治方式。宫腔镜可清晰显示黏膜下肌瘤的大小、部位、数目及肌瘤蒂的性状。实施肌瘤切除术的同时还保留了不孕患者的生育功能。

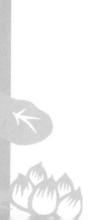

第五节 腹腔镜在不孕症中的应用

腹腔镜手术是在密闭的盆、腹腔内进行检查、治疗的内镜手术操作。将接有冷光源照明的腹腔镜经腹壁插入腹腔，连接摄像系统，将盆腔、腹腔内脏器显示于监视屏幕上。通过视频检查诊断疾病称为诊断性腹腔镜手术（diagnostic laparoscopy）。手术医师在腹腔外操纵进入盆腔、腹腔的手术器械，在屏幕直视下对疾病进行手术治疗称为手术性腹腔镜（operative laparoscopy）。

一、腹腔镜介绍

（一）腹腔镜的发展历史

人们运用内镜探测腹腔始于20世纪，1910年Jacobeus应用腹腔镜观察了人体的腹腔，并成为人类历史上第一次真正意义上的腹腔镜检查。近年来随着高科技的不断进步，强力冷光源、自动压力充气、高流量冲洗器、微型摄像头的出现，电凝系统、内凝器、超声刀、结扎速等能源系统问世，极大提高了腹腔镜手术的安全性。

（二）腹腔镜器械

1. 摄像、成像系统

由腹腔镜、冷光源、摄像机、监视器组成，根据手术需要，可选择不同视角、直径、长度的镜头，一般腹腔镜的直径2mm、5mm、10mm三种。

2. 气腹系统

目前的气腹机多采用CO_2，CO_2是脂溶性气体，容易经肺泡排出，是最安全的气腹气体。设定腹腔内压力上限，一般维持在12~15mmHg，注气量2~15L。

3. 冲洗吸引系统

通过压力将液体压入腹腔。

4. 能源系统

高频电刀、内凝固器、激光、超声刀、氩气束凝固器、结扎束血管闭合系统，用于组织的凝固和切割。

5. 手术器械

气腹针、套管锥及鞘、扩大或缩小转换器；夹持、分离、活检器械；切割器械；牵开器械；结扎、缝合、夹闭器械；组织粉碎器；标本袋。

■（三）腹腔镜的适应证

1. 最佳适应证

腹腔镜手术通常作为首选手术方法，能有效地明确诊断并进行相应的处理。

（1）急腹症：如异位妊娠、卵巢囊肿蒂扭转、卵巢囊肿破裂等。

（2）附件包块：如卵巢良性肿瘤、输卵管系膜囊肿、附件炎性包块等。

（3）子宫内膜异位症。

（4）慢性盆腔痛。

（5）不孕症。

（6）其他：如盆腹腔内异物、子宫穿孔等。

2. 选择性适应证

腹腔镜作为可供选择的手术方法。

（1）子宫肌瘤：在腹腔镜下进行子宫肌瘤剔除术或子宫切除术等。

（2）子宫腺肌病：在腹腔镜下进行子宫腺肌病病灶切除或子宫切除术等。

（3）早期子宫内膜癌、早期宫颈癌、早期卵巢交界性肿瘤及卵巢上皮性癌（卵巢癌）等；在腹腔镜镜下进行肿瘤分期、再分期手术以及早期宫颈癌保留生育功能的手术。

（4）盆底功能障碍性疾病：进行腹腔镜盆底重建手术。

（5）生殖器官发育异常：进行人工阴道成形术等。

（6）妊娠期附件包块。

（7）其他需要切除子宫和（或）附件的疾病等。

■ （四）腹腔镜的禁忌证

1.绝对禁忌证

（1）严重的心、脑血管疾病及肺功能不全。

（2）严重的凝血功能障碍、血液病。

（3）膈疝。

2.相对禁忌证

（1）广泛盆腹腔内粘连。

（2）巨大附件肿物。

（3）肌壁间子宫肌瘤体积较大（直径≥10cm）或者数目较多（≥4个）而要求保留子宫者。

（4）晚期或广泛转移的妇科恶性肿瘤。

■ （五）腹腔镜手术并发症及处理

腹腔镜手术并发症包括腹腔镜手术技术本身的并发症以及与手术操作有关的并发症，其发生率差异较大，这与手术类型、术者技术水平、手术器械、能源等多种因素相关。

1.麻醉意外

麻醉意外非常少见，据统计仅0.7‰。主要由于气腹头低足高位引起腹腔压力增高，使膈肌压力增大，影响肺功能，肺顺应性下降和气道压力升高更为明显，并增加胃肠道反流的危险。快速充气引起腹膜牵拉，迷走神经反射增强，引起心率过缓及心律失常。如腹腔压力超过25mmHg时，则静脉回心血量减少，引起心脏排血量减少。因此气腹压力应尽量低于12mmHg，同时避免过度臀高头低位。

2.腹膜外气肿

腹膜外气肿是最常见的并发症，其发生的部位、程度因发生的原因、气腹压力高低、手术时间长短而异。气腹针误入腹膜外腔隙充气，引起腹膜前气肿，一旦发现脐部局部隆起，腹部叩诊鼓音明显，肝浊音界不消失，应立即退出重新穿刺。

3. 空气栓塞

气腹针注射误入血管未被及时发现或术中盆腔大静脉破裂均可引起静脉腔气体栓塞，听诊可闻及车轮样杂音，呼气末CO_2分压和血氧饱和度降低，导致组织缺氧，高碳酸血症，心律失常，血压降低甚至心血管功能衰竭甚至死亡。因此行气腹针穿刺后，注射器先抽吸确定未误入血管，可避免此类并发症的发生。如确诊为空气栓塞，首先应停止注气，病人取左侧卧位，并经右心房行心脏穿刺，使CO_2气体释放。

4. 血管损伤

在手术操作过程中，任何腹壁内血管均可损伤。大血管损伤常发生于体瘦患者，当气腹针或套管针进入盆腔过深误伤髂血管、腹主动脉、下腔静脉均可发生腹膜后出血及血肿，常来不及进行抢救就造成急速死亡，此类并发症发生率极低。因此必须提起腹壁，采取自上而下，向上挑切的手法，切开脐孔中央皮肤10mm。并且充分切开皮肤筋膜，以防腹壁切口过小而使用暴力穿刺损伤血管。腹壁下动脉出血通常可通过压迫方法进行处理，一旦治疗无效采取缝扎止血常可获得成功。

5. 脏器损伤

胃肠道损伤、泌尿道损伤、神经损伤。

6. 感染

腹腔镜手术切口感染率远远低于剖腹手术，仅为1.2%，常发生于脐孔部位切口，表现为局部渗液，或术后盆腔感染。预防及治疗方法同剖腹手术。

7. 腹壁疝

腹腔镜术后，因麻醉引起恶心、呕吐，≥10mm切口可发生腹壁疝，甚至出现小肠疝和梗阻，一旦发现应立即在麻醉下扩大切口，回纳肠管并观察肠壁色泽变化，若已出现坏死，则需切除肠管并行端口吻合。为避免此类并发症，在操作结束时，先排空腹腔内气体，打开套管阀门，再拔除套管鞘。对大于10mm的切口，需用无损伤线"8"字缝合。

二、临床应用

女性不孕症的原因有盆腔因素和排卵因素。腹腔镜能够清晰观察到盆腔的基本形态与机构，判断不孕症患者是否存在病变，并针对性施以手术，如盆腔粘连分解术、输卵管整形造口术、盆腔子宫内膜异位病灶电凝术、多囊卵巢打孔术、子宫肌瘤剔除术等。它主要用于诊治以下因素导致的不孕。

（一）盆腔炎性疾病

盆腔炎性疾病是女性生殖道感染性疾病，包括输卵管卵巢脓肿、子宫内膜炎、输卵管炎及盆腔腹膜炎。以输卵管卵巢炎、输卵管炎最常见，若未能彻底、及时治疗，可导致不孕。盆腔炎性不孕不育约占不孕症的35%，是导致女性不孕不育症的重要原因之一。

盆腔炎的镜下诊断要点：输卵管浆膜充血、管壁水肿并有炎症渗出，形成输卵管周围粘连，这是急性输卵管炎的典型表现。反复多次发作的急性输卵管炎导致慢性输卵管炎，使输卵管浆膜面粘连，造成输卵管扭曲、增粗、伞端纤维粘连形成进而破坏输卵管伞端结构，导致输卵管积水。输卵管近端因感染导致管腔狭窄、阻塞，在输卵管间质部、峡部形成膨大结节。输卵管炎症渗出造成周围组织与其膜状或致密粘连。

通过腹腔镜，评估诊断盆腔炎症程度，针对输卵管伞端结构未破坏的患者可行输卵管伞端成形术，针对输卵管末端积水，伞端正常结构消失的患者行输卵管末端造口术，并可钝锐性松解盆腹腔粘连，恢复盆腔正常解剖。研究表明采用腹腔镜手术进行治疗，不仅能避免开腹手术所导致的不孕或者盆腔粘连加重现象，还可减少患者组织污染和干燥现象的发生，降低术后粘连发生率，且患者术后恢复较快，并能在短时间内成功妊娠，降低异位妊娠发生率。在不孕症的治疗中，腹腔镜手术受到广泛应用，并成为目前首选输卵管性不孕症手术方式。

（二）盆腔子宫内膜异位症

盆腔子宫内膜异位症是妇科中最常见的疾病之一，其特征是子宫内膜的腺体和间质存在于子宫腔外，如直肠子宫陷凹、腹膜脏层、脐、膀胱、肺等，以卵巢及宫骶韧带最常见。子宫内膜的不正确位置及其生化活性引发慢性炎症反应，可引起不孕。有研究表明，高达20%~50%不孕患者是盆腔子宫内膜异位症导致的。

盆腔子宫内膜异位症的镜下诊断要点：腹腔镜检查并取活检进行病理检查是子宫内膜异位症最直观、最准确的诊断方法。其病灶外观形态多样，可分为色素型病灶，黑色、深褐色、棕色、紫蓝色的结节斑块；出血病灶，血疱型、息肉型、出血型，为红色病灶；丘疹或水疱病灶；瘢痕病灶，白色或无色斑块状；腹膜缺损；卵巢内膜样囊肿，囊内容物为巧克力样黏稠液体，囊肿常与周围组织、侧腹膜、子宫后壁及输卵管粘连。

腹腔镜清晰显示患者盆腔内情况，可有效评估子宫内膜异位症分期，较传统诊断减少漏诊、误诊，研究表明腹腔镜诊断符合率为85.1%。腹腔镜下行卵巢内膜样囊肿剥除，盆腔子宫内膜异位病灶切除和破坏，进行盆腔冲洗，清除腹腔内有害因子，研究结果亦显示，内异症合并不孕患者经腹腔镜手术治疗后的总妊娠率为81.3%、流产率为5.3%，且EMT分期越低，术后结局越好。

■ （三）多囊卵巢综合征

多囊卵巢综合征腹腔镜镜下诊断要点：卵巢形态饱满，缺乏正常皮质沟回、皮质增厚、表面血管增生、皮质下见多个直径1~8mm大小不等的未成熟卵泡。对药物促排卵效果不佳的患者，利用腹腔镜下多点穿刺电凝可减少卵巢局部雄激素分泌，逐渐使排卵功能恢复。复旦大学附属妇产科医院报道多囊卵巢综合征性不孕腹腔镜术后排卵率95%，妊娠率43.7%~81.6%，而且多数妊娠发生在术后6个月内。

■ （四）子宫肌瘤

子宫肌瘤剔除术对于妊娠结局的改善作用与患者年龄、不孕年限和子宫肌瘤类型和数目关系密切。腹腔镜下子宫肌瘤剔除术与传统开腹手术比较，有利于维持盆腔正常结构，具有腹壁不留瘢痕、对腹（盆）脏器干扰小、损伤小、疼痛轻、术后恢复快及住院时间短等优点，特别对于单发、浆膜下、中等大小肌瘤具有创伤小，恢复快等优势。肌瘤剔除后创面止血及缝合是手术成功的关键所在，实施剔除时首先要找到正确的分离层次，镜下缝合较开腹手术难度大，除有蒂子宫肌瘤以外，其他子宫肌瘤切除部位必须缝合，应做到切口对合整齐，止血彻底，对瘤体残腔缝合可采用可吸收线深浅交替连续缝合彻底止血。

三、小结

  不孕症是一种或多种疾病导致的生殖障碍，对于不孕症的诊治重在病因的筛查与治疗。宫、腹腔镜联合检查可发现不孕症多种病因的存在，不但能明确诊断，还能同时针对性治疗，行盆腔粘连分离术、输卵管伞端造口术、子宫内膜异位病灶清除术、卵巢囊肿剥除术、宫腔粘连分解术、子宫纵隔切除术、子宫内膜息肉切除术等，联合宫腔镜直视下输卵管间质部插管通液联合腹腔镜直视下判断输卵管梗阻的部位及通畅度等。笔者对2006年1月至2010年12月南平市人民医院1339例行宫、腹腔镜手术的女性不孕患者进行回顾分析，发现单一病因882例、多病因454例，未找到病因3例，其中盆腔炎性疾病、子宫内膜异位症、多囊卵巢综合征是最常见的三个导致不孕症的病因。宫、腹腔镜联合检查在直视下进行，不仅能早期、迅速明确病因，还能进行针对性治疗，融检查、诊断、治疗于一体，大大提高妊娠率。

参考文献

[1] 丰有吉，沈铿. 妇产科学 [M]. 2版. 北京：人民卫生出版社，2012：471.

[2] 张惜阴. 实用妇产科学 [M]. 2版. 北京：人民卫生出版社，2010：1062-1065.

[3] 盂跃进，杨金金. 宫腔疾病与不孕症 [J]. 国际生殖健康／计划生育杂志，2016，35（3）：261-263.

[4] 张丽丹，江秀秀. 子宫畸形的发生及其对妊娠的影响 [J]. 国际妇产科学杂志，2015，42（4）：374-377.

[5] 袁俏奇，王振宇. 子宫畸形合并妊娠的诊治进展 [J]. 广州医科大学学报，

2018，46（2）：125-127.

［6］李金玉，冯力民．宫腹腔镜在子宫畸形诊治中的应用现状［J］．中国计划生育和妇产科，2015，7（9）：8-9.

［7］阎华，朴曙花，王红．宫腔镜在不孕症诊治中的应用价值［J］．当代医学，2018，24（25）：504.

［8］李蓉，万虹．356例女性不孕患者宫腔镜检查结果临床分析［J］．实用医院临床杂志，2017，11（6）：152.

［9］郭华峰，郭宝芝，方明珠，等．宫腔镜检查及手术治疗不孕症的临床意义［J］．中国妇幼保健，2016，31（6）：1238-1240.

［10］刘晓华．腹腔镜联合输卵管伞端造口术治疗盆腔炎致不育29例临床观察［J］．现代诊断与治疗，2018，29（8）：1274-1275.

［11］张喜连．腹腔镜诊治盆腔子宫内膜异位症及不孕症的临床疗效观察［J］．现代医用影像学，2019，28（1）：196-197.

［12］武玉莲，张泽．宫腹腔镜联合治疗输卵管阻塞不孕50例临床研究［J］．中国临床医师杂志，2015，43（1）：78.

［13］王鸣，林萍，孟庆勇．腹腔镜辅助子宫肌瘤剔除术对不孕患者生殖预后的影响［J］．中国优生与遗传杂志，2008，16（9）：113-117.

［14］邵丽英．腹腔镜子宫肌瘤剔除术治疗子宫肌瘤合并不孕患者效果观察［J］．河南外科学杂志，2016，22（4）：43-44.

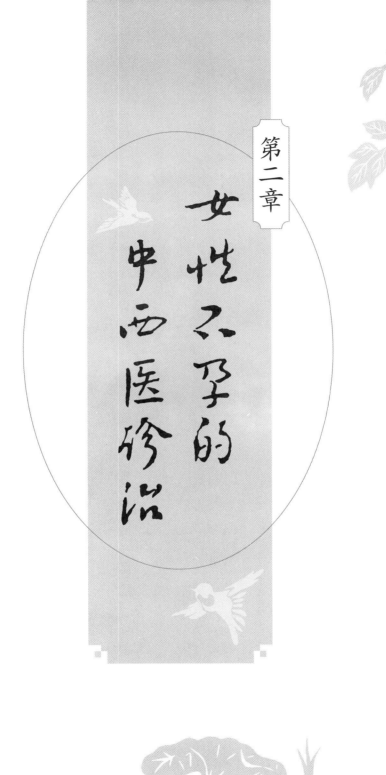

第二章

女性不孕的中西医诊治

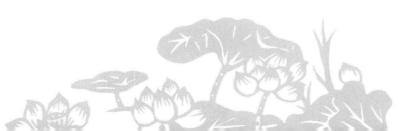

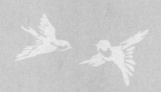

【不孕不育中西医诊治心悟】

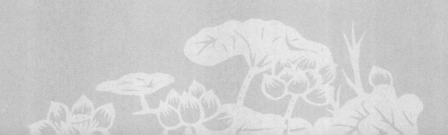

第一节　输卵管性不孕

一、概述

输卵管性不孕，主要由于输卵管发生急性炎症、粘连、梗阻、积液等病变，导致输卵管组织形态结构发生改变及功能异常，影响输卵管运送精子、拾取卵子、运送受精卵到达宫腔的功能，从而导致不孕。近年来，随着过早性生活、宫内感染、宫腔操作次数的增多等，输卵管性不孕的发病率呈上升趋势。

二、中医学认识

祖国医学无"输卵管"一词，但金元时期朱丹溪在其《格致余论·受胎论》中提出"阴阳交媾，胎孕乃凝，所藏之处，名曰子宫，一系在下，上有两歧，一达于左，一达于右"，其中所说的"两歧"相当于现代医学所说的"输卵管"。祖国医学亦无"输卵管性不孕"的记载，根据其临床表现，可散见于"妇人腹痛、月经不调、癥瘕、带下、不孕"等病的论述中。《妇人大全良方·卷之七》："夫妇人小腹疼痛者，此由胞络之间夙有风冷，搏于血气，停结小腹，因风虚发动与血相击，故痛也。"《石室秘录》指出："任督之间，倘有疝瘕之症，则精不能施，因外有所障也。"说明中医理论早就认识到生殖系统管道可发生病变引起受精障碍，由于疝瘕积聚，阻于胞络，以致精不能施，血不能摄，故婚而无子。《诸病源候论·妇人杂病诸候》云："带下无子者，由劳伤于经血，经血受风邪则成带下。带下之病，白沃与血相兼带而下也。病在子脏，胞内受邪，故令无子也。"指出妇人劳伤气血，复为风寒湿邪所中，寒湿下注，客于胞宫，气血不行，胞脉受阻，故见带下而不孕。其表现与现代内外生殖器炎症导致不孕相似。《校注妇人良方》述"窃谓妇人之不孕，亦有因六淫七情之邪，有伤冲任；或宿疾淹留，传遗脏腑；或子宫虚冷；或气旺血衰；或血中伏热；又有脾胃虚损，不能营养冲任"，提出外感六淫七情、气滞血瘀、子宫虚寒、脾虚湿阻均可导致不孕。《傅青主女科》认为"妇人有身体肥胖，痰涎甚多，不能受孕者"，提出痰湿蕴阻胞宫不孕的机制。

现代大多数中医医家认为，瘀血是造成输卵管性不孕的主要病因，病机主要为瘀血内阻，胞脉闭阻不通，精卵难以结合，胎孕不能；瘀血阻滞，气血津液运行不畅，日久壅结成块。褚玉霞教授认为本病的病机主要为湿、热、瘀、虚为患，导致冲任瘀滞，胞脉不通，不能摄精成孕；病机特点为本虚标实，重在虚、瘀，虚实错杂。傅萍指出本病多为人工流产后、盆腔感染后，胞宫脉络损伤，瘀血内聚，胞脉胞络瘀滞，卵道不通而无子；加之反复求医，情志抑郁，加重了"瘀"的征象；并且久病伤肾，肾为元气生发之本，故以"血瘀"为标，"肾虚"为本，常以扶正温通以破瘀。朱南孙教授提出本病以肝肾亏虚为本，总的病因病机为湿热和血瘀。黄健玲教授认为其根本病机是瘀阻胞络冲任，且大多是虚实夹杂，或兼湿热、气滞、寒湿，或兼脾虚、肾虚或阴亏。夏亲华认为瘀血内阻为本病的主要病机，与肝郁、气滞、湿热密不可分，由于本病病程迁延，常常虚实夹杂，多以瘀、湿、热、虚互见。

笔者认为，本病多由于经行、产后摄生不慎，寒热湿浊之邪入侵，寒凝血瘀、热灼痰凝，影响胞脉胞络气血运行，冲任阻滞，瘀阻胞脉，有碍精卵结合；或患者肝气郁结，气机升降不顺，气血运行不畅，气滞血瘀，经络瘀滞，脉络不通，瘀阻胞宫、胞脉，精卵结合受到阻碍；或患者素体脾虚，脾虚失于运化，湿浊之邪阻遏气机，导致机体运化失常，困阻气机，气血运行不利，形成瘀血，瘀阻胞脉；或患者先天肾气不足，后天房劳伤肾，肾虚血行迟滞致瘀，使肾气不利，水液代谢调节失常，水湿下注胞络，出现瘀水互结，闭阻胞脉。本病病位在胞脉，瘀血阻滞胞脉为其主要病机，而湿热、寒湿、气滞、脾虚、肾虚等均可影响机体的气血运行不畅，瘀血内生，阻滞胞脉胞络，则两精不能相搏而不孕。瘀血既是病理产物，又是致病因素。本病虚实夹杂，以实证为主。故临床治疗上以活血化瘀为主，或兼清热、温经、理气、祛湿、补肾等治疗。

三、现代医学认识

输卵管为一对细长而弯曲的肌性管道，可以沟通宫腔和盆腔，是受孕的关键环节，它通过平滑肌的节律收缩、纤毛的摆动及管腔内分泌物的流动，完成摄取卵子、运送精子、把受精卵送至宫腔的生殖任务。根据其解剖分布，输卵管由内向外分为间质部、峡部、壶腹部及伞部。凡是能够破坏输卵管结构和功能的因素，都有可能导致不孕症的发生。

输卵管性不孕的发病原因主要包括盆腔炎性疾病、子宫内膜异位症、手术史、盆腔结核及先天性输卵管发育异常等。从输卵管阻塞部位可分为：输卵管近端阻塞（盆腔炎性疾病、子宫内膜异位症、结节性输卵管炎、闭塞性纤维化）、输卵管中段阻塞（既往手术史，包括绝育手术、宫外孕节段性输卵管切除）和输卵管远端阻塞（盆腔炎性疾病、手术后粘连、子宫内膜异位症）。

盆腔炎性疾病引起的盆腔粘连是导致输卵管性不孕的主要原因。目前，多数学者皆认为非特异性慢性输卵管炎是引起输卵管病变的主要病理改变。盆腔炎常常是混合性细菌感染，并且反复发作，容易造成盆腔广泛粘连、输卵管粘连狭窄、扭曲变形、堵塞、输卵管积水，引起异位妊娠、输卵管性不孕等后遗症。生殖道感染是输卵管性不孕最主要的原因。机体受到生殖道感染或血行感染后，易引起输卵管炎。输卵管炎症导致输卵管黏膜被破坏，管腔黏膜充血、水肿、渗出、粘连，使管壁产生瘢痕，造成输卵管僵硬不能正常蠕动，粘连还会导致膜内细胞纤毛运动受阻，影响精子和卵细胞运输及受精过程。病原菌可沿黏膜上行感染，依次经宫颈管内膜、子宫内膜、输卵管内膜，最终感染至盆腔腹膜形成盆腔炎，炎症反应使输卵管黏膜与间质破坏，输卵管增粗、纤维化，还会引起卵巢、输卵管与周围器官粘连，形成质硬而固定的肿块，破坏输卵管蠕动和拾卵功能，进一步影响精子和卵细胞运输及受精过程，导致不孕。生殖道感染与不孕症的关系已被大量研究证实。与女性不孕症相关的生殖道感染最常见的病原微生物是沙眼衣原体、支原体、淋球菌等，而其他常见的病原微生物包括表皮葡萄球菌、大肠埃希氏菌。

细菌性阴道病是阴道中的正常乳杆菌和病原菌间的平衡遭到破坏所致，是育龄妇女最常见的生殖道感染性疾病，发病率15%~45%，易复发，与盆腔炎症呈正相关，国内外已有报道表明细菌性阴道病患者往往上行感染导致输卵管结构、功能损害及盆腔环境改变，影响妊娠；并且会贯穿女性的整个育龄阶段，易造成不孕、异位妊娠、早产、胎膜早破、绒毛膜羊膜炎及产后子宫内膜炎等不良妊娠结局；且细菌性阴道病可使男方精液质量、数量及活性下降，从而使女性受孕概率下降。有研究进一步证实细菌性阴道病是造成输卵管性不孕的主要原因，建议对育龄妇女常规行细菌性阴道病检测，对细菌性阴道病早发现、早诊断、早治疗，预防和降低输卵管性不孕的发生。

子宫内膜异位症在其发病过程中引起子宫、输卵管、卵巢周围广泛粘连，影响卵子的排出、捡拾以及精子和受精卵的运行而导致不孕。

盆腹腔手术（如腹部手术、异位妊娠及阑尾切除）均可能发生盆腔粘连而导致输卵管性不孕。腹部切口靠近输卵管，可引起输卵管解剖上的阻塞，若粘连引起输卵管屈曲，将引起输卵管功能性的梗阻；盆腹腔手术使腹膜连续性中断，伴出血、缺血、异物刺激从而引起输卵管炎症；术中创伤可能导致创面愈合时的腹膜及盆腔器官间粘连。阑尾炎尤其是化脓性阑尾炎易扩散引起附件炎和盆腔组织粘连，远期影响为输卵管性不孕和异位妊娠。反复宫腔操作引起盆腔粘连导致输卵管性不孕。无论是人工流产还是药物流产都与输卵管阻塞的发生有关，且流产次数与输卵管阻塞的发生成正比，随着人工流产次数的增加，输卵管梗阻率逐渐增加。

盆腔结核是导致输卵管性不孕的常见病因之一，例如输卵管结核引起输卵管阻塞，子宫内膜结核破坏子宫内膜导致月经紊乱、闭经、卵巢结核、盆腔腹膜结核侵犯盆腔组织和器官造成盆腔粘连、输卵管卵巢脓肿和"冰冻盆腔"，导致不孕以及盆腔疼痛等。生殖器结核导致的输卵管性不孕危害极大，生育功能恢复非常困难。

因此，临床上不仅要加强对支原体、衣原体、细菌、淋球菌等微生物病原体的检测，同时也要了解患者的既往病史，有助于分析其不孕症发病的原因，从而进行针对性的治疗。

四、诊断依据

（一）诊断要点

1.临床症状和体征

（1）不孕，下腹疼痛，腰骶部酸胀疼痛，常在劳累、性交及经期加重，可伴月经不调，带下增多等。

（2）子宫常呈后位，活动受限或粘连固定；子宫肌炎时，子宫可有压痛；若为输卵管炎，则在子宫一侧或两侧触及条索状增粗输卵管，并有压痛；若为输卵管积水或输卵管卵巢囊肿，则在盆腔一侧或两侧触及囊性肿物，活动多受限，可有压痛；若为盆腔结缔组织炎时，子宫一侧或两侧有片状增厚、压痛，或有子宫骶韧带增粗、变硬、触痛。

2. 影像学检查

妇科超声检查对输卵管积水及炎性包块有一定的诊断价值，如可探及输卵管增粗、积液或盆腔炎性包块。子宫输卵管X线造影及输卵管超声造影均对了解输卵管的通畅情况有一定的诊断价值。介入性输卵管造影术既可诊断也可治疗，注意避免输卵管损伤。

3. 实验室检查

阴道分泌物检查包括：阴道微生态检查、生殖道支原体、衣原体及淋球菌培养等，宫颈HPV检测，结核菌素试验等。

4. 宫腹腔镜手术

目前宫腹腔镜联合手术集诊断及治疗为一体，是诊断输卵管性不孕的"金标准"。宫腔镜对输卵管近端的粘连和阻塞性病变治疗效果较好，腹腔镜对远端阻塞性病变、盆腔粘连等更具有优势。

■ （二）输卵管远端病损程度分级标准

目前输卵管远端病损的严重程度主要采用手术中所见分级。根据2018年输卵管性不孕诊治的中国专家共识推荐沿用美国生殖医学协会提出的输卵管远端梗阻评分系统，该评分系统根据腹腔镜所见对输卵管远端病变和盆腔粘连情况进行评分，见下表2-1。

表 2-1　美国生殖协会远端输卵管阻塞评分表

远端壶腹部直径	＜3cm	3~5cm	＞5cm
左	1	4	6
右	1	4	6
输卵管壁厚度	正常/薄	中等厚或水肿	增厚及僵硬
左	1	4	6
右	1	4	6
造口部位黏膜皱折	正常/75%保存	35%~75%保存	＜35%保存，黏膜皱折粘连
左	1	4	6

右	1	4	6
粘连程度	无/＞少/轻	中度	广泛
左	1	3	6
右	1	3	6
粘连类型	无/膜状	中度致密（或血管）	致密
左	1	2	4
右	1	2	4

注：A.正常0分；B.轻度1~3分；C.中度3~10分；D.重度＞10分

美国生殖医学协会盆腔粘连评分

粘连		＜1/3包裹	1/3~2/3包裹	＞2/3包裹
卵巢	右膜状	1	2	4
	致密	4	8	16
	左膜状	1	2	4
	致密	4	8	16
输卵管	右膜状	1	2	4
	致密	4*	8*	16
	左膜状	1	2	4
	致密	4*	8*	16

注：输卵管伞端完全粘连者评16分。

五、中医辨证论治

（一）辨证要点

1. 湿热瘀结证

主症：婚久不孕，下腹胀痛或刺痛，痛处固定，腰骶胀痛；带下量多，色黄味臭。

次症：月经量多或伴经期延长，或见阴道不规则出血，小便黄，大便干燥或溏而不爽。

舌脉：舌质红或暗红，或见边尖瘀点或瘀斑，苔黄腻或白腻，脉弦滑或弦涩。

证候分析：湿热之邪与气血搏结于冲任胞宫，气血运行不畅，不通则痛，故下腹痛、痛处固定、腰骶胀痛；湿热之邪下注，故带下量多，色黄味臭；血海不宁，血失统摄，故月经量多或伴经期延长，或见阴道不规则出血；湿热瘀结内伤，则小便黄，大便干燥或溏而不爽；湿热瘀阻冲任、胞宫，无以摄精成孕，故婚久不孕；舌脉均为湿热瘀结之候。

2. 寒湿凝滞证

主症：婚久不孕，下腹胀痛伴冷感，腰骶胀痛或冷痛不适；带下量多，色白质稀。

次症：形寒肢冷，经期腹痛加重；或见月经延后，量少，色紫暗。

舌脉：舌质淡暗，苔白厚或滑腻，脉沉弦或弦紧。

证候分析：寒湿之邪侵袭冲任、胞宫，与气血相结，血行不畅，故下腹胀痛有冷感，腰骶胀痛或冷痛不适，经期腹痛加重；湿邪下注则带下量多，色白质稀；寒性凝滞则月经延后，量少，色紫暗；寒伤阳气，阳气不振，冲任、胞宫失温，则婚久不孕；舌脉均为寒湿凝滞之候。

3. 气滞血瘀证

主症：婚久不孕，下腹胀痛，痛处固定，腰骶胀痛；经行腹痛加重。

次症：月经量多少不一；经色暗红，夹血块；伴胸胁、乳房胀痛。

舌脉：舌质暗红，或见瘀点或瘀斑，脉弦或弦涩。

证候分析：肝失条达，冲任气血郁滞，经血不利，不通则痛，故下腹胀痛、经期腹痛加剧；冲任气血阻滞，血海失司，故月经量多少不一，经色暗红，夹血块；肝郁气滞，经脉不利，故胸胁、乳房胀痛；肝失条达，气血失调，冲任不能相资，故婚久不孕；舌脉均为气滞血瘀之候。

4. 肾虚血瘀证

主症：婚久不孕，下腹坠胀疼痛；腰脊酸软。

次症：经色淡暗或夹块，月经量少或错后，头晕耳鸣，夜尿频多。

舌脉：舌淡暗，或有瘀斑，瘀点，苔薄白，脉沉细或沉涩。

证候分析：肾气不足致血行不畅，瘀血内阻，留著冲任胞宫，则下腹坠胀疼痛；腰为肾之府，肾虚则腰脊酸软；冲任失调，血海失司，瘀血内停，冲任阻滞，故经色淡暗或夹块，月经量少或错后；精亏血少，脑髓不充，故头晕耳鸣；肾虚膀胱之气不固，故夜尿频多；肾虚血瘀，瘀阻冲任、胞宫，不能摄精成孕则婚久不孕；舌脉均为肾虚血瘀之候。

5. 湿瘀互结证

主症：婚久不孕，下腹胀痛，痛处固定，腰骶胀痛；经期腹痛加重；带下量多，色白。

次症：月经量多，或伴经期延长，大便溏而不爽。

舌脉：舌暗红，或见边尖瘀点或瘀斑，苔白腻，脉弦滑或弦涩。

证候分析：患者脾虚湿盛，湿邪侵袭冲任胞宫，与气血相搏，血行不畅，湿瘀互结，阻滞冲任胞宫，不通则痛，故下腹胀痛，痛处固定，腰骶胀痛，经期腹痛加重；湿邪下注损伤任带，故带下量多，色白；脾气虚冲任不固，经血失于制约，故月经量多或伴经期延长；脾虚失运，清浊不分，水湿下注肠道，故大便溏而不爽；湿瘀互结冲任、胞宫，无以摄精成孕，故婚久不孕；舌脉均为湿瘀互结之候。

以上主症具备2项或以上，次症2项或以上，结合舌脉，即可辨证为本证。

■ （二）辨证论治

1. 湿热瘀结证

治法：清热利湿，化瘀通络。

推荐方药：蒲丁藤酱消炎汤加减。蒲公英、红藤、败酱草、地丁、重楼、生蒲黄、丹参、赤芍、川楝子、制香附、柴胡、延胡索、青皮、王不留行籽、刘寄奴等。

安盆消炎汤（经验方）：半边莲、白花蛇舌草、乌药、枳壳、栀子炭、蒲公英、赤白芍、茯苓、青皮、苍术、黄柏、薏苡仁、牛膝、生蒲黄、五灵脂、甘草等。

2. 寒湿凝滞证

治法：温经散寒，祛湿通络。

推荐方药：少腹逐瘀汤加减。小茴香、干姜、延胡索、没药、当归、川芎、肉桂、赤芍、蒲黄、五灵脂等。

3. 气滞血瘀证

治法：行气活血，化瘀止痛。

推荐方药：膈下逐瘀汤加减。五灵脂、当归、川芎、桃仁、牡丹皮、赤芍、乌药、延胡索、甘草、香附、红花、枳壳等。

盆腔粘连松解方（经验方）：莱菔子、大黄、赤芍、甘草、木香、香附、青皮等。

4. 肾虚血瘀证

治法：益肾填精，化瘀止痛。

推荐方药：益肾助巢方加减。菟丝子、桑椹、枸杞子、覆盆子、熟地、黄精、龟甲、石斛、红花、牛膝、当归、香附、月季花等。

5. 湿瘀互结证

治法：健脾渗湿，化瘀止痛。

推荐方药：子宫内膜炎方加减。茯苓、猪苓、萆薢、黄芪、党参、白术、连翘、仙鹤草、香附、三七粉、甘草等。

（三）中医特色疗法

1. 普通针刺

主穴：三阴交、关元、中极、子宫、肾俞。

配穴：阴陵泉、丰隆、血海。

操作方法：每天治疗1次，每次留针30min。并配合主穴行温针治疗，将艾条分段成每段一寸，点燃置于针柄上，并用硬纸片紧贴针缝，垫在针刺部位两边的皮肤处，留针30min，期间每段艾条燃尽予以置换。每个主穴做两段艾条。月经干净后每日针灸1次，连续针灸10天为1个疗程。

2. 耳穴贴压

穴位：盆腔、肝、肾、内生殖器、内分泌、神门。

操作方法：常规消毒后，用专用耳穴贴，让患者每天自行按压3次，每个穴位每次按压50次，按压的力量以有明显痛感但又不过分强烈为度。每3天更换1次，双侧耳穴交替使用。

3. 中药灌肠

灌肠药物以清热利湿，活血化瘀为主，常用药物包括红藤、赤芍、延胡索、血竭、王不留行、皂刺、败酱草、桃仁、木香、乳香、没药等。

操作方法：将中药浓煎至150ml，每晚睡前保留灌肠，以3个月为1个疗程。

4. 中药外敷

外敷药物以活血化瘀，破气散结为主，常用药物包括乳香、没药、三棱、莪术、丹参、桃仁、红花、王不留行、牛膝等。

操作方法：将药物粉碎后颗粒混匀装入布袋隔水蒸热，外敷于脐部或者两侧小腹，每天1次，每次30min，1个月为1个疗程。

5. 热敏灸法

穴位：子宫、卵巢、关元、中极、水道、归来、大肠俞、关元俞等。

操作方法：取热敏灸艾条2支拼拢，用纸胶和艾灸夹固定后点燃暴露上述腧穴，点燃艾条后依次进行回旋、雀啄、来回以及温和灸。首先行回旋灸1min以达温通局部气血，再行雀啄灸1min以增强穴位敏化，循经来回灸2min以达激发感传，最后予温和灸以发动传导、疏通经络。如有穴位出现透热、扩热、传热、局部不热远端热、表面不热深部热、施灸局部或远离施灸局部产生酸、麻、胀、痛等非热感等1种以上灸感则表明该穴为热敏化腧穴。对热敏化腧穴予以温和灸，每次取2穴，30min/次，1次/d，10次为1疗程，共2~4疗程（详见第四章）。

6. 盆腔综合疗法

（详见第四章）

六、西医治疗要点

西医治疗要点参照输卵管性不孕诊治的中国专家共识。

（一）治疗原则

对于输卵管性不孕患者首先按照不孕的诊疗路径进行全面的不孕症检查，排除男方因素和女方其他因素所致不孕。输卵管性不孕的治疗方案应根据患者输卵管疾病的病因、阻塞部位和严重程度，还应结合患者的年龄、卵巢储备功能、既往生育情况、既往手术史、男方因素等，选择不同的治疗方案。治疗的主要目的是恢复盆腔、输卵管的解剖生理结构，促进炎症吸收，提高输卵管通畅度、摄卵功能及提高妊娠率；或是直接实施体外受精（IVF）。

■（二）根据输卵管不同病变部位选择治疗方案

1.双侧输卵管梗阻的治疗方案

双侧输卵管近端梗阻推荐直接IVF；双侧输卵管远端梗阻可选择IVF或手术治疗。

2.有输卵管手术史和输卵管妊娠史的输卵管梗阻的治疗方案

复发性输卵管梗阻推荐直接IVF；有输卵管妊娠病史的输卵管梗阻推荐直接IVF。

3.单侧输卵管梗阻治疗方案

（1）卵巢储备功能正常、不合并其他不孕因素的单侧输卵管近端梗阻患者可考虑先促排卵人工授精，综合患者个体情况，1~3个周期未妊娠者可推荐行IVF。

（2）卵巢储备功能正常、不合并其他不孕因素的单侧输卵管远端梗阻患者建议手术治疗，否则可选择IVF治疗。

4.输卵管绝育术后患者治疗方案

（1）绝育术后患者可选择输卵管吻合术（腹腔镜下实施）或IVF。输卵管吻合术术后妊娠率与年龄、绝育方式及吻合后的输卵管长度均有关。输卵管吻合术需要医生具有较高的手术技巧。术前应该充分告知患者输卵管吻合手术和IVF各自的成功率和风险。若术中发现输卵管长度<4cm或有明显的输卵管卵巢粘连或合并Ⅲ~Ⅳ期子宫内膜异位症，可放弃手术直接IVF。

（2）高龄、合并其他不孕因素者推荐直接IVF。

■（三）根据患者年龄及卵巢功能选择治疗方案

1.对于年龄较大，卵巢功能减退者

先行IVF，并尽量保存冻胚，如IVF因输卵管积水或宫腔积液失败，可手术处理输卵管或盆腔后再行冻胚移植。

2. 对于年轻、卵巢功能正常者

对于年轻、卵巢功能正常者且男方精子质量正常的患者可考虑行手术治疗。

（1）输卵管近端（间质部、峡部）梗阻的治疗及术后妊娠时机：其治疗方法主要包括输卵管插管通液术、导丝疏通术、宫腹腔镜联合COOK导丝介入术、输卵管子宫（宫角）植入术、辅助生育技术。目前专家推荐主要为输卵管插管疏通术（X线透视下、超声引导下或宫腹腔镜联合COOK导丝介入术），如插管疏通术后6个月未孕建议行IVF；不推荐行输卵管子宫角植入术。

（2）输卵管远端梗阻的治疗及术后妊娠时机：首选行腹腔镜手术，术中减少能量器械使用以预防术后粘连形成。术中对输卵管远端病损程度的评估至关重要。轻度输卵管远端梗阻者手术治疗后1年未妊娠者推荐行IVF。重度输卵管远端梗阻推荐行输卵管切除或近端阻断后行IVF。

（3）输卵管微小病变的识别、手术治疗及预后：腹腔镜是治疗微小病变的首选推荐方式，可以根据不同的输卵管微小病变采取不同的治疗方式。

七、中西医结合治疗

（一）宫腹腔镜联合手术

目前临床上首选宫腹腔镜联合手术。腹腔镜直视下观察子宫、卵巢、输卵管外形，与周围有无粘连，可行盆腔粘连松解、输卵管整形造口、输卵管系膜囊肿摘除术等，恢复盆腔正常解剖形态，同时可明确患者是否合并子宫内膜异位症、子宫腺肌病等不孕原因，行相应的治疗，并可初步预测术后输卵管的生殖功能，对输卵管远端的梗阻效果明显；宫腔镜可了解宫腔形态有无异常，间质部插管通液或COOK导丝介入，以达到疏通输卵管的目的，对于输卵管近端的阻塞效果明显。腹腔镜联合宫腔镜手术是检查输卵管形态、通畅性、盆腔粘连及宫腔形态的"金标准"。

■ （二）针对输卵管阻塞的病因治疗

1.生殖道病原微生物感染

（1）生殖道衣原体及支原体感染。根据病原体药敏结果，衣原体感染：阿奇霉素1g，单次顿服；或多西环素100mg，口服，2次/d，共7d；同时给予性伴侣检查及治疗；治疗后3个月复查。支原体感染：①大环内酯类敏感或耐药情况不详者的治疗方案：多西环素100mg，口服，2次/d，共7天；其后分别于第1、2、3天单次口服阿奇霉素1g、500mg和500mg。建议在多西环素疗程结束后立即进行阿奇霉素治疗。②大环内酯类耐药或阿奇霉素治疗失败的治疗方案：口服莫西沙星400mg，1次/d，连续10天。治疗5周后复查。

（2）细菌性阴道病。全身用药：甲硝唑片400mg，口服，2次/d，共7d；或替硝唑1g，口服，1次/d，共5d；或克林霉素300mg，口服，2次/d，共7d。局部用药：甲硝唑制剂200mg，塞阴道，每晚1次，连用7日；或2%克林霉素软膏，阴道涂抹，每次5g，每晚一次，连用7日。在服用甲硝唑期间及停药24h内或在服用替硝唑期间及停药72h内应禁饮酒。

（3）外阴阴道假丝酵母菌病（VVC）。①单纯性VVC：局部用药：克霉唑阴道片1粒（500mg），塞阴道，单次用药；或制霉菌素制剂，每晚1粒（10万U），连用14日；或咪康唑栓 1粒（200mg），每晚1次，共7d，或每晚1粒（400mg），连用3天，或1粒（1200mg），单次用药。全身用药：氟康唑150mg，顿服，共 1 次。②重度VVC：在单纯性VVC治疗的基础上延长多一个疗程的治疗时间。若为口服或局部用药一日疗法的方案，则在72h后加用1次；若为局部用药3~7日的方案，则延长为7~14日。③复发性VVC：治疗原则为强化治疗与巩固治疗，根据培养和药物敏感试验选择药物。在强化治疗达到真菌学治愈后，给予巩固治疗至半年。强化治疗方案即在单纯性VVC治疗的基础上延长多1~2个疗程的治疗时间。巩固治疗：建议对每月规律性发作1次者，可在每次发作前预防用药1次，连续6个月。对无规律发作者，可采用每周用药1次，预防发作，连续 6个月。对于长期应用抗真菌药物者，应检测肝、肾功能。在治疗结束的7~14日，建议追踪复查；对RVVC患者在巩固治疗的第3个月及6个月时，建议进行真菌培养。

（4）滴虫阴道炎。甲硝唑2g，单次口服；或替硝唑2g，单次口服；或甲硝唑400mg，2次/d，连服7日。在服用甲硝唑期间及停药24h内或在服用替硝唑期间及停药72h内应禁饮酒。并同时治疗性伴侣。

（5）淋球菌感染。头孢曲松钠250mg，单次肌内注射加阿奇霉素1g单次顿服。无法应用头孢曲松时，可选择头孢克肟400mg加阿奇霉素1g，单次顿服。在阿奇霉素过敏的情况下，多西环素（100mg，口服，2次/d，共7d）可以作为阿奇霉素的替代物与头孢类联合应用。同时对性伴侣进行检查和治疗。

（6）宫颈HPV感染。HPV阳性且细胞学为非典型鳞状细胞（ASC-US），直接行阴道镜检查；HPV阳性且细胞学阴性：需12个月时重新联合筛查，或者进行HPV16和18的分型检测，若HPV16或18阳性，应行阴道镜检查，若HPV16和18阴性，则12个月时联合筛查。HPV阳性可给予保妇康栓2粒，塞阴道，1次/d，10天一疗程，共3疗程；或重组人干扰素α2b阴道泡腾胶囊1粒，塞阴道，1次/d，10天一疗程，共3疗程。

2.盆腔炎性疾病后遗症

腹腔镜手术对盆腔的粘连进行分离，最大限度地恢复子宫、输卵管、卵巢的解剖结构，并同时行输卵管整形造口术，恢复输卵管的拾卵功能，术后给予大量生理盐水冲洗盆腔，能最大限度地消除盆腔炎症因子；宫腔镜检查可行子宫内膜息肉摘除、子宫内膜活检、宫腔粘连松解等手术，并可同时行输卵管间质部插管通液或输卵管COOK导丝近端再通术，以疏通输卵管。

（1）输卵管近端阻塞宫腹腔镜术后的中医治疗。①宫腹腔镜术后中医综合治疗：待术后阴道血止后或经净后2~3天开始盆腔综合治疗，每天1次，10天为一疗程，根据术中盆腔粘连程度行1~3个疗程不等（详见第四章），辨证选择口服中药，水煎服250ml，早晚分服，直至下个月经来潮停药，经净后续服。②试孕期：待疗程结束，次月月经来潮行调周促孕治疗（详见本章第四节）。③治疗半年未孕者建议其行IVF。

（2）输卵管远端梗阻宫腹腔镜术后的中医治疗。①待术后阴道血止后或经净后2~3天开始盆腔综合治疗及热敏灸治疗，每天1次，10天为一疗程，根据术中盆腔粘连程度行1~3个疗程不等，若重度盆腔粘连和或输卵管积水加用热敏灸治疗（详见第四章），辨证选择口服中药，水煎服250ml，早晚分服，直至下个月经来潮停药，经净后续服。同时口服南平市人民医院制剂通管促孕合剂，每次20ml，每日3次。②上述治疗结束后行输卵管造影术再次评估输卵管通畅情况，如双侧输卵管不通，则直接行IVF；如单侧输卵管通畅或双侧输卵管通畅，可积极促排卵治疗（详见本章第四节），如期待治疗1年后仍未孕者则直接行IVF。

3. 子宫内膜异位症

腹腔镜术中探查由于子宫内膜异位症或子宫腺肌病引起的输卵管性不孕可参照"子宫内膜异位症合并不孕、子宫腺肌病合并不孕"的诊治。

■ （三）治疗后评估

针对术后提示双侧或者一侧输卵管通而不畅者、输卵管积水整形造口术后患者，经过中医多途径治疗或者GnRH-a治疗结束后再次评估输卵管通畅度。输卵管近端梗阻采用宫腔镜下COOK导丝输卵管疏通术；输卵管远端梗阻行子宫输卵管超声造影术评估输卵管通畅度，如单侧输卵管通畅或双侧输卵管通畅，需继续盆腔综合治疗一个疗程；如双侧输卵管不通，则直接行IVF。

■ （四）试孕期

1. 试孕时机的选择

目前多数报道输卵管积水性不孕宫腹腔镜术后的最佳妊娠时间在半年以内，多主张术后尽快试孕。宫腹腔镜手术仅仅解决了盆腔周围粘连及输卵管通畅度的问题，但输卵管慢性炎症、水肿以及功能短期内尚未完全恢复。轻度盆腔炎性疾病后遗症治疗一个疗程结束后开始试孕；中度患者治疗后2~3个疗程开始试孕；重度患者建议半年后试孕。笔者等研究发现，输卵管积水性不孕宫腹腔镜术后经采用中药口服、穴位注射、离子导入、直肠给药以及热敏灸等中医多途径综合疗法可以使药物的有效成分直达病所，局部药物浓度增高，维持时间延长；可改善盆腔局部微循环，改善子宫输卵管内环境，使僵硬、纤维化的输卵管软化，有利病变部位水肿的消退，从而恢复功能。笔者研究发现，输卵管积水性不孕经过热敏灸+穴位注射疗法平均受孕时间为术后6.93 ± 1.44月，宫内自然妊娠率及累计自然妊娠率均明显优于单纯宫腹腔镜手术组，因此建议对于重度输卵管远端梗阻性不孕的备孕时机选择在术后半年，待输卵管病变部位水肿消退，输卵管功能恢复后再试孕。

2. 试孕期治疗方案

试孕期辨证使用中医调周疗法，建议经净后口服南平市人民医院制剂助孕口服液（闽药制字Z06903039），每次20ml，每日3次，至B超监测卵泡成熟18~20mm，改用破卵汤疏肝理气、活血化瘀，促卵泡排出，指导同房。若出现卵泡黄素化，口服南平市人民医院制剂消癥合剂，每次15ml，每日3次。若月经未按时来潮需注意是否妊娠。合并男方不育者建议其行人工授精治疗（详见第二章第八节）。

■ （五）妊娠期

孕后首先排除异位妊娠，积极安胎治疗。辨证使用中药寿胎丸、安胎煲、滋肾育胎丸等。黄体支持疗法，推荐口服用药：地屈孕酮，每日20~40mg，或其他的口服黄体酮制剂。肌内注射黄体酮：每日20mg，使用时应注意患者局部皮肤、肌肉的不良反应。

八、治法集萃

1. 许润三教授

许润三教授在局部辨病结合全身辨证基础上，以理气活血、化瘀通络为治疗大法，选用"四逆散加味方"为主治疗，方中北柴胡、枳实、赤芍、甘草、路路通、穿山甲、丹参、水蛭、三七粉、黄芪、土鳖虫、蜈蚣等诸药配伍，攻补兼施，散中有通，既兼顾局部病灶又整体调节。

2. 朱南孙教授

朱南孙教授治疗输卵管阻塞性不孕以"清热化湿、通利冲任"为主，但不忘扶正，辅以"补益肝肾"为辅。

3. 蔡小荪教授

蔡小荪教授在治疗输卵管性不孕中将周期调经法与"育肾"相结合，制定了"育肾调经—育肾通络—育肾培元"周期调治法，月经期宜用活血化瘀、理气通滞清热法，药用四物汤加败酱草、路路通等；经后期是调经、种子、消癥的基础阶段和治疗本病的主要时期，多采用活血通络佐以育肾，自拟育肾通络方加减，药用茯苓、生地黄、怀牛膝、路路通、王不留行、麦冬、降香片、仙灵脾、巴戟天等；经前期则以益肾温煦为主，方选"益肾培元方"加减，用药茯苓、生地黄、熟地黄、仙茅、仙灵脾、鹿角霜、肉苁蓉、制龟甲等。

4. 尤昭玲教授

尤昭玲教授治疗本病以活血散结、利水排毒为主，扶元固本为辅，方拟破瘀通经方加减，方药组成：络石藤、土贝母、白芷、皂角刺、路路通、猪苓、大腹皮、苍术、土茯苓、黄芪、党参、忍冬藤、桂枝、吴茱萸、玳玳花、三七花、甘草等。

5. 夏亲华主任

夏亲华主任治疗本病以"活血化瘀通络"为大法，辅以疏肝解郁、清热利湿，方拟化瘀通络方治疗，处方组成：当归、川芎、延胡索、香附、牡丹皮、丹参、红藤、黄柏、柴胡、川续断、小茴香、炙甘草等。

6. 其他临床研究

（1）现代药物研究表明，活血化瘀中药具有调节循环功能，增强平滑肌蠕动，促进损伤组织的修复和细胞再生，抑制炎症反应和促进炎症吸收及调节免疫功能等作用。

（2）刘恒炼等通过血清炎症因子指标指出，输卵管炎性不孕症患者血液内炎症因子肿瘤坏死因子-A和白介素-6呈高水平，通过运用活血化瘀三联疗法（口服、灌肠、离子导入）治疗，可以改善盆腔内环境，抑制和消除炎症反应，改善输卵管功能，防止术后盆腔再次粘连、输卵管再次阻塞，并提高术后妊娠率。

（3）杨英英等研究表明活血化瘀中药可改善输卵管功能，提高妊娠率，治疗血瘀型输卵管炎性不孕疗效确切，可明显缓解患者症状，并可降低白介素-8和肿瘤坏死因子-A含量，介导炎症反应，调节免疫应答，提高机体免疫功能。

7. 笔者团队

（1）刘艳玲等研究发现输卵管积水性不孕患者行宫腹腔镜再通术后，运用活血化瘀中药多途径治疗能改善患者的中医症状，预防盆腔再粘连及输卵管积水再发生，提高妊娠率。

（2）姚雪等研究发现输卵管积水性不孕患者行宫腹腔镜术后，运用中医外治热敏灸治疗能改善患者的中医症状及输卵管通畅情况，提高妊娠率。

（3）吕书红等研究发现输卵管近端阻塞性不孕宫腹腔镜术后，运用理气活血中药能改善患者的中医症状、中医证候积分，可预防输卵管再阻塞及提高妊娠率。

（4）张秋霞等研究发现输卵管积水性不孕患者宫腹腔镜术后运用活血化瘀、清热利湿的中药治疗，可以改善患者的中医症状，提高患者输卵管通畅率及妊娠率。

（5）笔者等研究发现：腹腔镜下传统输卵管造口薇乔线缝合术，输卵管通畅率58.62%，积水复发率17.24%；改良的输卵管造口聚丙烯缝线缝合，输卵管通畅率91.23%，积水复发率1.75%。输卵管积水性不孕症宫腹腔镜术后采用热敏灸联合穴位注射疗法可有效增加子宫内膜下血流，改善子宫内膜容受性，宫内自然妊娠率46.15%，累计自然妊娠率56.92%。

九、小结

输卵管性不孕治疗较为棘手，如何为患者制订个体化、合理的诊疗方案显得尤为重要。输卵管性不孕诊治要注重病因的筛查及治疗，注意阴道微生态的检查，及时、规范地诊治生殖道的各种感染显得尤其重要。宫腹腔镜联合COOK导丝输卵管疏通术、改良的输卵管造口术是输卵管近端、远端梗阻较为理想的手术方式。笔者认为瘀血阻滞胞脉为本病的基本病机，而湿热、寒凝、气滞、脾虚、肾虚等均可导致血瘀，故临床治疗上以活血化瘀为主，同时兼顾清热、温经、理气、健脾、补肾等治疗。术后联合中医多途径疗法，可有效防治术后再粘连，改善输卵管功能，提高妊娠率。

参考文献

［1］Honoré G M，Holden A E，Schenken R S. Pathophysiology and miscarriage：summary of NICE guidance［J］. BMJ，2012，34，（5）：e8136.

［2］孙红，李晖，王祖龙. 褚玉霞教授治疗输卵管阻塞性不孕症经验［J］. 中医研究，2016，29（5）：42-44.

［3］胡秀慧.傅萍治疗输卵管性不孕经验［J］.浙江中医药大学学报，2013，37（4）：412-414.

［4］林倍倍，董莉.国医大师朱南孙治疗输卵管阻塞性不孕症经验［J］.中华中医药杂志，2019，34（7）：3035-3037.

［5］陈志霞，陈桂芳，黄健玲.黄健玲教授治疗输卵管阻塞性不孕经验［J］.湖南中医药大学学报，2016，36（3）：53-55.

［6］于庆云，夏亲华.浅谈夏亲华治疗输卵管炎性不孕经验［J］.浙江中医药大学学报，2018，42（12）：1010-1012.

［7］Malik A，Jain S，Rizvi M，et al. Chlamydia trachomatis infection in women with secondary infertility［J］. Fertil Steril，2009，91（1）：91-95.

［8］陶冶.解脲支原体感染与输卵管性不孕的相关性探讨［J］.中华医院感染学杂志，2012，22（6）：1308-1309.

［9］朱慧莉，黄薇.输卵管性不孕的流行病学及病因［J］.国际生殖健康/计划生育杂志，2016，35（3）：212-215.

［10］黄家玉.不孕症妇女细菌性阴道病感染情况分析［J］.当代医学，2017，23（28）：72-73.

［11］Gravert MG，Nelsen HP. Independent associations of bacterial vaginosis and trachomatis infection with adverse pregnancy outcome［J］. JAMA，2011，256：1899-1902.

［12］The American Fertility Society. The American Fertility Society classifications of adnexal adhesions，distal tubal occlusion，tubal occlusion secondary to tubal ligation，tubal pregnancies，mullerian anomalies and intrauterine adhesions［J］. FertilSteril，1988，49（6）：944-955.

［13］林小娜，黄国宁，孙海翔，等.输卵管性不孕诊治的中国专家共识［J］.生殖医学杂志，2018，27（11）：1048-1056.

［14］柯吴坚，魏然，万筱丽，等.2018年英国生殖支原体感染处理指南读解［J］.皮肤性病诊疗学杂志，2019，26（3）：183-186.

［15］樊尚荣，周小芳.2015年美国疾病控制中心性传播疾病的诊断和治疗指南［J］.中国全科医学，2015，18（26）：3129-3133.

［16］许琳，刘弘.许润三运用化瘀通络法治疗输卵管阻塞性不孕经验［J］.中医杂志，2020，61（18）：1591-1593.

［17］姜卉，付金荣.蔡小荪教授治疗输卵管阻塞不孕症临床经验［J］.四川

中医, 2013, 31 (1): 1-2.

[18] 潘赛梅, 谈珍瑜, 刘文娥. 尤昭玲治疗输卵管积水经验 [J].
湖南中医杂志, 2014, 30 (3): 31-32.

[19] 高冲, 刘璐, 胡爱菊, 等. 活血化瘀中药的药理作用研究进
展 [J]. 药物评价研究, 2013, 36 (1): 64-68.

[20] 刘恒炼, 翁双燕, 张园, 等. 中药多途径辅助治疗对输卵管
炎性不孕患者的疗效及血清炎症因子的影响 [J]. 中国中西
医结合杂志, 2016, 9 (36): 1034-1037.

[21] 杨英英. 活血通管煎剂对血瘀型输卵管炎性不孕的临床观察
及机制研究 [D]. 河南: 河南中医药大学, 2017.

[22] 刘艳玲. 输卵管积水性不孕宫腹腔镜术后活血化瘀法的观察
[D]. 福州: 福建中医药大学, 2011: 10-12.

[23] 姚雪. 宫腹腔镜联合热敏灸在输卵管积水性不孕中的应用研
究 [D]. 福州: 福建中医药大学, 2014: 8, 15.

[24] 吕书红. 化瘀消癥汤治疗气滞血瘀型输卵管近端阻塞性不
孕术后的疗效观察 [D]. 福州: 福建中医药大学, 2017:
7-8, 16.

[25] 张秋霞. 通管促孕口服液治疗湿热瘀结型输卵管积水性不孕
(术后) 的临床研究 [D]. 福州: 福建中医药大学, 2017.

[26] 潘丽贞, 王英, 陈弦. 热敏灸联合穴位注射对输卵管积水性
不孕症宫腹腔镜术后妊娠结局的影响 [J]. 新中医, 2017,
49 (4): 132-134.

[27] 刘艳玲, 潘丽贞, 王英. 热敏灸联合穴位注射对输卵管积水
性不孕症宫腹腔镜术后患者子宫内膜容受性的影响 [J]. 中
国针灸, 2018, 38 (1): 22-26.

[28] 潘丽贞, 王英, 陈弦. 输卵管积水性不孕腹腔镜下输卵管造
口术采用不同缝合线的对照研究 [J]. 中国计划生育和妇产
科, 2016, 10 (8): 38-40.

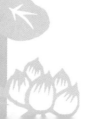

第二节　子宫内膜异位症性不孕

一、概述

　　子宫内膜异位症（简称内异症）是指子宫内膜组织（腺体和间质）在子宫腔被覆内膜及子宫以外的部位出现、生长、浸润，反复出血，继而引发疼痛、不孕及结节或包块等。内异症是育龄期女性的多发病、常见病。内异症病变广泛、形态多样、极具侵袭性和复发性，具有性激素依赖的特点。据统计，患有内异症的妇女中不孕症的发病率为40%~50%，30%~58%的不孕症患者合并内异症。

二、中医学认识

　　根据内异症的临床表现，可归属于祖国医学"痛经""不孕""癥瘕""积聚""月经不调"等范畴。有关癥瘕的记载，首见于《灵枢·水胀》："石瘕生于胞中，寒气客于子门，子门闭塞，气不得通，恶血当泻不泻，衃以留止，日以益大，状如怀子，月事不以时下，皆生于女子，可导而下之……"《素问·骨空论》："任脉为病……女子带下瘕聚。"《内经》首次提出了寒凝气滞血瘀客于子门而致"石瘕"，任脉为病导致带下瘕聚。有关痛经的记载，首见于汉代张仲景《金匮要略·妇人杂病脉证并治》："带下经水不利，少腹满痛，经一月再见者，土瓜根散主之"，提出了瘀血而致痛经。《诸病源候论》对其有精辟的论述："……为血瘕之聚，令人腰痛不可以俯仰，横骨下有积气，牢如石，小腹里急苦痛，背膂疼，深达腰腹，下牵阴里，若生风冷，子门僻，月水不时，乍来乍不来，此病令人无子。"详细地描述了子宫内膜异位症的临床表现，并提出本病可导致不孕。《医宗金鉴·妇科心法要诀·妇人不孕之故》："女子不孕之故，由伤其任、冲也……或因宿血积于胞中，新血不能成孕；或因胞寒胞热，不能摄精成孕；或因体盛痰多，脂膜壅塞胞中而不孕……"

现代中医妇科界普遍认为"瘀血阻滞胞宫、冲任"为内异症的基本病机。血瘀是贯穿内异症发生发展过程中的中心环节，也是内异症最基本的病理基础。诸多学者均认为肾虚血瘀为内异症合并不孕的基本病机。夏桂成提出本病发生在于经产时的瘀血流注于子宫冲任脉络之外，气血失畅，肾虚气弱，蕴结而为血瘀。瘀血内停为基本病理，肾气不足是其本，血瘀凝结是其标。韩冰则以"气、血、痰"立论，提出本病具有"瘀久挟痰，渐成癥瘕"的病机特点。尤昭玲亦认为瘀血是内异症的基本病理，瘀血成因又有虚实寒热的不同，临证多从气虚血瘀、气滞血瘀、寒凝血瘀三方论治。齐聪将内异症不孕的病机总结为瘀血阻滞胞宫、冲任，致两精不能相合。

笔者认为本病或感受外邪，或内伤七情，或人流手术所伤，或先天禀赋不足，胞宫蓄溢失职，经血不循常道，离经而行，离经之血，当行不行，当泄不泄，停滞成瘀。瘀阻日久，影响脏腑、气血功能而致痰湿内生，呈现瘀血痰湿胶结。瘀阻痰凝，阻碍气机或先天禀赋不足，而致肾气亏虚；肾气亏虚，温煦失职，气化失司，血行迟滞，水湿不化，又加重血瘀痰阻。瘀阻痰凝冲任、胞宫，肾虚冲任失养，不能摄精成孕，故多从"瘀、痰、肾"立论，提出"瘀阻痰凝肾虚"为内异症合并不孕的主要病机，病位在子宫、冲任，虚实夹杂，病势缠绵，提出以补肾活血祛痰为主要治法。

三、现代医学认识

内异症发病机制复杂，以Sampson经血逆流种植为主导理论，逆流至盆腔的子宫内膜需经粘附、侵袭、血管形成等过程得以种植、生长、发生病变；在位内膜的特质起决定作用，即"在位内膜决定论"；其他发病机制包括体腔上皮化生、血管及淋巴转移学说以及干细胞理论等。相关基因的表达和调控异常、免疫炎症反应以及性激素受体表达异常等与内异症的发生密切相关。外泌体与内异症、内异症与肠道微生态、内异症与免疫检查点是内异症研究的新方向。

内异症导致不孕的相关机制尚无定论，主要有解剖结构变化、免疫因素、内分泌因素以及子宫内膜和胚胎着床异常等。中、重度内异症，粘连或梗阻引起的解剖结构异常是导致不孕的主导因素。轻度内异症，免疫和内分泌因素可能是引起不孕的主要因素。

四、诊断依据

（一）诊断要点

1.临床症状和体征

内异症的临床症状多样，常见的有盆腔疼痛、不孕、盆腔结节及包块，约25%的患者无任何症状。

（1）最典型的临床症状是盆腔疼痛，70%~80%的患者有不同程度的盆腔疼痛，包括痛经、慢性盆腔痛（CPP）、性交痛、肛门坠痛等。痛经常是继发性、进行性加重的。临床表现中也可有月经异常。妇科检查典型的体征是宫骶韧带痛性结节以及附件粘连包块。

（2）侵犯特殊器官的内异症常伴有其他症状。肠道内异症常有消化道症状如便频、便秘、便血、排便痛或肠痉挛，严重时可出现肠梗阻。膀胱内异症常出现尿频、尿急、尿痛甚至血尿。输尿管内异症常发病隐匿，多以输尿管扩张或肾积水就诊，甚至出现肾萎缩、肾功能丧失。如果双侧输尿管及肾受累，可有高血压症状。

（3）不孕：40%~50%的患者合并不孕。

（4）盆腔结节及包块：17%~44%的患者合并盆腔包块（子宫内膜异位囊肿）。

（5）其他表现：肺及胸膜内异症可出现经期咯血及气胸。剖宫产术后腹壁切口、会阴切口内异症表现为瘢痕部位结节、与月经期密切相关的疼痛。

2.实验室检查

CA125水平检测对早期内异症的诊断意义不大。CA125水平升高更多见于重度内异症、盆腔有明显炎症反应、合并子宫内膜异位囊肿破裂或子宫腺肌病者。

3.影像学检查

彩超检查，主要对卵巢子宫内膜异位囊肿的诊断有价值，典型的卵巢子宫内膜异位囊肿的超声影像为无回声区内有密集光点；经阴道或直肠超声、CT 及MRI检查对浸润直肠或阴道直肠隔的深部病变的诊断和评估有一定意义。

4.腹腔镜检查

腹腔镜是目前内异症诊断的最佳方法。腹腔镜下对病灶形态的观察，术中要仔细观察盆腔，特别是宫骶韧带、卵巢窝这些部位。确诊需要病理检查，组织病理学结果是内异症确诊的基本证据（但临床上有一定病例的确诊未能找到组织病理学证据）；病理诊断标准：病灶中可见子宫内膜腺体和间质，伴有炎症反应及纤维化。

5.其他检查

可疑膀胱内异症或肠道内异症，术前应行膀胱镜或肠镜检查并行活检，以除外器官本身的病变特别是恶性肿瘤。活检诊断内异症的概率为10%~15%。

（二）临床分期及内异症生育指数

1. ASRM 分期

目前，常用的内异症分期方法是美国生殖医学学会（ASRM）分期，即1996 年第3次修订的美国生育学会的内异症分期（r-AFS）。ASRM分期主要根据腹膜、卵巢病变的大小及深浅，卵巢、输卵管粘连的范围及程度，以及直肠子宫陷凹封闭的程度进行评分；共分为4期。Ⅰ期（微小病变）：1~5分；Ⅱ期（轻度）：6~15分；Ⅲ期（中度）：16~40分；Ⅳ期（重度）：>40分。ASRM分期是目前国际上最普遍使用的内异症临床分期，其主要缺陷是对患者的妊娠结局、疼痛症状、复发无很好的预测性。

2.内异症生育指数

内异症生育指数（endometriosis fertility index，EFI）主要用于预测内异症合并不孕患者腹腔镜手术分期后的自然妊娠情况，评分越高，妊娠概率越高。预测妊娠结局的前提是男方精液正常，女方卵巢储备功能良好且不合并子宫腺肌病，详见下表2-2。

表 2-2　内异症生育指数（EFI）的评分标准（分）

类　别	评　分
病史因素	
年龄≤35岁	2
年龄36~39岁	1
年龄≥40岁	0
不孕年限≤3年	2
不孕年限＞3年	0
原发性不孕	0
继发性不孕	1
手术因素	
LF评分7~8分	3
LF评分4~6分	2
LF评分0~3分	0
ASRM评分（异位病灶评分之和）＜16分	1
ASRM评分（异位病灶评分之和）≥16分	0
ASRM总分＜71分	1
ASRM总分≥71分	0

注：LF为最低功能评分（least function），指单侧（左侧或右侧）输卵管、输卵管伞端、卵巢3个部位各自进行评分，两侧均取单侧评分最低者，两者相加即为LF评分，以此纳入最后的统计。根据3个部位的情况，将评分分成0~4分。4分：功能正常。3分：轻度功能障碍。2分：中度功能障碍。1分：重度功能障碍。0分：无功能或缺失。

LF评分标准如下。①输卵管。轻度功能障碍：输卵管浆膜层轻微受损；中度功能障碍：输卵管浆膜层或肌层中度受损，活动度中度受限；重度功能障碍：输卵管纤维化或轻中度峡部结节性输卵管炎，活动度重度受限；无功能：输卵管完全阻塞，广泛纤维化或峡部结节性输卵管炎。②输卵管伞端。轻度功能障碍：伞端轻微损伤伴有轻微的瘢痕；中度功能障碍：伞端中度损伤伴有中度的瘢痕，伞端正常结构中度缺失伴轻度伞内纤维化；重度功能障碍：伞端重度损伤伴有重度的瘢痕，伞端正常结构大量缺失伴中度伞内纤维化；无功能：伞端重度损伤伴有广泛的瘢痕，伞端正常结构完全缺失伴输卵管完全性梗阻或积水。③卵巢。轻度功能障碍：卵巢体积正常或大致正常，卵巢浆膜层极小或轻度受损；中度功能障碍：卵巢体积减小在1/3~2/3，卵巢表面中度受损；重度功能障碍：卵巢体积减2/3或更多，卵巢表面重度受损；无功能：卵巢缺失或完全被粘连所包裹。

内异症：子宫内膜异位症。ASRM：美国生殖医学学会。

五、中医辨证论治

（一）辨证要点

1. 寒凝血瘀证

主症：婚久不孕；经前或经期小腹冷痛下坠，痛引腰骶，得温痛减；月经后延，色暗有块。

次症：形寒肢冷，口唇青紫；月经量少；带下色白。

舌脉：舌质紫暗或有瘀斑、瘀点，脉沉紧。

证候分析：寒凝子宫、冲任，血行不畅，故经前或经期小腹冷痛下坠，痛引腰骶，得温痛减；寒凝血瘀，血海失司故月经后延，色暗有块，月经量少；冲任阻滞故婚久不孕；寒邪内盛，阻遏阳气故形寒肢冷，口唇青紫；寒邪累及任带，则带下色白；舌、脉均为寒凝血瘀之候。

2. 气滞血瘀证

主症：婚久不孕；经前或经期小腹胀痛、拒按，痛引腰骶；经色紫暗有块，块出痛减。

次症：经前、经期乳房胀痛；情志抑郁，喜叹息。

舌脉：舌质紫暗，或有瘀斑、瘀点，苔薄白或薄腻；脉弦、涩或沉。

证候分析：肝失条达，冲任气血郁滞，经血不利，不通则痛，故经前或经期小腹胀痛、拒按，痛引腰骶，经色紫暗有块，块出痛减；冲任阻滞，无法摄精成孕故婚久不孕；肝郁气滞，经脉不利，故经前、经期乳房胀痛，情志抑郁，喜叹息；舌、脉均为气滞血瘀之候。

3. 气虚血瘀证

主症：婚久不孕；经期或经后小腹隐痛，缠绵日久。

次症：月经色淡，质稀，或夹血块；面色少华，神疲乏力。

舌脉：舌暗红，有瘀点，苔白，脉细或涩无力。

证候分析：素体气虚，运血无力，血行迟滞致瘀，瘀阻冲任、胞宫，故经期或经后小腹隐痛，缠绵日久；气虚血瘀，冲任不足，胞脉阻滞故婚久不孕，经色淡质稀，或夹血块；气虚运血无力故面色少华，神疲乏力；舌、脉均为气虚血瘀之候。

4.肾虚血瘀证

主症：婚久不孕，经期或经后小腹坠痛，腰膝酸软。

次症：经色淡暗或夹块，月经量少或错后，头晕耳鸣，夜尿频多，性欲减退。

舌脉：舌淡暗，或有瘀斑、瘀点，苔薄白；脉沉细或沉涩。

证候分析：肾气亏虚，冲任、胞宫失养，血行不畅，冲任阻滞故经期或经后小腹坠痛；冲任虚损，胞脉阻滞故婚久不孕；肾虚血瘀，血海不充故经色淡暗或夹块，月经量少或错后；肾虚腰府失养，脑府失充故腰膝酸软、性欲减退、头晕耳鸣，膀胱气化失司故夜尿频多；舌、脉均为肾虚血瘀之候。

5.湿瘀互结证

主症：婚久不孕；经前或经期小腹胀痛或刺痛，痛处固定；带下量多。

次症：月经量多或伴经期延长，或见阴道不规则出血；小便或黄；大便干燥或溏而不爽。

舌脉：舌质红或暗红，或见边尖瘀点或瘀斑，苔黄腻或白腻，脉弦滑或弦涩。

证候分析：素体湿邪内生，或不慎感邪，与血搏结，流注冲任胞宫，壅滞不通故经前或经期小腹胀痛或刺痛，痛处固定；湿瘀壅阻冲任，无法摄精成孕故婚后不孕；湿邪下注，带脉失约故带下量多；冲任阻滞，血海失司故月经量多或伴经期延长，或见阴道不规则出血；湿邪蕴久化热故可伴见小便或黄，大便干燥或溏而不爽；舌、脉均为湿瘀互结之候。

以上主症具备2项或以上，次症2项或以上，结合舌脉，即可辨证为本证。

■ （二）辨证论治

1.寒凝血瘀证

治法：温经散寒、化瘀止痛。

推荐方药：少腹逐瘀汤加减。小茴香、干姜、延胡索、没药、当归、川芎、赤芍、蒲黄、官桂、乌药。

2.气滞血瘀证

治法：理气行滞、化瘀止痛。

推荐方药：膈下逐瘀汤加减。枳壳、乌药、香附、当归、川芎、赤芍、桃仁、红花、牡丹皮、延胡索、五灵脂、甘草。

痛经方（经验方）：乌药、枳壳、香附、熟地黄、当归、川芎、赤芍、白芍、炒山药、甘草、桂枝。

3. 气虚血瘀证

治法：益气健脾、化瘀止痛。

推荐方药：化瘀消癥方。三棱、莪术、党参、白术、白芍、柴胡、枳壳、丹参、仙鹤草、牛膝。

4. 肾虚血瘀证

治法：益肾填精、化瘀止痛。

推荐方药：益肾助巢方。菟丝子、桑椹子、枸杞子、覆盆子、熟地、黄精、龟甲、石斛、红花、牛膝、当归、香附、月季花。

5. 湿瘀互结证

治法：健脾渗湿、化瘀止痛。

推荐方药：子宫内膜炎方加减。茯苓、猪苓、萆薢、黄芪、党参、白术、连翘、仙鹤草、香附、三七粉、甘草。

（三）中医特色疗法

1. 普通针刺

主穴：中极、气海、次髎、三阴交。

配穴：寒凝血瘀加归来、地机；气滞血瘀加肝俞、太冲；气虚血瘀加脾俞、血海；肾虚血瘀加肾俞、膈俞；湿瘀互结加阴陵泉、血海。腹胀者加天枢、足三里；胁痛者加支沟、阳陵泉；胸闷者加膻中、内关；头晕耳鸣者加百会、悬钟。

操作方法：垂直或倾斜进针4~5mm，直到患者产生胀或紧或沉重的感觉，留针30min。可选用电针在主穴上选取两组穴位，连接电针治疗仪的两极导线，采用连续波，刺激量的大小以出现明显的局部肌肉颤动或患者能够耐受为宜。每次电针4个穴位（交替使用），持续30min，每天1次，连续治疗10天为1个疗程，尽量在黄体期针刺。

2. 耳穴贴压

穴位：生殖器、交感、皮质下、内分泌、神门、肝、肾、腹。

操作方法：常规消毒后，用专用耳穴贴，让患者每天自行按压3次，每个穴位每次按压1min，按压的力量以有明显的痛感但又不过分强烈为度。每3天更换1次，双侧耳穴交替使用。

3. 皮内针法

穴位：气海、阿是穴、地机、三阴交。

操作方法：消毒穴位后，取揿钉型或麦粒型皮内针刺入，外用胶布固定，埋入2天后取出。

4. 皮肤针法

部位：下腹部任脉、肾经、胃经、脾经，腰骶部督脉、膀胱经、夹脊穴。

操作方法：消毒后，腹部从肚脐向下叩刺到耻骨联合，腰骶部从腰椎到骶椎，先上后下，先中央后两旁，以所叩部位出现潮红为度，每次叩刺10~15min，以痛止、腹部舒适为度。

5. 热敏灸法

穴位：关元、中极、水道、十七椎、八髎、三阴交等。

操作方法：取热敏灸艾条2支拼拢，用纸胶和艾灸夹固定后，点燃暴露上述腧穴，点燃艾条后依次进行回旋、雀啄、来回以及温和灸。首先行回旋灸1min以达温通局部气血，再行雀啄灸1min以增强穴位敏化，循经来回灸2min以达激发感传，最后予温和灸以发动传导、疏通经络。如有穴位出现透热、扩热、传热、局部不热远端热、表面不热深部热、施灸局部或远离施灸局部产生酸、麻、胀、痛等非热感等1种以上灸感则表明该穴为热敏化腧穴。对热敏化腧穴予以温和灸，每次取2穴，30min/次，1次/d，10次为1疗程，共1~3疗程。

六、西医治疗要点

参照《子宫内膜异位症的诊治指南》，对于内异症合并不孕患者首先按照不孕的诊疗路径进行全面的不孕症检查，排除其他不孕因素。目前研究发现单纯药物治疗对自然妊娠无效。腹腔镜是首选的手术治疗方式。手术需要评估内异症的类型、分期及EFI评分，评估内异症病变的严重程度并评估不孕的预后，根据EFI评分给予患者生育指导。年轻、轻中度内异症、EFI评分高者，术后可期待自然妊娠6个月，并给予生育指导；EFI评分低、有高危因素者（年龄在35岁以上、不孕年限超过3年，尤其是原发性不孕者；重度内异症、盆腔粘连、病灶切除不彻底者；输卵管不通者），应积极行辅助生殖技术助孕。助孕前应使用GnRH-a预处理，通常应用3~6个月。腹腔镜手术后半年内或术后GnRH-a药物治疗停药半年内，是内异症不孕患者的最佳妊娠时间，应给予妊娠指导。复发型内异症或卵巢储备功能下降者，建议首选辅助生殖技术治疗。

七、中西医结合治疗

（一）首选宫、腹腔镜联合手术

内异症合并不孕首选宫、腹腔镜联合手术，不但可以明确内异症的诊断、类型、分期并行生育能力的全面评估（内异症生育指数EFI），同时行内异症病灶清除，术中应遵循"看见病灶即刻治疗"的原则，即对术中肉眼所见病灶及粘连均应给予处理，术毕大量蒸馏水清洗盆腔以改善盆腔微环境，提高术后妊娠率。

（二）Ⅰ~Ⅱ期内异症合并不孕

1. 宫腹腔镜术后当月

宫腹腔镜术后第7天开始盆腔综合疗法1个疗程（详见第四章），同时口服专科制剂消癥合剂，每次15ml，每日3次，直至下个月经来潮停药。

2. 试孕期

宫腹腔镜术后次月，经净后口服专科制剂助孕口服液，每次20ml，每日3次，至B超监测卵泡成熟（直径18~20mm），停止上述治疗，予以破卵汤疏肝理气、活血化瘀，促卵泡排出，指导同房。若出现卵泡黄素化，继续口服消癥合剂。若月经未如期来潮注意是否妊娠。

3. 宫腔内夫精人工授精

若年龄＞30岁、不孕年限＞3年，或合并轻中度男方因素直接行宫腔内夫精人工授精（IUI）。若期待治疗半年未孕行IUI。

■ （三）Ⅲ~Ⅳ期内异症合并不孕

1. 选择自然妊娠者

对于年龄＜35岁、生育指数（EFI）≥5分、AMH正常范围，或合并子宫腺肌病者：①盆腔综合疗法2~3个疗程（详见第四章第二节）。②注射GnRH-a，3.75mg/28d，共3支。③GnRH-a治疗期间，除辨证选择中药外，消癥合剂15ml/次，每日3次口服，同时补充钙剂，必要时反向添加。④GnRH-a治疗3支停药28天后，助孕口服液口服，每次20ml，每日3次，助巢煲（专科制剂）炖服；当出现＞10mm的卵泡，可辨证口服中药配合养泡煲（专科制剂），或联合注射尿促卵泡素（丽珠集团丽珠制药厂，国药准字H20052130）37.5~75U肌内注射，每日1次；直到B超显示卵泡平均直径达18~20mm时予HCG（珠海制药）5000~10000U肌内注射，指导同房，积极受孕；当出现子宫内膜菲薄或者卵泡发育与子宫内膜不同步时，配合专科制剂养膜助孕包。

2. 辅助生殖技术

对于年龄在35岁以上、不孕年限超过3年，尤其是原发性不孕者，生育指数（EFI）≤4分，重度内异症、盆腔粘连、病灶切除不彻底者；输卵管不通者、复发型内异症或卵巢储备功能下降者应积极行辅助生殖技术助孕。

■ （四）孕后积极安胎治疗

孕后积极安胎治疗，辨证使用中药寿胎丸、安胎煲、滋肾育胎丸等。黄体支持疗法，推荐口服用药：地屈孕酮，每日20~40mg，或口服黄体酮制。肌内注射黄体酮：每日20mg，使用时应注意患者局部皮肤、肌肉的不良反应。

八、治法集萃

■ （一）夏桂成教授

夏桂成教授治疗内异症重在调理阴阳，调周助孕。①经期，化瘀止痛，治病之标，重活血化痰，兼以温阳止痛，常用内异止痛方。②经后期，补肾活血生精，采用阴中活血法：即在滋阴方药中加入一定量活血化瘀药物，以促进阴长，选用经验方活血生精汤。③排卵期，补肾助阳调气血，推动卵子排出，自拟补肾排卵汤。④经前期，助阳疏肝、理气化瘀，方以张景岳的毓麟珠合七制香附丸。

■ （二）韩冰教授

韩冰教授以"活血化瘀，软坚散结"为内异症治疗大法，以妇痛宁为基础方，其药物组成为三棱、莪术、血竭、丹参、穿山甲、皂角刺、海藻、鳖甲、薏苡仁等。

■ （三）尤昭玲教授

尤昭玲教授认为内异症以化瘀为首要，强调益气血、补脾肾，选用肉桂、桂枝、吴茱萸等温经散寒之品，同时亦应考虑其发病与肝、心的关系，或疏肝理气，或宁心安神。

■ （四）齐聪教授

齐聪教授强调治疗内异症在补肾基础上加以活血化瘀之品，立活血补肾为治疗大法，分期论治。前期以"补肾消瘤方"为基础方，重在活血化瘀、软坚散结；后期侧重助孕，以"益气活血方"为主方。

■ （五）连方教授

连方教授在"久病多瘀""瘀久蕴毒"等理论的基础上提出从瘀毒论治内异症的方法，并创立祛瘀解毒方，能显著改善腹腔镜术后内异症不孕患者临床症状，提高临床妊娠率，并能促进患者血清子宫内膜抗体阳性转阴，降低CA125水平。

■ （六）夏桂成、韩冰教授

夏桂成、韩冰教授采用中药口服同时配合药液灌肠与离子导入法，使药液作用于患者腰骶部及腹部疼痛处，药液通过皮肤和肠黏膜直接吸收，直达病所，可获良效。

■ （七）马海法

马海法研究发现，子宫内膜异位症伴不孕症患者采用腹腔镜下切除联合术后补肾祛瘀汤治疗，能改善激素水平，消除临床表现和体征并能显著提高患者妊娠率。

■ （八）董光苹等

董光苹等研究发现，中医治疗内异症合并不孕多采用"补肾养精、活血化瘀"的药物为主，主要机制是通过改善内膜血流和内膜的缺氧状态、促进胞饮突发育、调节雌孕激素水平以及调节免疫等多个角度改善内异症患者的子宫内膜容受性。

■ （九）笔者团队

（1）笔者等研究发现，轻度子宫内膜异位症不孕腹腔镜术后采用补肾祛瘀化痰分期疗法可改善子宫内膜及子宫动脉血流情况，提高宫内自然妊娠率。

（2）笔者等研究发现，排卵汤加耳穴贴压联合曲普瑞林治疗内异症合并未破卵泡黄素化综合征，可增加围排卵期卵巢血流灌注，提高排卵率及妊娠率。

（3）王英研究发现，采用中医祛瘀化痰补肾分期疗法能改善不同病理类型的内异症性不孕（肾虚痰瘀证）的中医证候积分，降低血清CA125水平，对腹膜型异位症性不孕的临床疗效较好，妊娠率较高。

（4）王英等研究发现，轻度内异症合并不孕宫腹腔镜术后采用中药内服结合保留灌肠经疗法净后干预20天，可提高子宫内膜容受性，获得较好的临床疗效。

꧁꧂ 九、小结

子宫内膜异位症的基本病机为"瘀血阻滞胞宫、冲任"。诸多学者认为肾虚血瘀为内异症合并不孕的基本病机。笔者临证发现内异症合并不孕的主要病机为"瘀阻痰凝肾虚"。在治疗上，首选宫、腹腔镜联合手术，术后主张分期论治，根据患者年龄、病情程度、既往治疗过程、卵巢囊肿大小、卵巢储备功能、子宫情况以及男方精液检查情况等充分评估，制定个体化的方案。中医治疗重在活血化瘀的基础上，根据月经周期阴阳变化，灵活选用补肾、化痰、健脾、理气之品，联合中医多途径特色疗法。主张在内异症GnRH-a治疗后的窗口期，采用中西医结合积极助孕，促进生育，减少和避免复发。

参考文献

[1] 曹泽毅. 中华妇产科学 [M]. 2版. 北京：人民卫生出版社，
　　2004：1500，1518.

[2] 中华医学会妇产科学分会子宫内膜异位症协作组. 子宫内膜
　　异位症的诊治指南 [J]. 中华妇产科杂志，2015，50：161-
　　169.

[3] 张玉珍. 中医妇科学 [M]. 北京：中国中医药出版社，
　　2002：131.

[4] 中国中西医结合学会妇产科专业委员会. 子宫内膜异位症中
　　西医结合诊治指南 [J]. 中国中西医结合杂志，2019，39（10）：
　　1169-1176.

[5] 景彦林. 夏桂成辨治子宫内膜异位症不孕经验 [J]. 中医杂志，
　　2011，52（21）：1822-1823.

[6] 韩彩云，夏天，魏慧俊. 韩冰教授治疗子宫内膜异位症性不
　　孕症经验 [J]. 吉林中医药，2013，33（4）：341-342.

[7] 程丽. 尤昭玲教授治疗子宫内膜异位症经验 [J]. 光明中医，
　　2010，25（6）：940-941.

[8] 钱海墨，齐聪. 齐聪治疗子宫内膜异位症性不孕经验 [J]. 中
　　医杂志，2011，5（9）：1689-1691.

[9] 齐英华，连方. 腹腔镜手术联合祛瘀解毒方治疗子宫内膜异
　　位症不孕的临床研究 [J]. 中国中西医结合杂志，2011，31（7）：
　　892-895.

[10] 马海法. 补肾祛瘀汤联合腹腔镜手术治疗子宫内膜异位症伴
　　　不孕临床研究 [J]. 新中医，2019，51（7）：180-182.

[11] 董光苹，严骅. EMs患者子宫内膜容受性特点及中医药对
　　　其改善作用 [J]. 辽宁中医药大学学报，2018，20（1）：
　　　109-113.

[12] 王英，潘丽贞. 轻度子宫内膜异位症合并不孕腹腔镜术后应
　　　用中医分期疗法的临床观察 [J]. 广西中医药，2017，40（2）：
　　　32-34.

［13］王英，潘丽贞，陈弦. 中药加耳穴贴压联合曲普瑞林治疗内异症 LUFS 的临床研究［J］. 中医临床研究，2018，10（29）：104-106.

［14］王英. 秦振华学术思想与临床经验总结及分期疗法对不同类型内异症不孕的临床研究［D］. 福州：福建中医药大学，2015：1-45.

［15］王英，潘丽贞，陈弦. 子宫内膜异位症合并不孕腹腔镜术后中医干预方案的探讨［J］. 中医药信息，2019，36（5）：76-79.

第三节　子宫腺肌病性不孕

一、概述

子宫腺肌病（简称腺肌病）是指具有生长功能子宫内膜腺体和基质侵入子宫肌层局限性或弥漫性生长而发生的病变，临床以月经量多、经期延长、痛经、不孕等为主要表现，好发于育龄期妇女，发病率为7%~23%，而且有年轻化趋势。国内医学界已将其划分为一种独立的子宫疾病，发病率为25%~40%，近年来有明显上升的趋势，已成为一种育龄期妇女常见疾病。

二、中医学认识

根据子宫腺肌病的临床表现，可归属于祖国医学"月经过多""痛经""不孕""癥瘕"等范畴。《金匮要略》："带下，经水不利，少腹满痛……"《诸病源候论》提到"妇人挟疾无子，皆由劳伤血气，冷热不调……或月经涩闭，或崩血带下……，故无子也"。《太平圣惠方》云"治妇人月信来时，脐腹痛如锥刀所刺，麒麟竭散主之"等。这些古医籍的描述类似于子宫腺肌病的临床表现。此外不少文献有"血瘕""血癥"等病名，其症状描述与腺肌病颇为相似。《医学汇海》中云："血瘕者，妇人经行及产后或伤风冷，或伤饮食，以致内瘀血搏凝滞不散，久则成血块作痛也。"《医宗金鉴·妇科心法要诀》提出"血癥"："妇人产后行经之时，脏气虚，或被风冷相干，或饮食生冷，以致内与血相搏结，遂成血癥。"

子宫腺肌病的病因病机，古籍多考虑以"瘀"为主，而伴发"寒""虚""气滞"等。许润三、夏桂成教授均认为腺肌病主要病机为肾虚血瘀，多因先天肾气虚弱，气血不足，加之外邪侵袭，瘀浊内结，脉络不通而致。尤昭玲教授则认为本病多由于气滞、寒凝、热灼、痰浊、脾虚、肾虚等造成血瘀，阻滞冲任、胞宫、胞络引起；或因多次孕堕及宫腔操作，损伤正气，使冲任、胞宫气血失调，导致气不摄血、气虚血瘀。肖承宗教授提出该病病机为"阳气不足，寒凝血瘀"。

笔者认为，本病或因感受外邪，或内伤七情，或人流手术所伤，或先天禀赋不足，胞宫蓄溢失职，经血不循常道，离经而行，停滞成瘀，瘀阻日久，影响脏腑、气血功能而致痰湿内生，瘀血痰湿胶结。瘀阻痰凝，阻碍气机，或先天禀赋不足，而致肾气亏虚；肾气亏虚，温煦失职，气化失司，血行迟滞，水湿不化，又加重血瘀痰阻，肾虚血瘀痰凝为本病的主要病机，病位在子宫、冲任，虚实夹杂，提出以补肾活血祛痰为主要治法。

三、现代医学认识

子宫腺肌病病因不清，当子宫内膜受到损伤，基底层内膜可直接侵入子宫肌层内生长，可能与子宫内膜基底层损伤有关。一般认为妊娠、刮宫术、人工流产手术及分娩可能是损伤子宫内膜基底层的主要原因。子宫内膜—肌层结合带（junctional zone JZ）内环境稳定性遭到破坏，基底层防御功能减退可能参与了发病。其他包括血管淋巴管播散、上皮化生、雌激素、孕激素和催乳素也参与了发病过程。

子宫腺肌病与不孕密切相关，对育龄女性正常生育功能的影响是复杂而多面的，其中重要的影响因素就是腺肌病子宫结合带收缩与蠕动障碍，还有包括对宫腔结构及子宫内膜形态的影响，对子宫内膜厚度、子宫动脉的血流动力学状态的影响，导致子宫内膜功能和容受性的降低，雌、孕激素及雌激素受体和孕激素受体调节失衡，宫腔氧自由基水平异常，免疫调节紊乱，高催乳素血症等均影响了患者的生育功能。

四、诊断依据

（一）诊断要点

1. 临床症状与体征

子宫腺肌病的典型临床表现为继发性痛经且进行性加重、月经失调、子宫增大以及不孕，典型的临床表现对于临床诊断非常有价值。但其临床症状可表现多样，复杂化及不典型的临床表现。

（1）痛经：是子宫腺肌病特异的临床症状。患者可有典型的继发性进行性加重的痛经，但少数痛经症状不典型；同时还可伴有性交痛或慢性盆腔痛等临床症状。

（2）月经失调：可表现为月经过多、经期延长及月经前后点滴出血。月经过多最常见，严重时可致贫血。与子宫体积增大、子宫腔内膜面积增加及子宫肌壁间病灶影响子宫肌纤维收缩等有关。

（3）子宫增大：是本病的固有症状、体征，患者几乎均有不同程度的子宫增大。

（4）生育力低下：本病有20%以上的患者合并不孕；妊娠后出现流产、早产和死产的概率显著增高，相应的不良产科并发症包括胎膜早破、子痫前期、胎位异常、胎盘早剥和前置胎盘的发生率也增高。

（5）其他相关症状：子宫增大可压迫邻近器官引起相关的临床症状，如压迫膀胱可引起尿路症状，如压迫肠管可引起肠刺激症状。长期疼痛以及不孕引起的精神心理相关的躯体障碍等。

2. 实验室检查

血清CA125水平多数可升高。有研究显示，72.4%的子宫腺肌病患者血清CA125水平升高，升高的独立相关因素有子宫体积、任何程度的痛经、膀胱刺激症状、合并子宫内膜异位症。

3. 影像学检查

（1）经阴道彩超

经阴道彩超是临床上诊断子宫腺肌病最常用的影像学方法，其敏感度65%~81%，特异度65%~100%。超声检查显示子宫增大，肌层增厚，后壁更明显，子宫内膜线前移。病变部位为等回声或回声增强，其间可见点状低回声，病灶与周围无明显界限。三维超声在诊断腺肌病中有一定优势，特异度更高。

（2）核磁共振MRI检查

MRI显示子宫内存在界限不清、信号强度低的病灶，T2加权像可有高信号强度的病灶，子宫内膜—肌层结合带变宽>12mm，特异度可达96%。

4.病理检查

病理检查是诊断的"金标准"，肌层内有呈岛状分布的异位内膜腺体和间质。

■（二）临床分型

根据子宫腺肌病诊治中国专家共识，子宫腺肌病按影像学表现分为弥漫性子宫腺肌病与局灶性子宫腺肌病（包括子宫腺肌瘤及子宫囊性腺肌病），此外，特殊类型还有息肉样子宫腺肌病（包括子宫内膜腺肌瘤样息肉及非典型息肉样腺肌瘤）。

1.弥漫性子宫腺肌病

异位的子宫内膜腺体和间质在子宫肌层内形似小岛状、弥漫性生长，可以部分或完全累及子宫后壁和（或）前壁，导致子宫前后径增大，子宫对称或不对称性体积增加，呈球形。子宫剖面见子宫肌壁显著增厚且质地较硬，无子宫肌瘤的漩涡状结构，在子宫肌壁中可见粗厚肌纤维带和微囊腔，腔内偶有陈旧性血液。临床上以此型居多。

2.局灶性子宫腺肌病

包括子宫腺肌瘤和子宫囊性腺肌病。异位的子宫内膜腺体和间质在子宫肌层内局限性生长，与正常肌层组织结集形成结节或团块，类似子宫肌壁间肌瘤，称为子宫腺肌瘤。子宫囊性腺肌病的特征为子宫肌层内出现1个或多个囊腔，囊腔内含棕褐色陈旧性血性液体，囊腔内衬上皮、有子宫内膜腺体和间质成分，又称为囊性子宫腺肌瘤或子宫腺肌病囊肿。

3.特殊类型

（1）子宫内膜腺肌瘤样息肉，或称子宫腺肌瘤样息肉、子宫内膜息肉样腺肌瘤，其组织学特点是由子宫平滑肌纤维、子宫内膜腺体和子宫内膜间质交织构成。

（2）非典型息肉样腺肌瘤是一种较罕见的恶性潜能未定的宫腔内病变。该病细胞生长活跃，显微镜下见杂乱不规则的腺体，似子宫内膜复杂性增生，基质组成中含有大量的平滑肌细胞，而且腺体结构及细胞学形态存在不同程度的不典型性改变。

五、中医辨证论治

■ （一）辨证要点

1. 气滞血瘀证

主症：婚久不孕；经前或经期小腹胀痛拒按；经量多或行经不畅；经色紫暗有块，块下痛暂减，经净后疼痛自消。

次症：胸胁、乳房作胀，情志抑郁。

舌脉：舌质暗或见瘀点，脉弦。

证候分析：肝失条达，冲任气血郁滞，经血不利，不通则痛，故经前或经期小腹胀痛、拒按；冲任气血阻滞，血海失司故经量多或行经不畅，经色紫暗有块，块下痛暂减；冲任壅阻，无法摄精成孕故婚久不孕；肝郁气滞，经脉不利，故胸胁、乳房作胀，情志抑郁；舌、脉均为气滞血瘀之候。

2. 寒凝血瘀证

主症：婚久不孕；经前或经期小腹冷痛喜按，得热痛减；经色暗黑有块。

次症：面色青白，畏冷身痛。

舌脉：舌质淡暗，苔白，脉沉紧。

证候分析：寒凝子宫、冲任，血行不畅，故经前或经期小腹冷痛喜按，得热痛减；寒凝血瘀，冲任失畅可见经色暗黑有块；冲任胞宫凝滞故婚久不孕；寒邪内盛，阻遏阳气故面色青白，畏冷身痛；舌、脉均为寒凝血瘀之候。

3. 肾虚血瘀证

主症：婚久不孕；经行小腹坠痛；或经行量多，色淡夹有血块；腰膝酸软。

次症：头晕耳鸣，夜尿频多，性欲减退。

舌脉：舌质淡暗，或有瘀斑、瘀点，苔薄白；脉沉细或沉涩。

证候分析：肾气亏虚，冲任、胞宫失养，血行不畅故经行小腹坠痛；冲任不足，血行瘀阻故经行量多，色淡夹有血块；冲任亏虚，胞脉阻滞故婚久不孕；肾虚脑府失养故腰膝酸软，头晕耳鸣，性欲减退；膀胱气化失司故夜尿频多；舌、脉均为肾虚血瘀之候。

4.肾虚痰瘀证

主症：婚久不孕，经行小腹刺痛或胀痛或坠痛，带下量多，腰膝酸软。

次症：经色暗红或淡暗，或夹块，或夹黏液；经期延长；头晕耳鸣；夜尿频多；性欲减退；口腻或纳呆；大便溏而不爽。

舌脉：舌质淡暗，或有瘀斑，瘀点，苔白腻；脉细弦或弦涩。

证候分析：胞宫蓄溢失职，经血不循常道，离经而行，停滞成瘀，瘀阻日久，脏腑、气血功能失调，痰湿内生，瘀血痰湿胶结，壅阻冲任胞宫故经行小腹刺痛或胀痛或坠痛；肾气亏虚，冲任失养，无法摄精成孕故婚久不孕；肾虚痰瘀，冲任失养，胞脉阻滞，血海不宁故经色暗红或淡暗，或夹块，或夹黏液，经期延长；肾虚腰府脑府失养，膀胱气化失司故头晕耳鸣，夜尿频多，性欲减退；湿邪下注，带脉失约故带下量多；湿困脾胃，运化失司，故口腻或纳呆，大便溏而不爽；舌、脉均为肾虚痰瘀之候。

以上主症具备2项或以上，次症2项或以上，结合舌脉，即可辨证为本证。

■ （二）辨证论治

1.气滞血瘀证

治法：理气行滞、化瘀止痛。

推荐方药：膈下逐瘀汤加减。枳壳、乌药、香附、当归、川芎、赤芍、桃仁、红花、牡丹皮、延胡索、五灵脂、甘草。

痛经方（经验方）：乌药、枳壳、香附、熟地黄、当归、川芎、赤芍、白芍、炒山药、甘草、桂枝。

2.寒凝血瘀证

治法：温经散寒、化瘀止痛。

推荐方药：少腹逐瘀汤加减。小茴香、干姜、延胡索、没药、当归、川芎、赤芍、蒲黄、官桂、乌药。

3.肾虚血瘀证

治法：益肾调经、活血化瘀。

推荐方药：归肾丸加减。熟地、山药、山茱萸、茯苓、当归、枸杞子、杜仲、菟丝子、桃仁、红花、川芎、赤芍、延胡索、三七等。

4.肾虚痰瘀证

治法：益肾健脾、化痰消癥。

推荐方药：化瘀消癥方。三棱、莪术、法半夏、浙贝母、海藻、桑寄生、续断、丹参、枳壳、柴胡、赤芍、党参、白术、仙鹤草、牛膝等。

■（三）中医特色疗法

详见本章第二节子宫内膜异位症性不孕。

六、西医治疗要点

根据《子宫腺肌病诊治中国专家共识》，子宫腺肌病合并不孕强调个性化治疗，需结合患者年龄、卵巢储备功能、子宫腺肌病病情严重程度、输卵管通畅性、男方因素等其他不孕因素评估患者的生育力，结合患者意愿综合考虑，以期在最短时间内实现妊娠。一般情况下，推荐IVF-ET。若患者年轻（＜35岁），生育力良好，具备自然试孕条件，子宫腺肌病病情较轻，可在GnRH-a治疗3~6个月后自然试孕或促排卵指导同房试孕半年，如未孕，可考虑再推荐IVF-ET。一般推荐全胚冷冻策略，经药物或保留生育功能手术治疗，待子宫基本恢复正常或到达可妊娠时限后，行冷冻胚胎移植。建议保守性手术仅作为症状严重或反复辅助生殖治疗失败者的候选方案，如患者术后仍不愿意接受辅助生殖治疗，可行GnRH-a治疗后自然试孕。

■（一）药物治疗

GnRH-a是目前应用最广泛并最易被接受的治疗方法。GnRH-a能有效抑制性腺轴，抑制异位的子宫内膜组织的增生，减少巨噬细胞，降低微血管密度，加快凋亡，使形成的病灶在治疗过程中处于静息状态。夏丽群等报道，GnRH-a可能在一定程度上逆转腺肌病小鼠子宫内膜白血病抑制因子（LIF）的表达，改善胞饮突的发育，提高内膜容受性。

（二）手术治疗

手术干预不作为子宫腺肌病合并不孕症治疗的首选，因为手术适应证难以把握，手术切除的范围无法明确限定，术中缝合困难，对术者的技术要求高。手术方式有腹腔镜或腹式手术部分切除或完全切除病灶。

（三）介入治疗

介入治疗方法主要包括血管性介入治疗和原位热消融技术，虽然取得一定的疗效，但对卵巢功能的影响，及其长期疗效和治疗后复发率仍有待进一步研究。

1. 子宫动脉栓塞术（UAE）

子宫动脉栓塞术是在医学影像技术的帮助下，将适量栓塞剂注入子宫动脉，直接阻断病灶供血，使病灶自然萎缩乃至消失，从而达到治疗的目的。有研究表明，子宫动脉栓塞术可有效改善腺肌病患者的痛经、减小子宫体积，减少月经量，为育龄女性提供妊娠机会。

2. 原位热消融技术

主要包括高强度聚焦超声、微波或射频消融治疗。

（1）高强度聚焦超声（HIFU）是在影像学技术的实时监控下，将高强度超声波聚焦在病灶局部，使其温度瞬间达到65℃以上，使病灶局部的蛋白质瞬间变性而凝固性坏死，同时保证超声声道内和病灶周边组织不被损伤和破坏，对于局限型腺肌病可能获得较好效果，为局限型腺肌病的保守治疗提供了一条新途径。张向南等报道，HIFU用于治疗有生育要求的腺肌病患者，可改善患者的妊娠结局，降低自然流产率。

（2）微波消融是通过微波消融针将高频振荡电流产生的电磁波能量介入到病灶内部，病灶组织吸收这些能量后，温度迅速升高而发生凝固性坏死。微波消融产热效率高且热场均匀、治疗时间短、可控性好、患者痛苦小，特别适用于较大病灶的治疗。

（3）射频消融是通过射频电极将高频振荡的电流介入到病灶内部，利用热效应使病灶组织温度升高而发生凝固性坏死。该技术需要妇产科医师与超声科医师配合，因此对手术者技术要求相对较高，国内目前主要应用于子宫腺肌瘤的治疗。

（四）辅助生殖技术

腺肌病合并不孕患者治疗方案有限，辅助生殖技术仍是首选方案。在体外受精—胚胎移植（IVF-ET）或者胞浆内单精子注射（ICSI）促排卵方案中，超长方案疗效较为肯定。考虑到GnRH-a对卵巢功能的抑制，对于腺肌病合并不孕患者IVF推荐最广的是常规促排卵后行全胚冷冻，GnRH-a联合激素替代方案行子宫内膜准备，再行冻融胚胎移植术。

七、中西医结合治疗

（一）中医治疗

1.适用者

单纯中医治疗适用于：年龄<35岁，症状轻微，子宫体积<6周，不孕年限<2年、卵巢储备功能正常者。

2.中医辨证论治

中医辨证论治方法同上。

3.专科制剂

消癥合剂，15ml/次，每日3次，口服，经期停药，可连用3个月经周期。

4.中医周期疗法

（1）行经期：重阳转阴，血海由充盈变为泄溢，治疗以活血调经为主，以逍遥散、少腹逐瘀汤为主。冷痛较甚，加细辛、吴茱萸、桂枝等；瘀阻较甚，加鸡血藤、牡丹皮；湿瘀互结，加虎杖、泽兰等。

（2）经后期：阴长阳消，育泡养膜，治疗以助孕口服液（专科制剂）补肾填精助孕，重在补先天肾精之不足，助养孕卵，填冲助孕，同时离经之瘀血、壅阻之痰湿可循经而泻，故试孕期排卵之前，口服消癥合剂（专科制剂），活血化瘀、化痰消癥。

（3）经间期：重阴转阳，阴盛阳动，种子之"的候"，予破卵汤（自拟方）疏肝理气，活血通络。

（4）经前期：阳长至重，阴阳转化，阴阳气血俱盛，为孕卵着床做准备，当补肾健脾，填补肾精，常用寿胎丸合四君子汤加石斛、黄精、熟地黄加减，有利于健黄体，改善子宫内环境，提高孕育的成功率，不可轻投活血化瘀药物，以免误伤已受孕的早期胎元。

（二）腹腔镜手术+GnRH-a+中医治疗

1. 适用者

适用于：年龄＜35岁，症状明显，子宫体积≥6周，不孕年限≥2年、卵巢储备功能正常者。

2. 宫腹腔镜联合手术

适用于不孕年限较长，卵巢储备功能好，不能排除合并输卵管因素等其他疾病需腹腔镜检查者。宫、腹腔镜联合手术不但可以排除其他不孕的因素，还可以尽可能地去除病灶，对于局限性腺肌病、腺肌瘤采用腹腔镜下部分切除或完全切除病灶术。术后经过3个疗程醋酸亮丙瑞林微球，3.75mg/28d，注射治疗。

3. GnRH-a+ 中医治疗

在GnRH-a第一针治疗后若出现阴道出血淋漓不净，辨证口服中药如固冲汤等，在闭经的过程中口服消癥合剂，15ml/次，每日3次，每月4瓶。若出现潮热、盗汗等绝经症状，注意中医辨证论治，同时注意补充钙剂。GnRH-a第三针治疗28天后，开始口服助孕口服液补肾填精助孕，开始监测卵泡，指导同房。若未受孕，月经复潮，继续中西医促排卵治疗，指导同房。

4. 夫精人工授精

若合并男方因素等有夫精人工授精适应证者，行宫腔内夫精人工授精。

八、治法集萃

1. 许润三教授

许润三教授治疗腺肌病采用活血化瘀法贯穿始终，但活血不忘扶正，在活血化瘀药中必加补气扶正之品，以减轻久用攻伐药物而耗伤气血的副作用。

2. 夏桂成教授

夏桂成教授治疗腺肌病痛经剧烈发作时，从标论治，止痛为要，主要体现在解痉止痛、温阳利湿、宁心安神三个方面。平时宜治本求因，即补肾调周，尤其重视经间排卵期的温肾助阳。

3. 肖承宗教授

肖承宗教授治疗腺肌病痛经，经前及经期温经活血止痛为主，兼以温肾助阳；经后期温肾助阳为主，兼以散结消癥。

4. 尤昭玲教授

尤昭玲教授治疗子宫腺肌病性不孕行IVF-ET，降调前以活血通络为法，稳定病灶；降调后采用三期三治，三期指降调期、促排期、移植后期；三治为中药内服（外敷）、药膳食疗、耳穴敷贴，内外同治。

5. 卢苏教授

卢苏教授治疗腺肌病合并不孕采用自拟益肾化瘀专方结合补肾调周法分步而治、心肾同治收效较好，对缓解痛经、促进生育大有裨益。

6. 其他临床报道

（1）王河清等报道，散结镇痛胶囊治疗子宫腺肌病并不孕，患者的痛经程度明显降低，CA125、LH、FSH、E_2水平明显下降，总妊娠率达63.9%。

（2）陈琰等报道，雷火灸联合排卵监测能提高子宫腺肌病不孕患者的受孕率。

（3）赵淑云等报道，腹腔镜术后联合注射用醋酸曲普瑞林（达菲林）与曼月乐环治疗子宫腺肌病伴不孕，痛经复发率低，妊娠率高。

（4）现代药理研究表明，三棱、莪术均具有抗凝、改善血流变的作用，能改善子宫血液循环状态，增加供血，缓解痛经。

7. 笔者团队

（1）笔者等报道，运用麻黄附子细辛汤加减治疗子宫腺肌病痛经寒凝血瘀型，取得较好的临床疗效。

（2）笔者等报道，运用化瘀消癥方治疗气滞血瘀型子宫腺肌病，在改善患者痛经及降低血清CA125方面疗效明显优于丹莪妇康煎膏，同时对中医症状改善和缩小子宫体积亦有较好的疗效。

（3）笔者等报道，子宫腺肌病合并不孕GnRH-a治疗后窗口期联合化瘀消癥方可改善子宫动脉血流情况，增加内膜厚度，提高宫内自然妊娠率。

九、小结

子宫腺肌病合并不孕治疗较棘手，迄今为止，全球尚未对该病的治疗方案达成共识。临床要根据患者的年龄、不孕年限及病情的严重程度等因素综合考虑，灵活选择中西药保守治疗、手术治疗以及辅助生殖技术，遵循个体化治疗原则。笔者认为肾虚血瘀痰凝为子宫腺肌病的主要病机，提出以补肾活血祛痰为主要治法。主张采用宫腹腔镜保守手术+GnRH-a治疗，窗口期采用补肾祛瘀调周助孕疗法，联合中医多途径治疗，取得较好的临床疗效。

参考文献

［1］中国医师协会妇产科医师分会子宫内膜异位症专业委员会. 子宫腺肌病诊治中国专家共识［J］. 中华妇产科杂志，2020，55（6）：376-383.

［2］Kim M D，Won J W，Lee D Y，et al. Uterine artery embolization for adenomyosis without fibroids［J］. Journal of Clinical Radiology，2004，59：520-526.

［3］李宗涛，张炜旸，子宫腺肌病的最新治疗进展［J］，中国妇幼保健，2014，29（27）：4524-4526.

［4］刘蒙蒙，张丽颖. 子宫腺肌病对子宫内膜容受性的影响［J］. 中国生育健康杂志，2019，30（5）：493-495.

［5］钱菁，赵海英. 夏桂成诊治子宫腺肌病痛经的临床经验［J］. 江苏中医药，2012，44（12）：11-12.

［6］杨永琴，魏本君，赵粉琴，等. 浅谈尤昭玲对子宫腺肌病不孕症诊疗经验［J］. 中华中医药杂志，2018，33（10）：4499-4501.

［7］刘雁峰，史梅莹，王铁枫. 肖承宗教授治疗子宫内膜异位症（腺肌病）

痛经临床经验浅析［J］．中国医药导刊，2010，12（3）：359-361.

［8］汪沙，段华．子宫腺肌病合并不孕的研究进展［J］．中国计划生育和妇产科，2018，10（9）：3-5.

［9］谢幸，孔北华，段涛．妇产科学［M］．9版．北京：人民卫生出版社，2018：268-269.

［10］张玉珍．中医妇科学［M］．北京：中国中医药出版社，2007：131.

［11］姚莉，杨洪珍．子宫腺肌病的介入治疗进展［J］．安徽医学，2019，6（40）：712-714.

［12］张向南，朱小刚，薛敏．高强度聚焦超声治疗有生育要求子宫腺肌病患者的妊娠结局［J］．现代妇产科进展，2019，28（4）：283-286.

［13］焦雪丹，张清学．子宫腺肌病合并不孕的助孕策略［J］．生殖医学杂志，2018，9（29）：888-891.

［14］Maggi R，Cariboni A M，Marelli M M，et al. GnRH and GnRH receptors in the pathophysiology of the human female reproductive system.［J］．HumReprod Update，2015，25：358-381.

［15］夏丽群，冯云，刘建兵．GnRH-a对改善他莫西芬诱发子宫腺肌病小鼠模型内膜容受性的作用［J］．生殖与避孕，2011，31（3）：145-150.

［16］张盼盼，李萌，卢美松．子宫腺肌病合并不孕患者的生殖预后及助孕策略［J］．国际妇产科学杂志，2019，46（1）：23-26.

［17］罗金，杨菁．子宫腺肌病合并不孕症的发病机制及治疗方案研究进展［J］．中华妇产科杂志，2015，50（2）：147-150.

［18］经燕，王清．许润三治疗子宫内膜异位症、子宫腺肌病经验总结［J］．中日友好医院学报，2014，18（2）：104.

［19］马丽爽，朱亚春，王东红，等．肖承悰运用对药治疗子宫腺肌病痛经经验［J］．北京中医药，2016，35（10）：954-957.

［20］曹苏丹，丁青.浅析尤昭玲运用中医疗法辅助IVF-ET术治疗子宫腺肌病性不孕的经验［J］.中医药导报，2017，23（2）：33-35.

［21］王河清，杨超梅.散结镇痛胶囊治疗子宫腺肌病并不孕36例效果观察［J］.广东医学院学报，2010，28（6）：669-670.

［22］穆笑娜，卢苏.卢苏辨治子宫腺肌病合并不孕症经验［J］.中国中医基础医学杂志，2018，24（5）：696-698.

［23］陈琰，王华，王赛莉，等.雷火灸治疗子宫腺肌病合并不孕的疗效观察［J］.云南中医学院学报，2018，41（5）：75-79.

［24］赵淑云，梁慧.腹腔镜术后联合达菲林及曼月乐环治疗子宫腺肌病伴不孕的疗效分析［J］.中国妇幼保健，2017，32（2）：333-335.

［25］李蕴微，刘玉婷，王姝，等.子宫腺肌病患者的血清CA125水平及其影响因素分析［J］.中华妇产科杂志，2019，54（2）：117-120.

［26］中华医学会妇产科学分会子宫内膜异位症协作组.子宫内膜异位症的诊治指南［J］.中华妇产科杂志，2015，50：161-169.

［27］周丽娟，潘丽贞.麻黄附子细辛汤加减治疗子宫腺肌病痛经38例［J］.实用中医药杂志，2016，32（1）：24-25.

［28］姜冬霞.化瘀消癥方治疗气滞血瘀型子宫腺肌病的临床研究［D］.福州：福建中医药大学，2012：1-5.

第四节　多囊卵巢综合征性不孕

一、概述

多囊卵巢综合征（polycystic ovary syndrome，PCOS）是以雄激素增多症、无排卵和多囊性卵巢形态为基本特征的综合征，但个体之间存在很大的程度差异，病因不清楚，容易合并月经紊乱、不孕、胰岛素抵抗和代谢紊乱性疾病，是不孕常见的原因之一，严重影响患者的生殖健康、生活质量。

二、中医学认识

根据多囊卵巢综合征的表现，将其归属于祖国医学"月经后期""崩漏""闭经""月经过少""月经先后不定期""癥瘕"等疾病的范畴。

《素问·上古天真论》曰："女子七岁，肾气盛……二七而天癸至，任脉通，太冲脉盛，月事以时下，故有子……七七，任脉虚，太冲脉衰少，天癸竭，地道不通，故形坏而无子也。"《傅青主女科·调经》云："经水出诸肾。"肾藏精，主生长、发育与生殖，肾虚精亏血少，血海无法满溢，胞宫不得滋养，可导致月经稀少或闭经。《妇女要旨》云："妇人无子，皆由经水不调。"《丹溪心法》云："经水不调，不能成胎。"而卵子乃生殖之精，肾主生殖，故肾精充、肾气盛，卵子方能成熟而顺利排出。《圣济总录·妇人无子》指出"妇人所以无子者……肾气虚寒故也"。《医学衷中参西录》亦指出"男女生育，皆赖肾气作强……肾旺自能荫胎也"。而脾为后天之本、气血生化之源和"仓廪之官"。《医宗金鉴》曰："先天天癸始父母，后天精血水谷生。"《女科辑要·求子》云："求子全赖气血充足，虚衰则无子。"又《傅青主女科·种子》云："妇人有身体肥胖，痰涎甚多，不能受孕者……乃脾土之内病也……夫脾本湿土，又因痰多，愈加其湿，脾不能受，必浸润于胞胎，日积月累……遮隔子宫，不能受精。"故古人认为不孕与脾肾相关，其病因病机错综复杂，往往虚实夹杂，影响妇女的月经及孕育。

岭南罗氏妇科认为，PCOS不孕的产生是由于"肾—天癸—冲任—胞宫"生殖轴功能失调，形成虚、痰、瘀、热等病理变化的结果，肾虚是主要因素。肾主生殖，是阴阳之本，内藏先后天之精。卵细胞即肾所藏的先天生殖之精，其能否发育成熟及如期排出，与肾阴肾阳的充盛与相对平衡密切相关。且"经水出诸肾"，肾中阴阳消长平衡，血海满盈而溢泄，藏泻有度，月经方能潮止有期。若肾阴不足，则卵泡难以发育成熟，从而导致月经稀发，甚至闭经；水亏不能涵木，肝阳上亢，迫血妄行，则经期延长；肝郁肾虚，藏泻失常，则月经先后不定期；脾肾虚弱，水液运化失常，停聚而成痰湿，阻滞冲任胞脉，发为肥胖、月经失调、不孕。临床调治PCOS不孕症需遵循子宫藏泻之道，攻补兼施以平衡肾之阴阳，使卵泡发育成熟并排出，月经定期而至，故能种子孕育。谢敏研究发现PCOS不孕有先天禀赋不足和后天饮食、情志相互影响，主要以肾虚为本，脾虚肝郁为继发，痰湿、瘀血为标，呈虚实夹杂之征。田淑霄教授认为肾气亏虚是PCOS不孕症的重要原因，脾虚则痰湿壅滞胞宫，故难摄精成孕，基本病机是脾肾两虚。韩冰教授认为PCOS病机以肾虚为本，病在冲任，多因肾虚、肝失疏泄、脾胃湿热等导致冲任失和、任脉瘀阻。

笔者认为本病以肾虚为本，痰浊、瘀血为标；肾虚痰凝血瘀是PCOS发病的基本病理。肾为先天之本，藏精系胞，主生殖，是人体生长发育和生殖的根本。先天禀赋不足，肾精亏虚，或房事不节等损伤肾气，肾气不足，精血、冲任亏虚，可影响生殖功能，导致经血失调，孕育无能。若肾气亏虚，推动无力，则脉道涩滞，血行迟滞而成瘀；肾气不足，则肾精不能化生为血，冲任不充，血脉不盈则血虚，血虚不能濡养脏腑亦致气虚，气虚又不能帅血而致血瘀。肾主水，为生痰之本。若肾气不足，肾阳亏虚，命门火衰，气化失司，津液代谢失常，水湿内停，聚而成痰，痰湿流注下焦，壅塞胞宫。肾虚不能蒸腾下焦津液，水湿津液聚而成痰，痰湿阻滞胞络，或冲任失司，躯脂满溢，闭塞胞宫，而致不孕；或痰湿脂膜积聚体内，而致体胖多毛。肾虚日久则痰湿愈重，患者形体渐胖，此时耗气过多，久致气虚，气虚即可聚饮生痰，又可聚血成瘀，使痰和瘀互兼为病。而痰瘀互结，阻塞脉络，又有碍肾气的生化、肾阳的鼓动、肾阴的滋养，加重肾虚。痰浊、血瘀壅塞冲任，气血无以顺利下行，胞宫、胞脉、胞络失去滋养，而"胞脉系于肾"，亦进一步加重肾虚。因此，因肾虚致痰瘀，因痰瘀加重肾虚，互为因果而致胞宫、胞脉阻滞，胎孕不受。其病位在肾、胞宫，病性属本虚标实。本虚标实，虚实兼夹是本病的病理特点。主张以补肾、祛痰、化瘀为主要治疗方法。

三、现代医学认识

目前PCOS确切的发病机制仍不清楚，普遍认为主要有以下几方面因素。

1.遗传因素

PCOS发病表现为家族聚集性，被认为属于多基因疾病。因此，遗传因素是其病因学上一个主要因素。研究显示，PCOS呈现出常染色体显性遗传或X染色体连锁显性遗传，患者家族内部出现这种疾病的可能性要大大超过一般的家族。有学者分析了与PCOS发病有关的候选基因，与其相关的基因提出了37个。高雄激素血症和（或）高胰岛素血症是PCOS家族成员同样患病的遗传学特征。迄今为止尚未发现特异的PCOS致病基因，因而得出PCOS更可能是多基因、多因素作用致病的结论。

2.环境因素

近几年的研究证明，地域、营养、生活方式等因素有时候可能成为PCOS的危险因素、易感因素。环境中的一些物质（如一次性塑料水杯等）通过直接或间接的方式进入人体，可以影响人体的激素代谢，从而打破人体雌雄激素平衡推断其为PCOS发病的高危因素。环境内分泌干扰物已经被有些学者证实，卵巢和机体的代谢功能可能会被其扰乱，从而引起PCOS的发生。双酚基丙烷就是其中一类内分泌干扰物。它是一种雌激素增塑剂，在人们日常生活中被广泛使用，它具有微弱的雌激素作用。动物实验显示，双酚基丙烷能提高大多数动物卵巢雄激素的分泌量。而且PCOS患者中由于双酚基丙烷积累在体内，可以使身体内过多雄激素的清除减慢、减少，而且还可以引起胰岛素的抵抗。这些都提示体内有双酚基丙烷积累的女性可能会增加遭受PCOS的风险。PCOS的发病还可追溯到胚胎发育阶段。有研究证明：女性胎儿如果在出生前处在高雄激素的子宫环境内，成年后较处在相对正常雄激素环境的女性胎儿将表现出PCOS的特征的概率会高很多。动物实验研究也证实此结论。有资料显示：PCOS的患者通过加强体育锻炼，减轻体质量，配合合理均衡的膳食，改变平时不健康的生活方式，可以使胰岛素抵抗和高雄激素血症得到改善，从而使患者的相关症状得到减轻、代谢功能得以改善、恢复正常月经，恢复排卵，甚至能成功妊娠。

3. 高雄激素分泌

高雄激素血症是PCOS的基本内分泌特征。其高雄激素环境可以抑制卵泡发育、成熟，从而导致卵泡闭锁，使卵巢内雌二醇水平处于持续较低状态。PCOS患者体内过多的雄激素主要是睾酮和雄烯二酮。外周脂肪组织中雄烯二酮转化为雌酮，因而患者体内的雌酮水平高于雌二醇水平，雌激素水平的失调使垂体促黄体生成素过量分泌，雌激素的负反馈作用使卵泡刺激素的分泌量降低显著，升高的促黄体生成素再次刺激卵巢产生雄激素，使雄激素水平逐步升高。卵泡刺激素的明显减少和高水平的雄激素状态，使卵泡发育到一定程度就停止了，从而导致卵泡成熟障碍、排卵障碍，最终导致PCOS形成。

4. 肥胖

身体质量指数大于或等于25，称为肥胖。进食高糖高热量的饮食可以引起肥胖，同时还可以使其体循环游离脂肪酸的浓度增高，使血中胰岛素浓度受到影响，从而引起PCOS的发生。肥胖会降低激素结合球蛋白水平，增加雄激素和胰岛素的分泌以及胰岛素抵抗。研究发现，PCOS患者体内的脂肪组织功能显著紊乱，脂肪组织产生一种叫做脂肪因子的分泌蛋白，在 PCOS发生和发展中起重要作用。脂肪组织是人体内分泌激素的重要来源，其分泌的瘦素参与PCOS的发生与发展。其原因在于瘦素可以使机体对胰岛素的敏感性受到影响，从而可能导致胰岛素抵抗，最终促进PCOS的发生。有研究表明：PCOS患者黄体生成素与瘦素释放的协同性改变，参与了PCOS无排卵性月经紊乱的形成。且流行病学调查显示，肥胖女性中大约30%的人患有PCOS，而正常体质量的女性中患PCOS的仅占5%。这说明肥胖与PCOS的发病密切相关，更进一步表明肥胖可能在PCOS的发病机制中发挥着重要的作用。

5. 炎症

2001年，有学者发现PCOS患者血清中C反应蛋白升高，随后的多项研究认为PCOS可能是一种慢性低度炎症。有学者对PCOS患者进行卵巢组织活检，结果可见大量的巨噬细胞和淋巴细胞浸润。推测炎症细胞可导致胰岛素抵抗和高雄激素血症，从而推断PCOS与炎性反应有关。同时有临床治疗也证明：使用胰岛素增敏剂后，血清中的炎性细胞受到抑制和降低，进一步证实PCOS与炎症反应有关。但具体是哪些炎症细胞因子及作用机制均不明确，仍需大样本调查与研究。肥胖可引起细胞因子及炎性因子分泌异常，对肥胖型青春期PCOS患者进行血液检查发现，血液中瘦素、肿瘤坏死因子-d、超敏C反应蛋白等指标均增高显著，这些因子共同作用使胰岛素抵抗加重，导致卵泡的发育受到影响，最终引起排卵障碍。

6. 青春期发育亢进

青春期是下丘脑—垂体—卵巢轴发育成熟的过渡阶段，此阶段开始启动时，机体中枢性负反馈抑制状态解除，GnRH开始呈脉冲式释放，由于对外周激素的不正常反馈，导致产生过量的雄激素，部分青春期少年出现月经稀发、高雄激素血症表现、B超见卵巢多个卵泡等现象，与PCOS症状十分相似。提示PCOS的发生可能与青春期生长发育亢进有关。

7. 其他因素

研究表明，月经来潮过早是青春期PCOS的高危因素，对PCOS患者来说月经来潮时间相对较晚是一种保护。统计显示，62%的PCOS患者起病于月经初潮，实际上，有可能在儿童的晚期时候肾上腺功能初现时就已经埋下了高雄激素的"种子"。有学者研究发现，出生低体质量的青春期女孩与同龄正常女孩相比，出生低体质量的青春期女孩人群的排卵率是显著下降的。

四、诊断依据

（一）诊断要点

1. 临床症状和体征

（1）月经失调。月经失调为最主要症状。多表现为月经稀发

（周期35天~6个月）或闭经，闭经前常有经量过少或月经稀发，也可表现为不规则子宫出血，月经周期或行经期或经量无规律性。

（2）不孕。生育期妇女因排卵障碍导致不孕。

（3）多毛、痤疮。多毛、痤疮是高雄激素血症是最常见的表现。出现不同程度多毛，以性毛为主，阴毛浓密且呈男性型倾向，延及肛周、腹股沟或腹中线，也有出现上唇和（或）下颌细须或乳晕周围有长毛等。油脂性皮肤及痤疮常见，与体内雄激素积聚刺激皮脂腺分泌旺盛有关。

（4）肥胖。该病50%以上患者肥胖（体质量指数≥25），且常呈腹部肥胖型（腰围/臀围≥0.8）。肥胖与胰岛素抵抗、雄激素过多、游离睾酮比例增加及与瘦素抵抗有关。

（5）黑棘皮症。阴毛、颈背部、腋下、乳房下和腹股沟等处皮肤褶皱部位出现灰褐色色素沉着，呈对称性，皮肤增厚，质地柔软。

2. 实验室检查

（1）血清雄激素：睾酮水平通常不超过正常范围上限2倍，雄烯二酮常升高，脱氢表雄酮常升高，脱氢表雄酮、硫酸脱氢表雄酮正常或轻度升高。

（2）血清FSH、LH：血清FSH正常或偏低，LH升高，但无排卵前LH峰值出现。LH/FSH 比值≥2~3。LH/FSH比值升高多出现于非肥胖型患者，肥胖患者因瘦素等因素对中枢LH的抑制作用，LH/FSH比值也可在正常范围。

（3）血清雌激素：雌酮（E1）升高，雌二醇（E_2）正常或轻度升高，并恒定于早卵泡期水平，$E1/E_2 > 1$，高于正常周期。

（4）尿17-酮类固醇：正常或轻度升高。正常时提示雄激素来源于卵巢，升高时提示肾上腺功能亢进。

（5）血清催乳素（PRL）：20%~35%的患者可伴有血清PRL轻度增高。

（6）抗苗勒管激素（AMH）：血清AMH多为正常人2~4倍。

（7）其他：腹部肥胖型患者，应检测空腹血糖及口服葡萄糖耐量试验（OGTT），还应检测空腹胰岛素及葡萄糖负荷后血清胰岛素。肥胖型患者可有甘油三酯增高。

3. 影像学检查

超声检查见卵巢增大，包膜回声增强，轮廓较光滑，间质回声增强；一侧或两侧卵巢各有12个及以上直径为2~9mm无回声区，围绕卵巢边缘，呈车轮状排列，称为"项链征"。连续监测未见主导卵泡发育及排卵迹象。

4.腹腔镜检查

腹腔镜下见卵巢增大，包膜增厚，表面光滑，呈灰白色，有新生血管。包膜下显露多个卵泡，无排卵征象，如无排卵孔、无血体、无排卵孔、无血体、无黄体。镜下取卵巢活组织检查可确诊。

5.其他检查

诊断性刮宫应选在月经前数日或月经来潮6h内进行，刮出的子宫内膜呈不同程度增生改变，无分泌期变化。对闭经或月经不规律者，可以了解子宫内膜增生情况。目前临床较少使用。

（二）诊断标准

PCOS的诊断是排除性诊断。因临床表型的异质性，诊断标准存在争议。国际上先后制定NIH、鹿特丹、AES等多个诊断标准，目前采用较多的是鹿特丹标准：①稀发排卵或无排卵。②高雄激素的临床表现和（或）高雄激素血症。③卵巢多囊改变：超声提示一侧或双侧卵巢直径2~9mm的卵泡≥12个，和（或）卵巢体积≥10ml。④3项中符合2项并排除其他高雄激素病因。

为更适应我国临床实际，原卫生部颁布了《多囊卵巢综合征诊断》（WS 330-2011），具体如下。月经稀发、闭经或不规则子宫出血是诊断的必须条件；同时符合下列2项中的一项，并排除其他可能引起高雄激素和排卵异常的疾病即可诊断为PCOS：①高雄激素的临床表现或高雄激素血症。②超声表现为PCOS。

1.疑似 PCOS

月经稀发或闭经或不规则子宫出血是诊断的必需条件。另外再符合下列 2 项中的 1 项：①高雄激素临床表现或高雄激素血症。②超声下表现为多囊卵巢。

2.确诊 PCOS

具备上述疑似PCOS诊断条件后还必须逐一排除其他可能引起高雄激素的疾病和引起排卵异常的疾病才能确定PCOS的诊断。

五、中医辨证论治

（一）辨证要点

1.脾虚痰湿证

主症：婚久不孕；形体肥胖；经行后期，甚则闭经；带下量多，色白质黏无臭。

次症：头晕心悸，胸闷泛恶，面目虚浮或㿠白。

舌脉：舌淡胖有齿痕，苔白腻，脉沉滑。

证候分析：脾失健运，饮食不节，或恣食膏粱厚味，痰湿内生，阻塞气机，冲任失司，躯脂满溢，闭塞胞宫，无以摄精成孕，故婚久不孕；湿阻痰凝，湿困脾阳，故形体肥胖；痰湿壅滞冲任，有碍血海满溢，故经行后期，甚则闭经；痰湿伤及任带，带脉失约，故带下量多，色白质黏无臭；痰湿阻滞，气血运行不畅，不能充养于心，则心悸；痰阻中焦，清阳不升，故头晕，胸闷泛恶；面目虚浮或㿠白，舌脉象均为脾虚痰湿之候。

2.脾虚肝郁证

主症：婚久不孕；经行延后，或稀发，甚至闭经；经前胸胁、乳房胀痛。

次症：痤疮；多毛；经血色淡或紫暗，质清稀，或夹血块；神疲乏力；烦躁易怒。

舌脉：舌淡胖、舌薄白，边有齿痕，脉细弦。

证候分析：平素饮食不节，或情志不畅致肝气郁结，疏泄不利，脾气亦因之运化失职，脾虚失运，痰湿内生，加之肝郁气滞，气机愈发不畅，胞脉受阻，无以摄精成孕，故婚久不孕；痰阻气滞，冲任阻滞，则经行延后，或稀发，甚至闭经；脾虚血少，气机郁滞，则经期缩短，经量减少，有时甚则点滴即净；肝脉不畅，肝经郁滞，经前气血愈发不畅，则经前胸胁、乳房胀痛；经前气血下注冲任，气血壅滞，有碍脾气，水湿愈盛，故腹泻，大便稀溏；肝失疏泄，气血不行，蕴遏经络，阻塞于毛发肌肤，故多毛、痤疮；脾虚血少，则经血色淡，质清稀；肝郁气滞血瘀更甚，则经紫暗，夹血块；舌脉象均为脾虚肝郁之征。

3.肾虚痰瘀证

主症：婚久不孕；经行延后，闭经；月经量少；经色暗红，有血块。

次症：形体肥胖；多毛、痤疮；带下量多；头晕耳鸣，腰膝酸软。

舌脉：舌淡或暗红，舌边有瘀点瘀斑，苔白腻或薄腻，脉弦细或弦滑。

证候分析：先天禀赋不足，或房事不节，损伤肾气，冲任虚衰，胞脉失于温煦，不能摄精成孕；肾虚不能化气行水，痰湿内生，滞于冲任，则经行延后，闭经；肾虚冲任血少，气血运行无力而不畅，则生瘀滞，痰瘀阻滞冲任，则月经量少，经色暗红，有血块；湿阻痰凝，湿困脾阳，故形体肥胖；气血不畅，蕴遏经络，阻塞于毛发肌肤，故多毛、痤疮；痰湿下注，伤及任带，故带下量多；肾虚腰腑失养故腰膝酸软；舌脉象均为肾虚痰瘀之征。

4. 肾虚肝郁证

主症：婚久不孕，月经后期量少甚至闭经，痤疮。

次症：头昏，腰酸；郁郁寡欢，乳房胀痛，或少量溢乳；带下量少或无；阴道干涩疼痛。

舌脉：舌暗红、苔白，脉细弦。

证候分析：先天肾气不足或后天伤于肾，致使肾精匮乏，加之肝郁不达，疏泄失常，经络不畅而阻滞，阴血不能滋养冲任、胞宫、胞脉失养，故而不孕；天癸泌泄不足或紊乱，则冲任失养，血海不充，故月经后期量少甚至闭经；肝失疏泄，气血不行，蕴遏经络，阻塞于毛发肌肤，故多毛、痤疮；肝肾同源，肾藏精，肝藏血，肾虚肝郁，阴血不足，故头晕、带下量少或无、阴道干涩疼痛；腰为肾之府，肾虚则外腑失养，故腰酸；肝郁不舒，经络不畅，故郁郁寡欢、心烦，乳房胀痛；肝郁肾虚，气血逆乱，冲任失调，经血不能下达而上溢为乳；舌脉象为肾虚肝郁之候。

5. 肾精亏虚证

主症：婚久不孕；经行延后，稀发甚至闭经；或月经先期量少。

次症：形体羸瘦，口干便结，手足心热，面部痤疮。

舌脉：舌质红或淡红、苔少、脉细数。

证候分析：先天禀赋不足，或房事不节，肾阴亏损，精血不足，失于荣养故形体羸瘦；冲任空虚，不能凝精成孕，则婚久不孕；精亏血少，血海不足，故经行延后，稀发甚至闭经，或月经先期量少；肾阴亏虚，虚火上炎，则手足心热，面部痤疮；虚火消灼阴液，阴液更加不足，故口干便结；舌脉象均为肾精亏虚之征。以上主症具备2项或以上，次症2项或以上，结合舌脉，即可辨证为本证。

■（二）辨证论治

1. 脾虚痰湿证

治法：健脾化痰，理气调经。

推荐方药：苍附导痰汤加减。苍术、牛膝、白术、香附、浙贝母、茯苓、皂刺、丹参、胆南星、甘草、枳壳。

2. 脾虚肝郁证

治法：健脾渗湿，疏肝调经。

推荐方药：健脾疏肝调经汤。党参、茯苓、白术、白扁豆、砂仁、山药、莲子、薏苡仁、桔梗、柴胡、白芍、枳壳、石斛、大枣、甘草。

3. 肾虚痰瘀证

治法：益肾导痰，活血通络。

推荐方药：益肾导痰汤。苍术、香附、茯苓、陈皮、半夏、白术、枳壳、胆南星、当归、甘草、仙灵脾、仙茅、巴戟天、黄芪、鸡血藤、丹参、桂枝、浙贝母。

4. 肾虚肝郁证

治法：补肾疏肝，理气调经。

推荐方药：百灵调肝汤加减。当归、瓜蒌、赤芍、川楝子、牛膝、通草、皂刺、青皮等。

益肾解郁汤：柴胡、枳壳、赤芍、白芍、仙茅、鸡血藤、甘草、紫石英、川续断、鹿角霜、益母草、玫瑰花。

5. 肾精亏虚证

治法：填补肾精，调经助孕。

推荐方药：滋肾助孕方加减。山茱萸、沙参、土贝母、菟丝子、柴胡、知母、石斛、当归、莲子心、土鳖虫、甘草。

（三）中医特色疗法

1. 普通针刺

主穴：中极、关元、子宫、三阴交、复溜、足三里。

配穴：脾虚痰湿加丰隆、脾俞；肾虚痰瘀加肾俞、膈俞；脾虚肝郁加血海、太冲；肾精亏虚加太溪、肾俞；痰瘀互结加丰隆、膈俞。

操作方法：垂直或倾斜进针4~5mm，直到患者产生胀或紧或沉重的感觉，留针30min，每隔10min旋捻转补法加强针感。在月经干净后的第5天开始行针刺治疗，每天进行1次30min，坚持到下一次月经到来。3个周期为一个疗程。

2. 耳穴埋豆

耳穴：内生殖器、内分泌、皮质下、脾、肾，用0.5cm×0.5cm医用胶布，贴上王不留行籽，用血管钳送至相应穴位，贴紧后加压力，以局部有酸、麻、胀、痛或发热感为度。嘱咐患者每天三餐前30min用拇指、食指在耳郭内外按压进行刺激，使其耳朵感到酸麻胀或发热，每穴按压50次，每3天换耳穴1次，两耳交替贴穴，共治疗12周，月经来潮暂停治疗。

3. 穴位埋线

穴位：水分、天枢、关元、中极、卵巢、带脉、足三里、脾俞、肾俞、阴陵泉、丰隆等。

操作方法：取可吸收性埋线用蛋白线，严格消毒后，戴无菌手套，铺巾，镊取一段已消毒的蛋白线，放置在针管的前端，后接针芯，针刺入到所需的深度，边推针芯边退针管将蛋白线埋植在穴位的皮下组织或肌层内，出针，并用无菌胶贴覆盖。10天操作1次，3次为一个疗程。

六、西医治疗要点

参照《多囊卵巢综合征中国诊疗指南》。

（一）预处理

PCOS不孕患者应确认和尽量纠正可能引起生育失败的危险因素，如肥胖、未控制的糖耐量异常、糖尿病、高血压等。具体措施包括减轻体质量、戒烟酒、控制血糖及血压等，并指出减重是肥胖PCOS不孕患者促进生育的基础治疗。而非肥胖型PCOS，其生活方式干预是以增肌为主要目标的高蛋白饮食和肌力锻炼，使患者骨骼肌含量增加后，可改善胰岛素抵抗，恢复排卵功能。

（二）药物促排卵

适用于有生育要求但持续性无排卵或稀发排卵的PCOS患者。用药前应排除其他导致不孕的因素和不宜妊娠的疾病。

1. 来曲唑（letrozole，LE）

LE是第三代高选择性芳香化酶抑制剂，可抑制芳香化酶的活性，阻断雄激素向雌激素转化，从而解除雌激素对下丘脑—垂体的负反馈，使内源性促性腺激素增加，刺激卵泡生长发育。LE目前已作为一线的促排卵药物，用于无排卵或稀发排卵的PCOS患者。相较于克罗米芬（CC），LE半衰期短，仅45h，停药后雌激素水平可迅速恢复，对子宫内膜无明显抑制，因此更常用于CC抵抗或治疗失败的PCOS患者。近年来的研究发现，LE促排卵的妊娠率和活产率均高于CC，多胎妊娠率和出生缺陷发生率无明显差异。

（1）用法：从自然月经或撤退性出血的第2~5天开始，2.5mg/d，共5d；如无排卵则每周期增加2.5mg，直至5~7.5mg/d。

（2）常见不良反应有：恶心、头痛、骨痛、潮热和体重增加，主要由于服药之后体内雌激素水平降低导致。严重肝肾功能损伤患者需慎用。

2. 克罗米芬（clomiphene citrate，CC）

CC通过与雌激素受体结合，解除雌激素对下丘脑—垂体的反馈作用，使垂体促性腺激素分泌增加，促使卵泡生长发育，为传统一线用药，价格便宜，使用广泛。

（1）用法：从自然月经或撤退性出血的第2~5天开始，50mg/d，共5d；如无排卵则每周期增加50mg直至150mg/d，如卵泡期长或黄体期短提示剂量可能过低，可适当增加剂量；如卵巢刺激过大可减量至25mg/d。

（2）常见的不良反应有：卵巢过度刺激综合征（OHSS）、多胎妊娠、潮热、视觉干扰、腹部不适、乳房疼痛等。

（3）禁忌证：原因不明的不规则阴道出血、子宫肌瘤、卵巢囊肿、肝功能损害、精神抑郁、血栓性静脉炎。

3. 促性腺激素（Gn）

常用的促性腺激素包括人绝经期促性腺激素（hMG）、高纯度FSH（HP-FSH）和基因重组FSH（rFSH）。可作为CC或来曲唑的配合用药，也可作为二线治疗。适用于CC抵抗和（或）失败的无排卵不孕患者。

（1）用药条件：具备盆腔超声及雌激素监测的技术条件，具有治疗卵巢过度刺激综合征（OHSS）和减胎技术的医院。

（2）用法：联合来曲唑或CC使用，增加卵巢对促性腺激素的敏感性，降低促性腺激素用量。低剂量逐渐递增或常规剂量逐渐递减的促性腺激素方案。较常见的不良反应有恶心、头疼、骨痛、潮热、体重增加等。

（3）禁忌证：怀疑有垂体增生或肿瘤、诊断未明的阴道流血、子宫肌瘤、卵巢囊肿或卵巢肿大、血栓性静脉炎、对促性腺激素有过敏史。

4. 二甲双胍

二甲双胍被认为可使PCOS女性恢复排卵、提高妊娠率，还可以降低血清雄激素水平和血管内皮生长因子（VEGF）生成、减少OHSS的发生，因此2018年的国际循证指南认为该药是PCOS一线治疗用药之一，也可以与CC配合使用。此外，二甲双胍有改善代谢，协同促排卵药物改善妊娠结局的获益。目前相关的RCT研究中大多是在激动剂方案中进行，药物剂量从500mg bid到850mg tid不等，使用时间通常到HCG日。加用二甲双胍后，OHSS风险、临床妊娠率、活产率和周期取消率可能有所改善，而促性腺激素用量、获卵数、流产率、多胎率无明显差异。

■ （三）腹腔镜卵巢打孔术

适用于克罗米芬抵抗、来曲唑治疗无效、顽固性LH分泌过多、因其他疾病需腹腔镜检查盆腔、随诊条件差不能进行促性腺激素治疗监测者。建议选择体质指数（BMI）≤34kg/m^2、基础LH>

10U/L、游离睾酮水平高的患者。手术方法：月经干净第3~7天，采用单极电凝针，单极电流为30w，穿透卵巢3~4个孔，深度3~5mm，电凝时间3~5s。术毕卵巢表面予以透明质酸钠预防粘连。

■ （四）体外受精—胚胎移植（IVF-ET）

PCOS患者经上述治疗均无效时或者合并其他不孕因素（如高龄、输卵管因素或男性因素等）时需采用IVF-ET治疗，为三线治疗方案。

■ （五）未成熟卵母细胞体外成熟培养

目前未成熟卵母细胞体外成熟培养应用仍有争议。主要适用于：①对促排卵药物不敏感，如对克罗米芬抵抗、对低剂量促性腺激素长时间不反应，而导致卵泡发育或生长时间过长。②既往在常规低剂量的促性腺激素作用下，发生过中重度卵巢过度刺激综合征的患者。

七、中西医结合治疗

■ （一）预处理

1.减重

研究发现，肥胖妇女在孕前即使只有很小幅度的体重下降都能显著改善妊娠结局，体重下降5%~10%有助于调整月经周期和恢复排卵。

（1）中药。肥胖型PCOS多见于脾虚痰湿证、肾虚痰瘀证，中医治以健脾化痰、活血通络、温肾助阳，辨证选用苍附导痰汤或益肾导痰汤，可调节下丘脑—垂体—卵巢轴，减轻体重，恢复正常代谢。

（2）针刺。关于针灸治疗肥胖型多囊卵巢综合征的经络选择统计中，任脉、胃经、脾经为主要经脉。因此，从任脉、脾经、胃经、肾经、膀胱经络入手取穴进行针灸，可健脾化痰、活血消脂、调理气血。治疗肥胖型多囊卵巢综合征的穴位按频次从高到低排序为：关元、三阴交、足三里、子宫、中极、天枢、肾俞、丰隆、中脘、大横。临证辨治，取穴组方：①取穴关元、中极、中脘，疏通任脉之功，任通冲盛，月事以时下。②取脾胃经之足三里、三阴交、天枢、丰隆，健脾利湿、升清降浊、化痰消脂，全身气机运化协同，中焦枢纽运行有度，痰湿得化，肥胖得减。③取肾俞，温通督脉、补肾益气化瘀。

（3）耳穴。月经来潮第7天采用王不留行耳穴贴开始贴压，选肾、肝、脾、内生殖器、卵巢、内分泌穴，双耳交替进行，每3日一换，嘱患者用拇指、食指在耳郭内外按压50次进行刺激，按压手法由轻至重，每日3次。

2. 调周

笔者针对PCOS不孕分型分期论治。PCOS瘦型患者多以肾虚常见，胖型以痰湿多见。月经期以养血活血通经为主，瘦型治以补肾养血调经；胖型治以化痰燥湿调经。经后期宜滋阴养血、培补冲任，常以左归丸或归芍地黄汤加减，胖型加佩兰、苍术、白术、陈皮、半夏等燥湿化痰。排卵期宜温阳活血、疏肝理气治以疏肝理气，活血通络，方用经验方破卵汤；同时配合针灸、耳穴及运动疗法促进卵泡顺排出。经前期宜温肾健脾、益气养血、以促进和维持黄体支持，方用经验方益肾养血调膜汤，胖型加健脾祛湿之品。

■ （二）中医药促排卵

1. 育泡

月经周期第5天开始助孕口服液（南平市人民医院制剂）口服，一次20ml，一日3次，配合养膜助孕包（南平市人民医院制剂）水煎服，每日1剂，共5天。月经周期的第10天开始阴道B超监测卵泡情况，月经周期第12天予以养泡煲食疗以长泡、调泡（详见本章第八节）。在中医辨证论治的基础上，毫针针刺促进卵泡发育也十分必要，针刺取穴包括中脘、关元、中极、卵巢、子宫、三阴交、脾俞、肾俞等，干预周期宜长。如在本月发现卵泡增长缓慢者，可即刻开始行针刺干预，可于下个月经周期开始收效。

2. 促排

（1）中药。阴式B超监测卵泡成熟（卵泡≥18mm），适时加用破卵汤联合针灸破卵。中药破卵汤（经验方）：柴胡、赤芍、白芍、茯苓、枳壳、丹参、甘草、皂刺、龟甲、莱菔子、月季花）煎服，以疏肝理气，活血通络。

（2）针刺。在此治疗基础上，采用毫针针刺结合辨证取穴之法进行促排卵治疗，毫针针刺疗法取穴为：卵巢、子宫、关元、中极、气海、肾俞、三阴交，据排卵情况选取不同下针方向（左侧、右侧、双侧），20min/次，每次留针20min，隔日针灸1次，直至阴超监测已排卵（针刺操作详见第四章）。

（3）穴位埋线。穴位：水分、天枢、关元、中极、卵巢、带脉、足三里、脾俞、肾俞、阴陵泉、丰隆等。操作：取可吸收性埋线蛋白线，严格消毒后，戴无菌手套、铺巾，镊取一段已消毒的蛋白线，放置在针管的前端，后接针芯，针刺入到所需的深度，边推针芯边退针管将蛋白线埋植在穴位的皮下组织或肌层内，出针，并用无菌胶贴覆盖。10天操作1次，3次为一个疗程。

■（三）宫腹腔镜手术

对于PCOS性不孕经中西药促排卵治疗6个月未孕，考虑为难治性PCOS性不孕同时考虑合并其他原因引起的不孕症，推荐行宫、腹腔镜联合手术。术中探查是否合并其他的不孕因素并积极处理，左侧卵巢采用单极电凝针，单极电流为30w，穿透卵巢4个孔，深度3~5mm，电凝时间3~5s；右侧卵巢行部分楔形切除术，注意保存残留的卵泡，生理盐水反复冲洗，出血部位PK刀点状电凝止血，卵巢创面局部放置凝血酶止血，术毕盆腔放置透明质酸钠预防粘连，切记避免PK刀反复电凝止血。

■（四）试孕时机的选择

待患者术后阴道血止，行盆腔综合疗法预防腹腔镜术后卵巢及盆腔粘连（详见第四章）。术后辨证使用补肾填精、养血和血中药护巢、养泡；如有优势卵泡可当月指导同房试孕，孕后注意积极保胎治疗。

✿ 八、治法集萃

1. 尤昭玲教授

尤昭玲教授治疗PCOS不孕按肥瘦分型如下。

（1）肥证：从脾、心论治。治其肥予赤小豆、薏苡仁、大腹皮；疗血水之结用泽兰、泽泻；散顽痰湿聚用土贝母、土茯苓。

（2）瘦证：从肝、心论治。予牡丹皮、栀子、知母、黄柏、莲子心等有对抗雄激素亢奋作用的中药。求子首选单纯中医两段调孕法。经期调经、疗癥疾，从肝、心、脾，以逍遥散为底方加减；经后全力调泡助孕，从肾、脾、肝论治，方选护卵汤。同时配合暖巢煲暖巢填精，护卵养泡，以促进卵泡生长、发育、排出。

对于部分PCOS患者存在未破裂卵泡黄素化综合征，首创了"尤氏八法"，结合巢、泡、膜等多因素综合分析诊断，运用多种方法进行施治，艾灸、跳绳、爬楼、泡脚、耳穴等，并自创了尤氏节律拍击法共同配合促卵泡排出。临床屡屡获效。

2. 侯丽辉教授

侯丽辉教授把PCOS辨证分为4型，在整体论治基础上加以中药调周法治疗。经后期滋阴补肾，以阴助阳，促进卵泡发育，方用左归丸加减。经间期滋阴补肾，活血通络，以助排卵，方用左归丸配活血通络药加减。经前期温补肾阳扶阳济阴，调理冲任，方用右归丸加减。行经期养血活血，去瘀生新，方用生化汤加减。临证在辨证论治基础上加用调周法，这种临床思路和方法能有效地改善临床症状，调节内分泌功能，改善卵巢功能。

3. 韩冰教授

韩冰教授治疗PCOS不孕时，必先调经以助孕，应补肾、理气、祛痰、化瘀兼顾。相火亢盛为主则滋阴降火、调理冲任，以黄柏、知母、熟地、山茱萸、菟丝子、女贞子等为基础；肝气郁结为主则疏肝养血、畅达冲任，以柴胡、桑叶、荷叶、木瓜、当归、白芍等为基础；痰瘀阻滞为主则化痰软坚、化瘀通经，以土茯苓、薏苡仁、香附、胆南星、姜半夏、皂刺等为基础；脾胃湿热为主则清热利湿、活血调经，以知母、黄柏、黄连、地丁、土茯苓等为基础，并根据女子的月经周期肾阴阳平衡的转化，因势利导。月经前半期常用菟丝子、覆盆子、女贞子、墨旱莲、巴戟天等药加减以滋肾养血，以促进卵泡发育；排卵期，加用皂角刺、浙贝母、月季花、橘叶等活血通经之品促进排卵；月经后半期常用仙灵脾、杜仲、寄生、黄芪、白术、茯苓等补肾益气升阳之品以促进阴阳转化；行经期，重阳则开，常加用桃仁、红花、益母草、泽兰等以活血化瘀通经之品促进经血排出。

4. 罗颂平教授

罗颂平教授认为PCOS不孕应首重调经，平衡气血阴阳。行经期常用益母草、鸡血藤、丹参、醋香附、郁金等活血调经，助阴血下泄。行经后常用左归丸加减，加用熟党参、白术、黄芪等健脾行气助运，少佐活血化瘀药物如桃仁等以调冲任。排卵期选用巴戟天、仙灵脾、杜仲等滋阴药基础上适当加入温阳助气之品以促进阴阳转化；肥胖型PCOS不孕者，选用苍附导痰丸合佛手散加减，加入补骨脂、黄芪等温肾健脾以治本，促卵排出；瘦型PCOS不孕患者用逍遥散、定经汤加减，肝郁明显者可加用合欢花、玫瑰花等轻疏肝气。黄体期方选归肾丸、寿胎丸加减，平补肾之阴阳常用熟地黄、仙灵脾、枸杞子、盐菟丝子等平补阴阳气血以待孕；同时注重固护脾胃，助脾健运，选黄芪、白术、陈皮、党参、芡实等；佐以疏肝柔肝养血之品，选白芍、柴胡、香附、阿胶、当归等。罗颂平调经助孕以平衡阴阳为本，补肾健脾助运，疏肝养血行气，气血阴阳同治，效如桴鼓。

5. 笔者团队

（1）王英等研究发现，多囊卵巢综合征性不孕在克罗米芬治疗的基础上，辨证采用经验方益肾导痰汤配合针灸促排卵能显著提高患者的排卵率及妊娠率。

（2）吴聚文等研究发现，以健脾疏肝调经汤为基础方并按月经周期酌情加味的治疗方法，在改善多囊卵巢综合征（脾虚肝郁型）患者的双侧卵巢平均体积和卵泡总数目上有明显优势。

（3）周丽娟等研究发现，痰热瘀结型多囊卵巢综合征在达英–35的基础上，应用大柴胡汤合桂枝茯苓丸治疗，可有效地帮助患者减轻体质量，改善痤疮，降糖、降脂等，最终达到调节身体内分泌，改善胰岛素抵抗，减轻PCOS症状的目的。

九、小结

多囊卵巢综合征具有高度的异质性，涉及生殖、代谢及心理等诸多问题。肥胖和胰岛素抵抗是影响生育的重要因素，与多种不良妊娠结局相关。对于多囊卵巢综合征性不孕的治疗包括：生活方式干预、调整月经周期、降雄治疗、调整代谢、诱导排卵、腹腔镜手术及体外受精—胚胎移植技术。中医认为，本病病机与肝、肾、脾三脏功能失调及痰湿、血瘀密切相关。笔者认为本病以肾虚为本，痰浊、瘀血为标；肾虚痰凝血瘀是PCOS发病的基本病理，主张在西医治疗的基础上联合中医辨证论治、中医调周、耳穴、针灸、食疗、心理疏导等多途径疗法治疗。

参考文献

[1] 宋颖，李蓉. 多囊卵巢综合征中国诊疗指南解读 [J]. 实用妇产科杂志，2018，34（10）：737-741.

[2] Adam H B, Lara C M, Marie M, et al. The management of anovulatory infertility in women with polycysticovary syndrome：an analysis of the evidence to supportthe development of global WHO guidance [J]. Human Reproduction Update, 2016, 22（6）：687-708.

[3] 陈思韵，郜洁，刘文利，等. 罗颂平治疗多囊卵巢综合征不孕症经验撷萃 [J]. 中医药导报，2019，25（8）：114-116.

[4] 谢敏，李丹，赵爽. 多囊卵巢综合征的病因病机及治疗研究动态 [J]. 世界中西医结合杂志，2018，13（1）：145-148.

[5] 李亚敏，白杰，苏健. 田淑霄教授治疗多囊卵巢综合征不孕症经验 [J]. 河北中医，2016，38（1）：11-13.

[6] 王瑞婷，宋殿荣，王雅楠. 韩冰治疗多囊卵巢综合征致不孕症经验总结 [J]. 江西中医药，2016，47（9）：39-40.

[7] 陆新虹，罗佐杰. 多囊卵巢综合征与新型脂肪因子关系的研究进展 [J]. 中华糖尿病杂志，2015（4）：269-272.

[8] 蒯国林. 达因-35治疗多囊卵巢综合征疗效分析 [J]. 中国医药指南，2008，6（23）：130-131.

[9] Ibáñez L, López-Bermejo A, Díaz M, et al. Endocrinology and gynecology of girls and women with low birth weight [J]. Fetal Diagnosis and Therapy, 2011, 30（4）：243-249.

[10] Teede H J, Misso M L, Costello M F, et al. Recommendations from the international evidence-based guideline for the assessment and management of polycystic ovary syndrome [J]. Fertility and Sterility, 2018, 110：364-379.

[11] Moran L J, Noakes M, Clifton P M, et al. C-Reactive Protein

before and after Weight Loss in Overweight Women with and without Polycystic Ovary Syndrome [J]. The Journal of Clinical Endocrinology & Metabolism, 2007, 92: 2944-2951.

[12] 刘春芬, 易蕾, 苏小莉. 基于针灸治疗肥胖型多囊卵巢综合征的取穴规律浅析"痰瘀壅胞"论 [J]. 湖南中医杂志, 2019, 35 (11): 120-122.

[13] 王英, 潘丽贞. 从肝脾肾论治青春期多囊卵巢综合征月经失调体会 [J]. 实用中医药杂志, 2014, 30 (11): 1059-1060.

[14] 潘丽贞, 王英, 何姗. 中西医结合治疗难治性多囊卵巢综合征性不孕101例临床疗效观察 [J]. 世界中西医结合杂志, 2012, 7 (1): 40-42.

[15] 王荣莉, 何焕娣, 孔春梅. 针药并用对排卵障碍性不孕症女性卵泡发育及排卵情况的影响观察 [J]. 四川中医, 2019, 37 (08): 173-176.

[16] 杨永琴, 尤昭玲. 尤昭玲教授诊治多囊卵巢综合征性不孕症的经验 [J]. 中医药导报, 2015, 21 (23): 25-28, 31.

[17] 王丽丽, 侯丽辉. 调周法治疗多囊卵巢综合征 [J]. 吉林中医药, 2014, 34 (03): 249-251.

[18] 王瑞婷, 宋殿荣, 王雅楠. 韩冰治疗多囊卵巢综合征致不孕症经验总结 [J]. 江西中医药, 2016, 47 (09): 39-40.

[19] 陈思韵, 郜洁, 刘文利, 等. 罗颂平治疗多囊卵巢综合征不孕症经验撷萃 [J]. 中医药导报, 2019, 25 (8): 114-116.

第五节　宫腔粘连性不孕

一、概述

宫腔粘连（Intrauterine adhesions，IUA），常继发于宫腔操作后，如人工流产术、刮宫术、分娩等，大面积地破坏了子宫内膜基底层，使内膜纤维化，瘢痕形成，从而局部创面发生粘连，临床表现为经量减少、闭经、继发性不孕、反复流产及产科并发症等的一种疾病，又被称为Asherman综合征。随着生活观念的改变，近年来IUA的发病率呈上升趋势，但其被治愈恢复到粘连前状态的成功率不高，尤其是重度的宫腔粘连，术后复发率高，甚至有加重粘连的风险。如何有效促进子宫内膜的修复和增生、预防复发，以及确保患者成功受孕、顺利分娩是临床治疗的棘手问题。

二、中医学认识

根据IUA的临床表现，可将其归属于祖国医学"月经过少""女子不月""闭经""痛经""滑胎""不孕""无子""断续"等范畴。

月经是由脏腑、天癸、气血、经络相互协调作用而产生的，而生育则与月经息息相关，其中肾在此过程中起着主导和决定性作用。《素问·上古天真论》"肾气盛……二七而天癸至……，月事以时下，故有子"，首先提出了肾气盛，天癸至，任通冲盛，月事以时下，故有子的受孕机制。《素问·奇病论》曰："胞络者系于肾。"《诸病源候论》云："肾藏精，精者，血之所成也。"《傅青主女科》有云"经水出诸肾"，"肾水本虚，何能盈满而化经水外泄"。《医学正传》云："月经全借肾水施化，肾水即乏，则经血日以干涸。"说明肾中精气的盛衰是保证月经正常来潮的基础。宫腔粘连的患者大部分都有宫腔手术或感染史，反复刮宫为金刃所伤，直接扰乱了肾—天癸—冲任—胞宫生殖轴的生理，损伤脏腑、气血、冲任，而以肾伤之最甚。因肾气虚损，精血不足，胞脉空虚冲任血海亏虚，故发为月经过少、稀发，甚至闭经；月事不能以时下，故无子。

胞宫脉络受损，脉道空虚，血虚使血行迟滞为瘀，加之离经之血留于胞宫亦成瘀，如果此时调护不慎，邪毒内侵，客于胞宫，滞于冲任，或寒凝血瘀，或痰瘀互结，或化热酿毒，阻滞气血运行，经血不下则月经量少。另外术后精血不足之时情志不遂，肝郁不舒、冲任失调可导致虚实夹杂之"月经过少"，从而无子。《神农本草经》紫石英条下记载"女子风寒在子宫，绝孕十年无子"。《金匮要略·妇人杂病脉证并治》温经汤条下说："亦主妇人少腹寒，久不受胎。"《针灸甲乙经·妇人杂病》"女子绝子，衃血在内不下，关元主之"，率先提出瘀血导致不孕的机制。《丹溪心法·子嗣》中提出肥盛妇人痰湿闭塞子宫不能怀孕的论证。《妇人规·子嗣类》提出"情怀不畅，则冲任不充，冲任不充则胎孕不受"的七情内伤导致不孕的机制。

现代中医妇科学专家比较认同本病的基本病机是"肾虚血瘀"，并与肝、脾关系密切，治疗上主张根据该病发展或月经的不同阶段辨证论治。如尤昭玲教授认为本病的病因病机为脏器本虚、邪气阻隔，经期治以清热解毒、活血化瘀，经后期治以健脾补肾、益气养血，排卵期补肾健脾、养血助膜等。张晓甦教授认为本病总的病机以"湿热瘀结为标，血虚肾亏为本"，并将该病分为早、中、后三期；强调早期祛邪生新，恢复胞宫正常形态为基础；中期调理月经，愈后防复为治疗关键；后期结合补肾调周，适时促孕种子为治疗目的。吴克明教授多从补益肝肾、养血活血方面着手。李丽芸教授则以"补肾祛瘀"为治则，将该病分为肾精亏虚、肝肾阴虚、脾虚夹痰、脾肾阳虚、肝气郁结五型以辨证施治。

笔者认为，罹患该病者多由于金刃损伤冲任、胞宫，耗伤肾之元气精血，肾精衰少，无精化血；金刃损伤胞脉，离经之血未净而成瘀，血海充溢受阻；加之术后不慎调养，脾失健运，气血不足；邪气乘虚而入所致。因此认为本病的病位为冲任、胞宫，与"肾、肝、脾"三脏密切相关，病性虚实夹杂，病理产物主要以"瘀"为主，治疗上主张在宫腔粘连分离术后"益肾、健脾、疏肝、养血、活血"，既不能过于纯补，使瘀血不去，新血不生，又不能一味地攻伐通经，以免伤精，同时需要注意兼夹之邪，或温经、或清热、或化痰、或除湿，使精气盛，冲任充，瘀血散，诸邪祛，则新血自生，血海满溢，月经如期而至，故能有子。

三、现代医学认识

IUA已经成为妇科的常见病，宫腔操作是主要病因，发病机制尚未完全明确，经阴道三维彩超是无创筛查的首选，而宫腔镜则是诊断和治疗IUA的金标准。可能的病因及发病机制有以下几个方面。

1. 纤维细胞增生活跃学说

任何原因使子宫内膜基底层损伤造成的上皮细胞及间质细胞再生障碍、新生血管形成受阻、成纤维细胞增生以及细胞外基质过度沉积等，均可导致纤维结缔组织增生瘢痕形成。

2. 神经反射学说

认为子宫颈内口是一特殊的神经分布区域，宫腔手术或搔刮所引起的反射性神经痉挛并且呈持续痉挛状态，可能引起宫腔积血、闭经、月经过少等临床症状；同时，还可能使子宫内膜失去对卵巢激素的反应。

3. 其他与发病相关的因素

其他与发病相关的因素如下。①ER表达异常。②子宫内膜干细胞增殖分化异常。③宫腔微环境改变与纤维化微环境增强。④信号通路调节异常。⑤其他，如粘连性成纤维细胞诱发的炎症反应。

IUA病因机制研究的目的是基于精准医学理念以达到对IUA人群的预警及个体化治疗，避免盲目治疗、过度治疗及无效治疗。

四、诊断依据

（一）诊断要点

以往临床上对IUA的诊断方式主要是应用子宫探针检查方法，对宫颈管、宫腔粘连进行鉴别分析，但此种诊断方式存在盲目性，且可能造成二次粘连，所以临床已很少应用。对于有月经量减少的患者，详细询问是否有宫腔操作史，结合辅助检查不难做出诊断。

1. 临床症状和体征

IUA的临床表现因人和病变部位、性质以及范围的不同而异，有许多患者并无明显的临床症状。

（1）月经量的稀少甚至闭经：月经改变是IUA患者最常见的临床症状，量的多少与IUA发生的部位、范围、病变性质密切相关，可由经量正常到闭经。但是需要注意有些患者表现为经期的延长或者阴道不规则出血。

（2）周期性的下腹疼痛：常为宫颈管或者宫腔下端粘连，类似处女闭锁造成的经血潴留引起逐渐加重的周期性下腹痛。

（3）不孕、流产、早产或者异位妊娠：IUA患者子宫容受度与粘连的部位、性质及范围有关，粘连越严重，容受度越低；而容受度越低受精卵着床率越小，异位妊娠率增高，从而表现为不孕、流产、早产，甚至异位妊娠。另外由于宫颈管或者宫腔下端粘连导致精卵结合障碍，也会导致不孕。

（4）IUA患者查体多无异常体征，但如合并宫腔积血，可出现子宫增大饱满，轻压痛，有时可合并宫颈举痛。

2. 实验室检查

性激素、抗缪勒管激素、甲状腺功能等对内分泌功能引起的月经过少的诊断具有参考意义，对于IUA具有鉴别诊断作用。

3. 影像学检查

（1）子宫输卵管造影：用于宫腔粘连的诊断具有较高的灵敏度、特异度，但也存在容易出现假阳性及对疏松粘连带、内膜纤维化等情况不能有效显示导致的假阴性。

（2）经阴道彩超+三维重建：这种诊断方式具有快速、无创的特点，易于被患者接受，对于可疑的IUA患者是首选的初筛方法，同时也是宫腔粘连术后治疗效果评估的重要手段。三维成像表现为内膜回声缺损、不连续，边缘不规则、毛糙，宫腔失去正常的倒三角形等。但也存在一定的漏诊及误诊率。

（3）磁共振：价格昂贵，检查时间较长，且缺乏足够的研究，一般不作为IUA的常规检查。

4. 宫腔镜检查

宫腔镜检查是诊断宫腔粘连的金标准，对宫腔粘连发病部位、发病范围及病情程度、病变性质等均能明确，集检查和治疗为一体，宫腔镜下宫腔粘连分离术（Transcervical resection of adhesions，TCRA）目前已成为治疗宫腔粘连最主要的治疗方法，避免了既往治疗方法的盲目性和不彻底性。

■ （二）临床分期

按照欧洲内镜协会标准，宫腔粘连在宫腔镜下分为轻、中、重三度。轻度：累及宫腔＜1/4，粘连菲薄或纤细，输卵管开口和宫腔上端病变很轻或清晰可见。中度：累及宫腔1/4~3/4，仅粘连形成，无宫壁黏着，输卵管开口和宫腔上端部分闭锁。重度：累及宫腔＞3/4，宫壁黏着或粘连带肥厚，输卵管开口和宫腔上端闭锁。

2015年版《宫腔粘连临床诊疗中国专家共识》根据患者既往妊娠、月经情况，结合子宫内膜厚度及宫腔镜所见，制定了更为客观、详尽的诊断分级评分标准，见下表。

中国宫腔粘连诊断分级评分标准

评估项目	项目标准描述	评分（分）
粘连范围	＜1/3	1
	1/3~2/3	2
	＞2/3	4
粘连性质	膜性	1
	纤维性	2
	肌性	4
输卵管开口状态	单侧开口不可见	1
	双侧开口不可见	2
	桶装宫腔，双侧宫角消失	4
子宫内膜厚度（增殖晚期）	≥7mm	1
	4~6mm	2
	≤3mm	4

评估项目	项目标准描述	评分（分）
月经状态	经量≤1/2平时量	1
	点滴状	2
	闭经	4
既往妊娠史	自然流产1次	1
	复发性流产	2
	不孕	4
既往刮宫史	人工流产	1
	早孕期清宫	2
	中晚孕期清宫	4

注：轻度总分0~8分；中度总分9~18分；重度总分19~28分

五、中医辨证论治

（一）辨证要点

1. 肾虚血瘀证

主症：经量少，色紫暗，质稠，有血块；经行小腹胀痛；不孕；腰膝酸软。

次症：头晕耳鸣，失眠健忘，夜尿频多等。

舌脉：舌质淡暗或淡红，或有瘀斑、瘀点，脉弦细或沉涩。

证候分析：禀赋素弱或后天伤肾，肾气不足，加之瘀血内停，冲任阻滞，故经量少，色紫暗，质稠，有血块，经行小腹胀痛；肾气不足，冲任阻滞，不能摄精成孕，而致不孕；肾虚则腰膝酸软；精亏血少，脑髓不充，故头晕耳鸣，失眠健忘；夜尿频多，舌质淡暗或淡红，或有瘀斑、瘀点，脉弦细或沉涩均为肾虚血瘀征象。

2. 脾虚肝郁证

主症：月经量少，月经或先或后；婚久不孕；腹胀纳少，肢体倦怠；经期胸胁乳房胀痛。

次症：大便溏稀，经来腹痛绵绵；经前烦躁易怒，精神抑郁，善太息。

舌脉：舌体胖大，舌尖红，苔白，边有齿痕，脉细弦。

证候分析：患者素体脾虚，加之情志不畅，肝气郁结，脾虚肝郁，脾虚则血海失充，肝郁则疏泄失常，故月经量少，月经或先或后；脾虚肝郁，月经失常，不能摄精成孕而致不孕；脾虚则腹胀纳少，肢体倦怠，经来腹痛绵绵；肝失疏泄，故经期胸胁、乳房胀痛，或烦躁易怒、精神抑郁、善太息；肝脾不调，则大便溏稀。舌体胖大，舌尖红，苔白，边有齿痕，脉细弦均属脾虚肝郁之征。

3. 气血不足证

主症：经量少，色淡红，质稀；婚久不孕；神疲乏力，心悸气短，少气懒言，面色萎黄。

次症：小腹空坠，头晕眼花，食少、纳差。

舌脉：舌淡苔白、脉细弱。

证候分析：气血不足，冲任血海不盈，故经量少，色淡红，质稀；气血不足，冲任、胞宫失养，故婚久不孕；气虚故神疲乏力，心悸气短，少气懒言；血虚失于濡养，故面色萎黄；小腹空坠，头晕眼花，食少、纳差，舌淡苔白、脉细弱均为气血不足表现。

4. 肾虚痰湿证

主症：经量少，色淡红或淡暗，质黏腻如痰；婚久不孕；腰膝酸软。

次症：带多黏腻，胸闷泛恶，头晕耳鸣。

舌脉：舌淡胖，苔白腻，脉沉或滑。

证候分析：患者脾肾素虚，痰湿内停，阻滞经络，气血运行不畅，血海不足，故经量少，色淡红或淡暗，质黏腻如痰；冲任阻滞，不能摄精成孕，故婚久不孕；肾虚，则腰膝酸软、头晕耳鸣；脾虚痰湿，湿邪下注，损伤带脉，带脉失约，故带多黏腻；脾虚痰湿，停聚中焦，气机不畅，故胸闷泛恶；舌淡胖，苔白腻，脉沉或滑为肾虚痰湿之征。

以上主症具备2项或以上，次症2项或以上，结合舌脉，即可辨证为本证。

■ (二)辨证论治

1.肾虚血瘀证

治法：益肾养血、活血调经。

推荐方药：归肾丸合桃红四物汤加减。菟丝子、杜仲、枸杞子、山萸肉、当归、熟地、山药、茯苓、桃仁、红花、白芍、川芎等。

益肾养血调膜汤（经验方）：阿胶、菟丝子、覆盆子、枸杞子、桑椹、熟地黄、肉苁蓉、党参、莲子、炒白术、山药、当归、枳壳、石斛、虎杖、紫草。同时随月经周期加减：经期去阿胶酌加益母草、土鳖虫、大血藤；经间期酌加红花、皂角刺、月季花；经前期酌加淫羊藿、益母草、牡丹皮、川牛膝。

2.脾虚肝郁证

治法：健脾疏肝、理血调经。

推荐方药：开郁种玉汤。当归、白芍、白术、茯苓、天花粉、牡丹皮、香附等。

健脾疏肝调经汤（经验方）：柴胡、白芍、炒白术、党参、茯苓、石斛、白扁豆、陈皮、砂仁、炒山药、薏苡仁、炙甘草、牡丹皮、香附等。

3.气血不足证

治法：健脾益气、养血调经。

推荐方药：八珍汤加减。党参、茯苓、白术、熟地黄、山药、菟丝子、杜仲、枸杞子、川续断、鹿角霜、山茱萸、当归、何首乌等。

4.肾虚痰湿证

治法：补肾化痰、除湿调经。

推荐方药：五子苍附芎归二陈汤加减。菟丝子、枸杞子、覆盆子、苍术、制香附、川芎、当归、茯苓、陈皮、法半夏、鸡血藤、生山楂等。

寿胎丸合子宫内膜炎方：菟丝子、桑寄生、续断、巴戟天、党参、白术、黄芪、猪苓、茯苓、萆薢、仙鹤草、连翘、甘草等。

■ (三)中医特色疗法

1.中药熏蒸

"盆炎净"功能活血化瘀，药物组成主要包括土茯苓、炙大黄、赤芍、木香、香附、莱菔子、川楝子等。

操作：将盆炎净洗剂置入熏蒸罐内浸泡加热，患者仰卧位，暴露小腹部，将其探头放置小腹部上方，利用其产生的药物蒸汽熏蒸小腹部。蒸汽体表温度控制在45℃以下，以患者自觉温度舒适为度，每日1次，每次30min，10天为一个疗程。

2.耳穴贴压

穴位：心、肝、脾、肾、内生殖器。

操作：常规消毒后，用专用耳穴贴，让患者每天自行按压3次，每个穴位每次按压50次，按压的力量以有明显的痛感但又不过分强烈为度。每3天更换1次，双侧耳穴交替使用。

3.中药灌肠

灌肠药物以活血化瘀，行气散结为主，常用药物包括红藤、败酱草、赤芍、乳香、没药、三棱、莪术等。

操作：将中药浓煎至150ml，每晚睡前保留灌肠，以3个月为一个疗程。

4.中药外敷

外敷药物以活血化瘀，通络散结为主，常用药物包括乳香、没药、土茯苓、土鳖虫、九香虫、水蛭、虎杖、马鞭草等。

操作：将药物粉碎后混匀装入布袋隔水蒸热，外敷于脐部或者两侧小腹，每天1次，每次30min，1个月为一个疗程。

六、西医治疗要点

西医治疗要点：首选宫腔粘连分离术（TCRA），目的是恢复宫腔解剖学形态及宫腔容积，治疗相关症状（不孕、疼痛等）；二是预防再粘连形成，促进子宫内膜再生修复，恢复生育能力。

IUA专家共识主张TCRA术后使用宫内节育器（IUD）、宫腔支撑球囊、生物胶类材料防治再粘连，雌激素、羊膜、干细胞等促进内膜再生修复的综合疗法。TCRA术后常用的预防宫腔再粘连的常用方法如下。

■ （一）宫内节育器、宫腔支撑球囊+药物治疗

该方法是目前临床较常用的预防TCRA后再粘连方法，起到机械屏障作用。宫内节育器可防止TCRA后宫腔前后壁相贴，起到预防再粘连的作用。节育器取出时间，可依据病患月经复潮情况而定。宫内球囊除了形成机械屏障外，还有压迫止血的作用。一些临床研究表明，TCRA后放置球囊导尿管，同时给予透明质酸钠，宫腔形态恢复、月经量恢复等情况得以明显改善。或与放置宫内节育器或球囊的同时给予补佳乐治疗，可有效提高患者的治愈率，防止宫腔再粘连。

■ （二）药物治疗

术后3~5天是炎症活跃期，宫腔镜术后给予适量有效抗生素，可以预防宫腔再粘连。小剂量阿司匹林可改善子宫动脉血流，同时对抗炎症介质所致血管收缩和血小板聚集，使组织血供增加。激素治疗，包括雌激素、人工周期、生长激素和促性腺激素释放激素激动剂等治疗。

■ （三）宫腔内注射抗粘连剂

以玻璃酸钠、几丁糖等为代表，可以起到液体屏障的作用。

■ （四）羊膜移植

光滑、半透明的羊膜因其有韧性和弹性，且无神经、血管及淋巴管等特性，植入宫腔可起到支架和屏障作用，但单纯的羊膜移植并没有再生和修复子宫内膜的效果。

■ （五）干细胞移植

干细胞具有子宫内膜高度增生的功能，可在体内重建子宫内膜细胞，已有报道称使用干细胞移植宫腔后成功妊娠的案例，所以临床上干细胞移植也是治疗宫腔粘连的一个潜在的前景。但由于当前人骨髓干细胞来源有限，且存在病毒感染率较高、细胞增殖分化潜能随年龄的增大而下降等诸多问题，广泛应用于临床还遥遥无期。

七、中西医结合治疗

笔者通过西医辨病与中医辨证相结合，取得了较满意的疗效。宫腔镜手

术首先明确宫腔粘连程度，尽可能去除病灶，恢复正常宫腔形态，配合术后中西医多途径治疗，包括中医辨证治疗、中医周期治疗、针灸、艾灸、中药外敷、穴位注射、穴位埋线等，预防宫腔再粘连，提高临床治愈率，降低复发率。

■ （一）宫腔镜手术

宫腔镜是诊断宫腔粘连的金标准。对于有宫腔操作史的月经减少、有生育要求患者，建议首选宫腔镜检查，不仅可以明确诊断，还可同时行TCRA。术中尽量用冷刀行粘连分离术，避免子宫内膜的热损伤，有效保护残留的子宫内膜是分离手术中不可忽视的重要环节，残留子宫内膜的面积直接影响手术效果。对于轻度粘连可一次分离到位，对于中重度粘连不强求一次性分离到位，以防子宫穿孔。

■ （二）术后防治再粘连

1. 宫腔灌注

（1）材料选择。①生物胶类材料包括：透明质酸钠、聚乳酸凝胶等，疗效为生物胶类材料通过屏障作用、修复受损内膜、抑制组织纤维化形成以及抑菌、止血、抗氧化等途径预防宫腔粘连的形成。②复方丹参注射液：丹参注射液通过宫腔灌注可以使宫腔内保持比较高的药物浓度，改善局部的血液循环，抗菌消炎，促进粘连松解和吸收，加压推注的钝性分离作用，成为防治IUA术后再粘连的一种有效方法。有报道，中重度IUA术后应用丹参注射液宫腔灌注具有抑制子宫内膜纤维蛋白凝集，促进纤维蛋白的溶解与吸收，减少细胞外基质生成，改善局部组织缺血，促进胚胎着床等作用，预防IUA发生。

（2）灌注方法。用一次性通液管缓慢宫腔注入10ml透明质酸钠或丹参注射液后抬高臀部，保留15min后拔除通液管。

（3）灌注时机。①TCRA后即予透明质酸钠灌注以抑制炎性细胞的激活和聚集，减少创面渗出，达到局部止血作用。②宫腔支撑球囊拔除后或月经干净后2~3天予丹参注射液灌注，其后每隔3天一次，3次为一个疗程。轻度者1个疗程，中度者2个疗程，重度者3~4

个疗程。每个疗程的最后一次宫腔灌注予透明质酸钠灌注。③重度宫腔粘连或者合并闭经者在TCRA前预处理。

（4）注意事项。①排除生殖道炎症。②避开经期或阴道出血。③一次性通液管注射球囊固定时球囊不宜过大。④灌注过程宜控制推液速度。⑤灌注后建议抬高臀部，适当留置一次性通液管一段时间。⑥对灌注液过敏者禁用。

（5）重度宫腔粘连术前预处理。重度宫腔粘连或者合并闭经者在TCRA前，使用雌孕激素序贯治疗及辨证口服中药的同时采用宫腔灌注预处理，可改善宫腔局部循环，促进受损内膜的再生修复，宫腔灌注间断加压可钝性分离部分微小粘连，使药物与宫腔创面紧密结合，提高了药物的生物利用度，改善了子宫内膜组织营养状况，从而改善月经。待月经改善，残存的内膜组织得到再生修复后再行TCRA，术后继续中西医多途径治疗，使残存的子宫内膜得到充分的营养支持，再生修复，从而防治再粘连。

2. 宫腔支撑球囊

（1）疗效：宫腔支撑球囊通过屏障效应阻隔创面之间的相互贴附，可以引流宫腔内出血、炎性渗出液，能够降低IUA分离手术后再粘连的形成。

（2）方法：中重度宫腔粘连松解术后立即放置，根据宫腔大小向球囊内注液5ml或8ml。常规口服甲硝唑片0.4g、维生素B_6片20mg，Bid，7天，阴道擦洗qd，预防感染；术后1周减少球囊内液一半后留置球囊至次月月经干净后拔除。

3. 宫内节育器

（1）疗效：宫内节育器可在一定程度上阻隔宫腔创面粘附，减少再粘连形成，多用于中重度或者中央型宫腔粘连。

（2）方法：宫腔粘连松解术球囊取出后，月经干净3~7天，阴道清洁度正常，放置元宫型宫内节育器，三个月后复查宫腔镜并取出节育器。

■ （三）促进子宫内膜再生修复

1. 雌激素

（1）疗效：雌激素能够促进子宫内膜生长与再生，有助于创面修复。

（2）方法：芬吗通（雌二醇片、雌二醇地屈孕酮片1/10mg或2/10mg，注册证号H20150346），术后次日或者月经来潮第一天开始口服雌二醇1~2mg，每日1次，14天后口服雌二醇地屈孕酮片1~2mg，每日1次；经期不停药，连续口服3个月经周期。

2. 中药熏蒸

（1）疗效：活血化瘀。

（2）方法：TCRA后血止或月经干净后南平市人民医院中药制剂盆炎净，熏蒸患者小腹部，每日1次，1次30min，10天为一个疗程（具体操作详见第四章）。

3. 盆底生物刺激治疗

（1）疗效：盆底仿生物电刺激能够刺激子宫血管平滑肌收缩和松弛，降低血管阻力；增加盆腔、子宫内膜和子宫肌肉的血液循环，增加组织营养；刺激子宫内膜，加速组织修复和生理功能恢复，促进子宫内膜生长，增加子宫内膜厚度，刺激改善盆腔微环境，增加子宫内膜血供。

（2）方法：采用PHENIX 8型神经肌肉刺激治疗仪，自月经结束第2~3天开始治疗，血流动力激活（频率2Hz，脉宽3ms）+血流动力加速（频率3Hz，脉宽3ms）方案，1次/天，40min/次，共6次为1个疗程。连续治疗3个月经周期。

■ （四）宫腔镜二次探查

IUA分离手术后应进行宫腔镜二次探查术，明确宫腔形态、子宫内膜状态并排除影响妊娠的因素，这是指导受孕及接受辅助治疗的重要依据。宫腔镜二次探查的时机选择在术后2~3个月。

■ （五）试孕期

宫腔粘连经宫腔镜评估后可以试孕者，次月经期予调养包活血祛瘀、温经调胞，经净后口服养膜助孕包和（或）助孕口服液，每次2支，每日2次，胚宝胶囊，每次2粒，每日2次，注意膜泡同调，至B超监测卵泡成熟直径18~20mm，改予破卵汤疏肝理气、活血化瘀，促卵泡排出，指导同房。若月经未如期而至应注意诊断是否妊娠。对合并有其他不孕因素或试孕6个周期仍未怀孕的患者，可根据病情选择人工授精（IUI）或试管婴儿（IVF-ET）等人工助孕方案。

（六）妊娠期

积极保胎治疗，辨证使用中药寿胎丸、安胎煲等安胎；适当选用胚宝胶囊、雌激素、阿司匹林改善子宫内膜血流，促进子宫内膜生长，增加子宫容受性，防止流产及胚胎停育。妊娠期加强产检，动态观察胚胎的生长、发育，注意随访胎盘是否有低置、前置、植入等情况，及时处理产科并发症。

八、治法集萃

1. 尤昭玲教授

尤昭玲教授认为本病的病因病机为"脏器本虚、邪气阻隔"，是典型的虚实夹杂之证，治疗上应遵循"攻补兼施"的原则，总结出中医治疗根本在于"清"，修复内膜重"脾"勿忘"肾"，并提出分有无妊娠要求、按月经周期分期和分部位的分类治疗方法。

2. 张晓甦教授

张晓甦教授认为宫腔粘连多以湿热瘀结为致病因素，肾虚为本，并将其类比西医炎症反应，治疗上采用化瘀清利补肾法结合四期调周治疗宫腔粘连所致不孕效果显著。

3. 裘笑梅教授

裘笑梅教授认为宫腔粘连多因宫腔手术时胞宫、胞脉为金刃所伤致肾中精气损伤，精血俱损，冲任气血不足，气血失调，气不行血，宿血停滞，凝结成瘀，阻滞胞络气机，日久致胞脉闭塞，粘连形成，故肾虚血瘀为宫腔粘连的主要病机，属本虚标实之证，临床上运用中药序贯疗法治疗宫腔粘连，取效良好。

4. 李祥云教授

李祥云教授认为人流术、诊刮术、纵隔切除等宫腔操作，破坏子宫内膜，为金石损伤胞宫胞脉，外邪乘机入侵，影响肾—天癸—冲任—胞宫轴，使肾气受损，冲任失调，血海失养，气血瘀滞胞宫，而致宫腔粘连，临证时以补肾祛瘀为主，辨证施治，调节子宫、卵巢等组织血供情况，促进子宫内膜修复与生长，改善宫腔内膜环境，使肾气充盛，气血通畅，冲任协调，血海渐盈，调经种子以受孕。

5. 陈霞教授

陈霞教授究其源，认为本病的基本病因病机为"肾虚为本""血为标"，属于典型的虚实夹杂之证，以"补肾滋膜，活血治炎"为治疗大法，自拟"补肾化瘀方"治疗，并根据月经不同时期阴阳消长、气血盈亏的变化规律，周期性调整用药，强调经期治标实，宜清宜散宜消，非经期调本虚，宜补宜滋宜养。

6. 匡继林教授

匡继林教授认为本病多以虚实夹杂者为多，肾虚为本，血瘀为标，临床多于宫腔镜下行粘连分离术，术后采用补肾活血、化瘀调经预防再粘连，配合保留灌肠及中药外敷，临床疗效显著。

7. 其他临床研究

（1）现代药理研究证实，补肾活血对性腺轴有调节作用，可以改善月经量，滋补肾精类中药结合雌激素能促进子宫内膜增生。活血化瘀类中药可以扩张血管，改善局部微循环，减少炎症渗出，延缓纤维化形成。

（2）吴丹等研究表明，补肾活血加激素序贯联合治疗，可降低搏动指数、阻力指数，改善子宫微循环，抑制炎症反应，防止再粘连。张晓红等研究补肾活血防粘汤可以抑制TGF-1，下调CTGF表达，延缓纤维化形成。

（3）阮冉采用激素配合中药联合治疗宫腔粘连所致月经过少30例等，总有效率93%；周璐等人研究表明补肾活血周期疗法联合西药能改善宫腔粘连术后患者子宫内膜厚度，增加子宫内膜血流。

8. 笔者及团队

（1）笔者等认为，宫腔粘连宫腔镜术前采用口服益肾养膜汤联合丹参注射液宫腔灌注的预处理方法，可以改善月经情况，防治宫腔粘连。

（2）周丽娟研究结果表明，IUA术后运用中药在宫腔粘连恢复方面疗效较好，可起到修复损伤的内膜，增加经量，预防宫腔再粘连的作用。

（3）朱茜观察宫腔镜下球囊支架置入在宫腔粘连分离术中的应用效果，认为宫腔粘连患者在宫腔镜宫腔粘连分离术中采用球囊支架置入能提高疗效，患者术后复发少，值得在临床推广应用。

（4）吴聚文等对比经阴道三维超声和宫腔镜在宫腔粘连诊断中的效果表明，阴道三维超声与宫腔镜在宫腔粘连中均有不可替代的临床价值，但阴道三维超声可作为宫腔粘连的首选检查方法使用。

九、小结

宫腔粘连分离术是治疗宫腔粘连的首选方法。术后如何有效防治再粘连，促进子宫内膜的修复，确保患者成功受孕、顺利分娩是目前最棘手问题。笔者认为本病重在未病先防，尽量避免宫腔操作；宫腔操作前，加强对生殖道感染的诊治，注意避免医源性感染；在宫腔操作时应注意对宫腔内膜的保护；术后注意调护，防治感染。实施宫腔粘连分离手术时，要避免盲目操作，粘连分离过程中要注意对残留子宫内膜的保护。针对重度宫腔粘连，推荐宫腔粘连术前要对子宫内膜做充分的预处理，不建议在内膜未修复的情况下，强行分离粘连。术后主张"益肾、健脾、疏肝、养血、活血"，既不能过于纯补，使瘀血不去，新血不生，又不能一味地攻伐通经，以免伤精元。采用中西医结合多途径疗法，可以积极防治再粘连，修复子宫内膜，提高临床妊娠率。

参考文献

［1］中华医学会妇产科学分会. 宫腔粘连临床诊疗中国专家共识［J］. 中华妇产科杂志，2015，50（12）：881-887.

［2］夏恩兰. 主编. 宫腔镜诊断及手术［M］. 3版. 天津：天津科技翻译出版公司，2010：375.

［3］刘文娥，游卉，张婉妮，等. 尤昭玲治疗宫腔粘连经验［J］. 中医杂志，2015，56（5）：369-371.

［4］王峥妍，张晓甦，张家瑜，等. 张晓甦教授中西结合论治宫腔粘连所致不孕经验［J］. 中医药信息，2019，36（4）：77-80.

［5］陈星蓓，杨华娣. 裘氏妇科治疗宫腔粘连临床经验浅析［J］. 浙江中医杂志，2019，54（3）：192.

［6］刘慧聪，徐红，徐莲薇，等. 治疗宫腔粘连合并输卵管阻塞性不孕经验

［J］.中医文献杂志，2017，35（2）：37-40.

［7］杨凭翔，陈霞.陈霞教授辨治宫腔粘连经验探赜［J］.浙江中医药大学学报，2017，41（10）：828-830.

［8］苏琼，匡继林.匡继林诊治宫腔粘连经验［J］.湖南中医杂志，2016，32（2）：32-33.

［9］张晓红，匡继林，徐佳.补肾活血防粘汤对宫腔粘连患者术后TGF-β1、CTGF表达的影响［J］.中医药导报，2017，23（8）：82-84，94.

［10］吴丹，罗健，陈伟志.补肾活血法对宫腔粘连术后患者子宫内膜及血流参数影的临床研究［J］.成都中医药大学报，2017，40（1）：26-28.

［11］阮舟.中西医结合治疗人流术后月经过少临床观察［J］.现代中西医结合杂志，2012，21（11）：1174.

［12］王英，潘丽贞，陈弦.益肾养膜汤联合丹参宫腔灌注预处理在宫腔粘连中的应用研究［J］.中医药学报，2018，46（4）：96-99.

［13］周丽娟，潘丽贞.益肾养血调膜汤治疗宫腔粘连术后月经过少34例［J］.江西中医药，2016，47（5）：56-58.

［14］朱茜.宫腔镜下球囊支架置入在宫腔粘连分离术中的应用效果观察［J］.福建医药杂志，2017，39（3）:51-53.

［15］吴聚文，潘丽贞，王英.经阴道三维超声与宫腔镜在诊断宫腔粘连中的效果对比［J］.临床医药文献电子杂志，2017，4（65）:12804-12805.

138

第六节　卵巢储备功能减退性不孕

一、概述

卵巢储备功能是指卵巢皮质区卵泡生长、发育，形成可受精卵泡的能力，它反映女性的生育能力及内分泌功能。卵巢储备功能减退（diminished ovarian reserve，DOR）：指女性在40岁之前，卵巢内卵母细胞的数量减少和（或）质量下降，同时伴有抗苗勒管激素水平降低、窦卵泡数减少、FSH水平升高，表现为患者生育力降低的疾病，但不强调病因和月经状态。DOR的发病率逐年上升并呈年轻化的趋势，在不孕患者的人群中约占10%，如不及时干预可在1~6年向早发性卵巢功能不全（premature ovarian insufficiency，POI）及卵巢早衰（premature ovarian failure，POF）转归。

二、中医学认识

根据该病的临床表现，归属于祖国医学"闭经""月经过少""经水早断""不孕""血隔"等范畴。

《素问·六节藏象论》云"肾者主蛰，封藏之本，精之处也。"《傅青主女科》曰"经水出诸肾"。肾藏先天之精，为生殖之本，卵子即肾所藏之"阴精"，其生长发育及顺利排出是生殖的基础，有赖于肾中阴阳的充盛与协调，精能化血，为月事来潮的根本，为种子孕育的基础。若先天禀赋不足，或后天多产房劳，或久病大病，则致肾精损耗，生殖之精亏虚，则胎孕难成。《临证指南医案》中提出"女子以肝为先天"，经血的调节与肝有重要关系，若肝气郁结，则经血失畅而致月经异常，故月经不调多责之于肝，故曰"调经肝为先，肝调经自和"。而古有"种子先调经，经调自易成孕"之说，如《女科要旨·种子》所云："妇人无子，皆由经水不调，皆由七情内伤……种子之法，即在于调经之中。"可见肝失疏泄则胞脉不畅，冲任失于濡养，可致经水异常、难于摄精受孕。肝肾同源，精血互资互生，共同构成女性月经及生育功能的物质基础。肝郁日久则化火，暗耗精血，导致肾精亏虚、肝失疏泄，天癸匮竭，胞宫胞脉失荣，经血无源，冲任失调，出现月经量少、闭经、不孕等。脾为后天之本，是气血生化之源，脾运正常，则肾所藏先天之精得到后天之精的不断滋养才能不断充盈。肝经郁滞，横逆克脾，则脾之运化气血及统血功能均失常。肾精亏虚、肝失疏泄、脾失健运等均会伤及冲任，导致胞宫胞脉失养，出现月经过少、闭经、不孕。

现代中医妇科名家认为该病以肾虚为本，治疗都以补肾为主。如夏桂成教授提出的补肾调周法是以阴阳消长转化规律作为指导思想，强调阴长、阳长两个重要时期，从根本上补肾调节周期节律，同时创立心（脑）—肾—子宫轴的生殖轴学说，认为肾藏精，心藏神，精能养神，神能驭精，心肾交合，精神互依，是生殖生理的主要调节轴。尤昭玲教授认为该病的主要病因病机是肾阴阳两虚，瘀血阻滞胞宫胞络，治疗都以补肾为主，佐以活血化瘀。罗颂平教授认为该病以肾虚、肝肾阴虚、肝郁者为多，辨治上以补肾填精为基础，推崇景岳"阴中求阳""阳中求阴"的补肾理念，常在左归丸的基础上加减潜方，同时疏肝柔肝养血，兼顾五脏，气血阴阳同调。谈勇教授尤注重"审因"这一环节，首辨内因、外因或不内外因，中医辨证上以肾虚为本，脾虚、肝郁、冲任瘀阻为兼症。

笔者认为临床上本病虽常为多因素引起，病因复杂，但其根源在于肾，"经水出诸肾"，肾中精气亏损是卵巢功能下降发生的关键。女性或先天禀赋不足，或房劳多产，或屡次堕胎等导致肾精虚损，天癸渐竭，遂可发为此病。治疗上以补肾为主，还应当注重对后天脾胃的养护，天癸虽来源于先天，但有赖后天之精的不断充养，若脾胃失健，气血生化乏源，先天阴精必随之而亏。现代女性来自生活、工作的压力，易影响情志，出现肝气不舒，郁久化热，耗伤精血，导致肾精亏虚，故补肾健脾同时予以养血疏肝治疗。

三、现代医学认识

目前DOR的发病机制尚不十分清楚，通常将其病因分为原发性或继发性。常见病因包括遗传学因素、自身免疫性因素、医源性因素，其他病因还包括病毒感染、社会因素、环境因素等。

1. 遗传学因素

多项研究认为，遗传因素为DOR的重要病因。目前国内外研究发现，FMR1、NR5A、PSMC3IP、AKT、MYADM等多种基因参与DOR的发病。另外，线粒体与卵巢储备功能密切相关，卵巢功能障碍可由多途径的线粒体遗传异常引起。线粒体数量变化、mtDNA片段缺失、突变等均影响线粒体功能，导致能量产生减少，从而导致卵母细胞发育潜能下降。

2. 自身免疫性因素

据文献统计，约30%的DOR患者发病机制与自身免疫相关。DOR患者体内存在多种自身免疫抗体，如AOA，ACA，ANA等，抗体与各类抗原相结合，使卵巢细胞发生自身结构的改变，导致卵巢体积萎缩、卵泡数量减少。自身抗体的产生及细胞免疫功能异常均参与DOR的发生。

3. 医源性因素

医源性因素主要包括卵巢相关疾病手术史、盆腔相关疾病放化疗病史。研究表明，卵巢切除、卵巢囊肿切除、输卵管结扎或切除、卵巢肿瘤放化疗都可对卵巢储备功能造成不同程度的损伤。其中，化疗药物对卵巢储备功能产生的影响与药物剂量有关，而放疗对卵巢造成损害的机制可能与卵巢对放射性物质的敏感性有关。卵巢被一定剂量照射后，可导致雌激素水平降低、卵泡减少、放疗后绝经等，并且卵巢受损后没有再生功能。

4. 其他因素

（1）感染因素。有研究指出女性幼儿时期患流行性腮腺炎，或感染巨细胞病毒、带状疱疹病毒、结核、HBV等，可能会继发卵巢炎或损伤其周围组织，导致盆腔纤维化，而影响卵巢功能。

（2）社会因素。随着社会经济文化的发展，女性所承载的压力日渐加重，许小凤等研究指出DOR的发病率上升与现代女性不良的生活习惯如吸烟、吸毒、睡眠不足等有密切关系。

（3）环境因素。有些研究证实生活的地理环境、社会环境，甚至生态环境均可参与DOR的形成。

（4）血型因素。另有部分学者致力于血型与DOR发病率相关的研究，徐钰雯等对新疆1247例不孕患者血型与DOR相关分析中得出结论。O型是DOR的危险因子，B型为保护因子，A型、AB型与卵巢储备无关联。

四、诊断依据

（一）诊断要点

1. 临床症状与体征

（1）月经稀发或停经。月经周期的早期改变是FSH增高导致周期缩短与提前。随着卵泡的继续丢失，不排卵周期次数增多，出现月经稀发及闭经。

（2）雌激素缺乏症状。潮热、盗汗、性交不适、阴道干涩、睡眠不佳、情绪改变、注意力不能集中、尿频、性欲低下、乏力。

（3）不孕。约50%的患者出现间歇性排卵现象，5%~10%的患者在确诊多年后自然妊娠。

（4）体征。患者可有乳房萎缩、阴毛和（或）腋毛脱落、外阴阴道萎缩等。

2. 实验室检查

（1）基础内分泌测定。在月经周期的第2~4日，或闭经时随机血检测，两次检测间隔4周，至少两次血清基础FSH＞12U/L。

（2）血清AMH≤1.1ng/ml。

（3）免疫相关检测：甲状腺功能等。

3. 影像学检查

超声双侧卵巢体积较正常明显缩小；双侧小窦卵泡数（AFC）＜5枚。

（二）临床分期

1. 临床症状

女性在40岁之前出现卵巢活动衰退的临床综合征，以月经紊乱（如月经稀发或停经4个月）伴有高促性腺激素和低雌激素为特征。

2. 实验室及超声检查

DOR：①至少2次间隔＞4周的性激素检查提示12U/L＜FSH＜20U/L或FSH/LH≥2~3.6。②AFC＜5个。③AMH＜1.1ng/ml。

POI：①至少2次间隔＞4周的性激素检查提示FSH＞25U/L。②卵巢体积减小，AFC＜5个。③AMH＜1.1ng/ml。

亚临床期POI：FSH水平在15~25U/L，此属高危人群。

五、中医辨证论治

（一）辨证要点

1. 肾虚血亏证

主症：婚久不孕；月经周期延后，或停闭，或月经量少；经色淡暗，质清稀。

次症：阴户干涩，腰膝酸软，头晕耳鸣，面色无华，失眠健忘，大便干燥。

舌脉：舌淡，苔薄白，脉细弱或沉细。

证候分析：先天肾气不足，或房劳多产，损伤肾气，肾虚精亏血少，冲任虚衰，不能摄精成孕，而致不孕；冲任亏虚，血海不能按时满溢，故月经周期推后，月经量少，或渐至闭经；肾气虚，火不足，血失温煦，故经色淡暗，质清晰；肾开窍于二阴，肾虚精亏，虚火灼津，阴户、肠腑失润，故阴户干涩、大便干燥；血虚不能养心，故失眠健忘；腰膝酸软，头晕耳鸣，面色无华，舌淡，苔薄白，脉细弱或沉细均为肾虚血亏之征。

2. 肾虚肝郁证

主症：婚久不孕；月经周期延后，或停闭，或月经量少，经色暗，夹有血块；经前乳房胀痛，经行少腹胀痛。

次症：腰膝酸软，情志抑郁或烦躁，头晕耳鸣，夜尿频多。

舌脉：舌质暗，苔薄黄，脉弦细或沉弦。

证候分析：肾虚精亏血少，冲任亏虚，血海不能按时满溢，故月经周期推后，月经量少，或渐至闭经；肾气不固，膀胱功能失约，故夜尿频多；肝肾同源，肾虚精亏，肝血不足，肝体阴而用阳，疏泄失司，肝郁气滞，血行不畅，不通则痛，则经行少腹胀痛、经色暗，夹有血块；气血失调，冲任不能相资，故致不孕；经前乳房胀痛，情志抑郁或烦躁，腰膝酸软，头晕耳鸣，舌质暗，苔薄黄，脉弦细或沉弦均为肾虚肝郁之征。

3. 脾肾阳虚证

主症：婚久不孕；月经周期延后，或停闭，或伴有月经量少，经色淡暗，质清稀，带下清稀，腰膝或小腹冷痛。

次症：或伴面浮肢肿，形寒肢冷，夜尿频多，大便稀溏。

舌脉：舌淡胖，边有齿痕，苔白滑，脉沉迟无力或沉弱。

证候分析：肾阳亏虚，天癸不充，故月经周期推后或停闭；先天不足，生化失期，故月经量少，经色淡暗，质清稀；阳虚水泛，水湿下注任带，故带下清稀；肾阳不足，命门火衰，阳虚气弱，肾失温煦，不能触发氤氲乐育之气以摄精成孕，故不孕；肾阳虚，不能温煦脾阳，脾阳不足，故形寒肢冷；运化失司，水湿泛溢肌肤，故面浮肢肿，大便稀溏；腰膝或小腹冷痛，舌淡胖，边有齿痕，苔白滑，脉沉迟无力或沉弱均为脾肾阳虚之征。

4. 阴虚血燥证

主症：婚久不孕；月经周期延后，或停闭，或伴有月经量少，经色红，质稠。

次症：或伴五心烦热，潮热汗出，口干咽燥，肌肤干燥，大便干燥；舌红，苔少，脉细数。

证候分析：阴血不足，日久益甚，虚热内生，火逼水涸，血海燥涩渐涸，故月经周期推后，量少，色红，质稠，渐至月经停闭；阴虚日久，虚火内炽，故五心烦热，口干咽燥，大便干燥；虚热内扰，蒸津外泄则潮热盗汗；阴虚血燥，肌肤失养，故肌肤干燥；阴虚生内热，冲任胞宫蕴热，不能摄精成孕，故不孕；舌红，苔少，脉细数均为阴虚血燥之征。

以上主症具备2项或以上，次症2项或以上，结合舌脉，即可辨证为本证。

■ （二）辨证论治

1. 肾虚血亏证

治法：补肾养血，益精填冲。

推荐方药：左归丸加减。熟地黄、山药、枸杞子、山茱萸、川牛膝、龟甲胶、菟丝子、泽兰、丹参、当归、鸡血藤、茺蔚子等。

2.肾虚肝郁证

治法：补肾活血，疏肝理气。

推荐方药：定经汤合四逆散加减。菟丝子、白芍、当归、熟地、山药、茯苓、覆盆子、茺蔚子、川芎、柴胡、枳壳等。

南平市人民医院制剂：助巢煲。

中成药：定坤丹、逍遥丸等。

3.脾肾阳虚证

治法：温肾健脾，益气养血。

推荐方药：毓麟珠加减。鹿角霜、川芎、白芍、白术、茯苓、党参、黄芪、当归、杜仲、炙甘草、菟丝子、巴戟天、仙灵脾等。

中成药：调经促孕丸、艾附暖宫丸、薯蓣膏、金凤丸等。

4.阴虚血燥证

治法：滋阴润燥，养血活血。

推荐方药：加减一阴煎加减。生地黄、熟地黄、白芍、知母、麦冬、地骨皮、黄精、石斛、鸡血藤、丹参、炙甘草等。

中成药：归芍地黄丸、六味地黄丸、大补阴丸。

■ （三）中医特色疗法

1.普通针刺

主穴：子宫、命门、肾俞、三阴交、关元。

配穴：阳虚者加腰阳关、气海、悬钟；气血不足者加足三里、血海；痛经者加地机、中极；经期或经前乳房胀痛者加膻中、太冲；焦虑者加百会、印堂、内关、神门。

操作方法：每天治疗1次，每次留针20~30min，留针期间行针2~3次，每次行针5~10秒。主穴均用平补平泻法。于经后5天开始，每个月连续治疗10天，治疗3个月为1个疗程。也可选用电针治疗，采用连续波，刺激量的大小以出现明显的局部肌肉颤动或患者能够耐受为宜。每次电针4~6个穴位（交替使用），持续30min，每天治疗1次（具体针灸方法详见第四章）。

2.耳穴贴压

穴位：子宫、内分泌、皮质下、卵巢、交感。

操作方法：常规消毒后，用专用耳穴贴，让患者每天自行按压3~5次，每个穴位每次按压1min，按压的力量以有明显的痛感但又不过分强烈为度。每3天更换1次，双侧耳穴交替使用。

3. 灸法

穴位：神阙、八髎、关元、命门、足三里。

操作方法：用艾条温和灸，或隔姜灸，使局部有明显的温热感为宜。每日治疗1次。亦可行神阙穴隔盐灸。

六、西医治疗要点

参照《早发性卵巢功能不全的临床诊疗中国专家共识》。

（一）激素补充治疗（HRT）

目前国内外经典治疗方法是HRT。通常认为HRT一方面可减轻因雌激素缺乏所致的绝经期症状；另一方面可减少远期并发症如骨质疏松、心血管疾病的发生等。对于DOR合并不孕患者建议选用天然或接近天然的雌激素及孕激素，如雌二醇片/雌二醇地屈孕酮片、克龄蒙补充治疗。

（二）赠卵移植

虽然卵巢功能减退患者可出现间断排卵，但仅5%~10%能自发排卵并成功受孕，因而不孕是该类患者的重要问题之一。系统性回顾分析显示，促排卵治疗方法不能明显改善卵巢功能减退患者生育力，而近年研究表明赠卵移植是该类患者获得妊娠最有效的治疗方法。然而，目前卵子捐赠患者妊娠并发症发生率高和伦理问题尚未解决。

（三）低温保存技术

低温保存技术是卵巢功能减退患者保存生育能力的重要方法之一，一般先低温保存卵子、胚胎或卵巢组织，再适时解冻或复温后进行体外受精或体内移植。但卵子冻存受冰晶形成、减数分裂期纺锤体脆性大等影响，成功率不高。卵巢冻存则因卵巢中原始卵泡多，不受伦理道德约束等优点，是具前景的生育力保存方法。但冻存卵巢组织存在冷冻保存过程、移植部位、抗氧化损伤等众多影响因素，亟待学者们的进一步解决。目前低温保存技术主要用于可预见性损伤的患者如放化疗癌症患者，对于特发性卵巢功能减退患者，应用价值局限。

（四）卵巢移植

随着卵巢组织冻存、免疫抑制、显微外科及移植手术的发展，卵巢移植成为治疗卵巢功能减退的方法之一。但有诸多因素影响，使用价值不大。

（五）心理治疗

心理因素和卵巢功能减退所致的不孕之间有着密切的联系，两者既相互促进又相互制约。卵巢功能减退患者容易出现心理健康隐患，如焦虑、抑郁、失眠及性生活满意度明显下降等，这些心理危机又影响该类患者的生育能力及治疗效果。调研发现卵巢功能减退患者的精神状态与其卵巢功能状态呈正相关关系。可通过增强交流、指引正确认识卵巢功能减退与不孕症和转移心理压力等方法改善患者的焦虑状态，使其感受到被尊重与理解，从而保持乐观的生活态度，提高生活质量。因此，心理治疗是有效辅助治疗方案。

七、中西医结合治疗

（一）激素补充治疗

激素补充治疗原则、适应证、禁忌证和慎用情况参考《绝经期管理与激素补充治疗临床应用指南（2018版）》。通常选择雌二醇片–雌二醇地屈孕酮（1~2/10）片。用法：月经第一天开始（闭经者于就诊当天开始），1片，每日1次，28天/月，周期结束未妊娠者，继续下个周期治疗，无需停药。

（二）西药促排卵治疗

正常月经周期者可同时促排卵治疗。通常选用克罗米芬或来曲唑，联合尿促性腺激素。用法：①月经第3~5天开始，克罗米芬50~150mg，1日1次，连服5天，结合生殖B超监测卵泡情况，联合尿促性腺激素75~150U肌内注射，1日1次，直至使用HCG。②来曲唑2.5~5mg，1日1次，连服5天，结合生殖B超监测卵泡情况，联合尿促性腺激素75~150U肌内注射，1日1次，直至使用HCG。

（三）中药调经助孕

在中医辨证论治的基础上，根据月经周期阴阳气血的变化遣方用药。行经期：重阳转阴，血海由充盈变为泄溢，治疗以活血调经为主。经后期：阴长阳消，育泡养膜。经间期：重阴转阳，阴盛阳动，种子之"的候"，治以疏肝理气、活血通络，监测排卵，指导同房。经前期：阳长至重，阴阳转化，阴阳气血俱盛，为孕卵着床做准备。

■ （四）药食结合

在上述治疗的基础上根据月经周期及卵泡情况，辨证使用调养包、养膜助孕包、助巢煲、回春煲、养泡煲、安胎煲，药食结合（详见第五章）。

■ （五）盆腔综合治疗

笔者在长期临床实践中亦发现，重度盆腔炎症导致卵巢表面粘连，影响卵巢的血供，影响了排卵，合并输卵管积水，甚至形成输卵管卵巢囊肿，破坏卵巢组织，可导致卵巢储备功能下降，此类患者经宫腹腔镜联合手术，精准的诊断病因，最大化祛除病灶，恢复盆腔正常解剖位置，术后在辨证口服中药汤剂的同时，配合中医多途径盆腔综合治疗，卵巢功能可得到一定程度的改善（治疗方法详见第四章）。

八、治法集萃

纵观各家治疗报道，中医对卵巢功能减退的治疗，基本上是立足于补肾，然后再通过辨证辅以活血调经法、疏肝法、调周法等。亦有医家使用针刺配合补肾调冲中药治疗，能改善卵巢功能，调整女性内分泌激素水平，促进恢复自主月经。

1. 谈勇教授

谈勇教授根据夏桂成调周理论，结合现代女性的生殖内分泌特点，提出滋阴与补阳中药序贯治疗的方法。在治疗卵巢功能减退所致的不孕症方面，未病先防、既病防变，辨病—辨证—辨体相结合，坚持个体化用药，有效改善了女性的卵巢功能，规避了单纯西药潜在的致癌风险。谈教授独创性地提出滋阴补阳方序贯法，为临床中西医结合治疗卵巢功能不全性不孕症提供了宝贵的经验。

谈教授在运用滋阴补阳方序贯治疗的基础上，建议患者配合针灸、耳穴埋籽等中医特色疗法。针灸常选用足三里、三阴交、子宫、卵巢、肾俞、关元、太冲等穴，耳穴埋籽常选用子宫、卵巢、肝、肾、神门、内分泌、下丘脑等穴。

2. 杨桂云教授

杨桂云根据中医学"肾主生殖"的理论，采用中医补肾为主、活血调经为辅的方法，自拟补肾活血汤治疗卵巢功能失调引起的不孕症，在促进患者排卵及增强黄体功能方面具有较好疗效。

3. 李淑萍教授

李淑萍用补肾疏肝中药治疗卵巢功能下降的患者，结果治疗后FSH值下降，总有效率为88.5%，表明补肾疏肝法治疗卵巢功能下降是有疗效的。陈芊等研究证实卵巢功能下降患者经补肾调肝治疗后，E_2、孕酮均值均升高，表明补肾调肝中药对卵巢功能障碍有一定的疗效。

4. 其他临床研究

（1）现代药理研究证实补肾养血活血中药可能通过激活PI3K/AKT/mTOR信号通路一方面降低GCs凋亡率、下调凋亡相关分子Cleaved Caspase-3抑制了GCs凋亡，另一方面减少GCs自噬小体和自噬溶酶体的数量，下调自噬相关因子 LC3 II、Beclin1、LAMP2、Cathepsin-D并上调p62抑制了GCs自噬流的过度活化，从而修复了TP所致的大鼠卵巢GCs损伤，保护了大鼠卵泡发育，为卵泡发育障碍类疾病提供了防治新靶点。

（2）李东等以中药补肾调周法按月经周期（卵泡期、排卵期、黄体期、行经期）给药治疗卵巢功能不良患者，治疗后血清基础bFSH、bLH水平及FSH/LH比值较治疗前降低，表明中药可以改善不孕妇女的卵巢储备功能。

（3）李颖等研究表明，补肾调冲方药能增强机体内在的下丘脑—垂体—卵巢轴的功能，有明显的促排卵、促黄体功能。

（4）余蕾等用针刺配合补肾调冲中药治疗妇科内分泌失调性疾病，结果显示，患者临床症状普遍改变，基础体温（BBT）连续测定双相率提高，FSH、LH、E_2均有改变，说明针刺配合补肾调冲中药对女性内分泌失调性疾病能产生良好疗效，能改善卵巢功能，调整女性内分泌激素水平，促进恢复自主月经。

（5）杨廉等观察温针针刺肾俞穴对子宫、卵巢、优势卵泡的影响及调节雌性激素的作用，发现温针针刺肾俞穴能显著地升高E_2水平，使FSH含量明显降低，P水平提高，但对LH影响不大，提示温针肾俞穴可明显提高老年雌鼠的E$_2$、P水平并降低FSH。

5. 笔者团队

（1）笔者研究卵巢储备功能减退合并不孕采用益肾助巢方联合药膳助巢煲益肾活血化痰可调节性激素水平，提高妊娠率。

（2）笔者研究补肾助巢方不仅可以改善肾虚血瘀型卵巢功能减退患者的临床症状，提高患者的生活质量，还可以升高AMH，改善E$_2$水平，降低FSH、LH、FSH/LH而改善卵巢功能。

九、小结

DOR合并不孕的助孕策略是世界性难题，常需借助辅助生殖技术，但妊娠率低、周期取消率高。笔者认为本病中医病机以肾虚为主，亦与肝脾功能失调密切相关，治疗上以补肾健脾，佐以疏肝，辨证使用中药补肾健脾、养血疏肝，同时结合月经周期的阴阳气血转化规律，配合针刺、耳穴、灸法、药食同用等方法，进行调经助孕。笔者还发现重度盆腔炎症可影响卵巢功能，导致卵巢功能减退，经宫腹腔镜手术，祛除病灶，恢复盆腔正常解剖位置，术后予以中医多途径治疗，可明显改善卵巢功能。

参考文献

［1］陈颖，扎西. 不同促排卵方案在卵巢功能减退患者中的有效性观察［J］. 成都医学院学报，2014，9（1）：28-30.

［2］张媛媛，杨小龙，薛娟，等. 辅酶Q10联合克龄蒙治疗卵巢功能减退的疗效及对患者卵巢内分泌功能的影响［J］. 中国妇幼保健，2017，32（24）：6101-6103.

［3］江玲. 张玉珍教授治疗卵巢功能减退1例报道［J］. 新中医，2013，45（12）：200-202.

［4］汤春琼，周晴晴，王爱敏. 中药人工周期治疗卵巢功能减退50例［J］. 陕西中医，2015，36（12）：1604-1605.

［5］传洁，傅萍，周菲菲.傅萍治疗卵巢功能下降特色经验［J］.浙江中医药大学学报，2019，43（2）：163-165.

［6］廉印玲.郭志强教授治疗卵巢储备功能下降引起闭经的经验［J］.内蒙古中医药，2011，30（12）：147.

［7］钟伟萍，王佩娟.卵巢功能减退的中医研究进展［J］.现代中西医结合杂志，2011，20（8）：1023-1025.

［8］梁琳琳，李杭生，张翠莲.卵巢功能评估研究现状［J］.中华实用诊断与治疗杂志，2012，26（3）：213-215.

［9］李莹，曲秀芬，高扬，等.卵巢早衰研究进展［J］.吉林中医药，2012，32（9）：967-970.

［10］刘方，罗颂平.罗颂平治疗卵巢功能减退不孕症临证思路［J］.辽宁中医杂志，2017，44（8）：1609-1611.

［11］张丽娜，孙克，纪亚忠.卵巢功能下降的评估标准及其诊治进展［J］.第二军医大学学报，2019，40（6）：659-663.

［12］王英，潘丽贞，陈弦，等.药食并用治疗肾虚痰瘀型卵巢储备功能减退合并不孕的效果观察［J］.中国中医药科技，2020，27（1）：72-74.

［13］唐砚彩，林雅倩，魏绍斌.从卵巢储备功能减退浅析生育力保护［J］.中医药信息，2020，37（4）：90-93.

［14］薛清清.补肾助巢方治疗肾虚血瘀型卵巢储备功能减退患者的临床研究［D］.福州：福建中医药大学，2019.

［15］郜然然.补肾养血活血法经 PI3K/AKT/mTOR 信号通路调控凋亡及自噬流促卵泡发育的分子机制［D］.成都：成都中医药大学，2019.

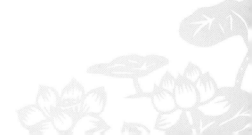

第七节　高龄女性不孕

一、概述

随着我国全面二孩、三孩政策的开放，有更多的高龄女性要求生育，高龄不孕女性的数量显著增加。目前对女性晚生育年龄的界定（高龄生育）尚存争议，比较公认的是按照高龄产妇来定义高龄生育，即女性≥35周岁分娩。女性年龄作为一个独立的因素，影响最终的妊娠结局。随着女性年龄增加，临床妊娠率逐渐下降，尤其是高龄女性妊娠率急剧下降，自然流产的风险随年龄增长而增加；35周岁以上分娩，产妇的健康风险和生育畸形儿的风险相应增加。年龄更是引起高龄女性生育力下降的重要因素，主要因卵巢储备功能下降，卵母细胞的数量和非整倍体率增加。另外，盆腔炎症、生殖道肿瘤、子宫内膜的容受性下降，也是导致生育力下降的重要原因。即使近十年来辅助生殖技术治疗水平有明显提升，但其对流产率、活产率的改善仍然很小。随着年龄的增长，多脏器功能趋于衰老，罹患内科疾病的风险进行性增加，高血压、糖尿病、血栓性疾病等慢性疾病均可影响妊娠后母婴的安危。因此对于高龄不孕女性，首先需系统评估其全身状况是否能够耐受妊娠，再进行相应的助孕治疗。高龄女性、不孕或复发性流产患者、IVF-ET者在孕前可以进行中医药治疗，根据体质、中医病证等情况采取中药调治，能明显改善妊娠结局。

二、中医学认识

根据"卵巢储备功能下降""生殖衰老"不同的临床表现，祖国医学将其归纳到不同的中医疾病中。卵巢储备功能下降一般可表现为月经周期改变、经量改变、不孕及潮热、盗汗、烦躁等围绝经期症状，故本病应属中医学中的"月经先期""月经后期""月经先后不定期""月经过少""崩漏""全不产""断续""绝经前后诸证"等。

中医理论认为肾为先天之本，肾藏精，主生殖。《素问·六节藏象论》曰："肾者主蛰，封藏之本，精之处也。"古代医家早已将女性的不同生理阶段按年龄区分开来，《素问·上古天真论》阐明了女子从七岁到七七之年的生长、发育、生殖与衰老的规律。天癸是肾中精气充盈，身体生长发育成熟后的产物，是促进机体生长发育和生殖的重要物质基础。《诸病源候论》中亦云："肾藏精，精者，血之所成也。"肾中精气的盛衰，主宰着人体的生长发育及生殖功能的成熟和衰退；肾中所藏之精为化血之源，为胞宫的行经、胎孕提供物质基础，故"肾气盛，天癸至"时，月经来潮和孕育胎儿才得以实现。若肾气衰，天癸渐竭，则月经迟发或渐至停闭，孕育胎儿的能力将逐渐降低，直至丧失。

肾在妊娠过程中起着重要作用。脏腑功能正常，肾气充盛，天癸形成，冲任通盛以及月经通调是孕育的基本条件，且妊娠要达到一定的年龄条件。年龄不足，肾气未充，天癸未至，或超过一定年龄，肾气衰惫，天癸耗竭，精血亏虚，则虽男女交合而不能成孕，虽孕而不育，育而不寿。因此不孕与肾气不足、冲任气血失调密切相关。"五七，阳明脉衰，面始焦，发始堕。六七，三阳脉衰于上，面皆焦，发始白。七七任脉虚，太冲脉衰少，天癸竭，地道不通，故形坏而无子也"，肾气的盛衰在生殖过程中具有关键作用，肾虚是高龄女性不孕症的根本原因。"五七"之年可以看作是女性生殖能力的分水岭。五七之前，肾气足，冲任盛，月经规律，可孕育胎儿；五七之后，天癸竭，冲任虚，月经稀发、量少，生育能力也迅速下降。这与现代医学中对女性生殖年龄的划分相同。肾主生殖，肾阳温煦，冲任气血畅达，鼓动卵子排出；肾阴滋养，精血充盈则月事以时下。高龄女性肾精衰竭，阴阳失调，月经周期紊乱，经量减少，进一步表现为排卵障碍、卵子质量下降，导致生育能力的减退。

笔者认为，女子"五七"之年，肾气渐亏，阴阳失调；肝血不足，肝气郁结；脾失健运，生化乏源，冲任失调而致不孕。高龄女性不孕以肾虚为基础，多兼杂脾虚、肝郁、血瘀、痰湿等证，虚实夹杂，病情复杂。在治疗上认为先天已竭，宜后天养先天，补肾治法注意温补、滋补之分；疏肝之品宜轻不宜太过，疏肝柔肝结合；健脾之法注意气机调畅。肾水滋养肝木，金水相生；肝疏泄如常，则升降协调，脾气健运，脾土得肝木而达。正如《程杏轩医案辑录》云："木虽生于水，然江河湖海无土之处，则无木生。是故树木之枝叶萎悴，必由土气之衰，一培其土，则根本坚固，津液上升，布达周流，木欣欣向荣矣。"临证注重辨证论治，肝脾肾三脏同调，气血调和，不忘祛除瘀血、痰湿等病理产物，注意宁心安神，情志疏导，身心同治。

三、现代医学认识

女性的生育力是指女性能够产生卵母细胞、受精并孕育胎儿的能力，通常包括生育质量、妊娠或再次妊娠的生殖能力。女性的生育能力为十几岁至五十岁的30多年，但只有在21~35岁时是生育高峰期，小于21岁生殖器官发育尚未完善，大于35岁卵巢储备迅速减少，生育能力呈指数型下降。在以竞争为主要谋生手段的中国当代，多数女性为了自身的生存与发展，选择先立业后生育，高龄生育已成为社会普遍现象，也是导致当代中国女性生育力下降的重要原因之一。然而，生育权是每位女性的基本权利，高龄女性同样享有法律上赋予的基本生育权。但是，随年龄增长，女性生育力逐渐下降，表现为妊娠率、活产率降低，流产率升高。

女性生育力下降的主要原因是卵巢功能降低和子宫内膜容受性下降。卵巢功能降低表现为卵泡数目减少及卵子质量下降，胚胎20周时生殖细胞数目达峰值，青春期剩30万~50万个，至绝经期时仅余约1000个；卵子质量下降表现在染色体非整倍体率增加、线粒体功能减退、端粒酶变短和活性下降、超微结构改变等。胚胎非整倍体率增加是早期胚胎丢失的主要原因。另外子宫内膜血流和雌孕激素受体减少，基质细胞中DNA含量降低，胶原含量增加，子宫内膜容受性下降。此外，高龄女性妇科疾病、慢性内科疾病、妊娠期并发症等也与年龄密切相关，对胚胎着床和发育产生不良影响，导致妊娠率降低、流产率升高。

卵巢储备功能减退（DOR）：指卵巢内卵母细胞的数量减少和（或）质量下降，同时伴有抗苗勒管激素（AMH）水平降低、窦卵泡数（AFC）减少、FSH水平升高。患者生育力降低，但不强调年龄、病因和月经状态。早发性卵巢功能不全（POI）是指女性在40

岁以前出现卵巢功能减退，主要表现为月经异常（闭经、月经稀发或频发）、促性腺激素水平升高（FSH＞25U /L）、雌激素水平波动性下降，分为原发性POI和继发性POI。卵巢早衰（POF）：女性40岁以前出现闭经、促性腺激素水平升高（FSH＞40U/L）和雌激素水平降低，并伴有不同程度的围绝经期症状，是POI的终末阶段。

四、诊断依据

（一）临床症状和体征

1. 月经紊乱

常见的表现就是月经周期改变，月经提早或延迟；经量改变，经量过多、过少；经期延长（常见于黄体功能不全、子宫内膜炎症、子宫瘢痕憩室等）。

2. 闭经

月经已来潮又停止6个月或3个周期者称继发闭经。闭经的原因有功能性和器质性两种。下丘脑、垂体、卵巢轴的功能失调所致的闭经为功能性闭经。器质性因素有生殖器官发育不全、肿瘤、创伤、慢性消耗性疾病例如结核等，按照解剖部位不同分为下丘脑性闭经、垂体性闭经、卵巢性闭经、子宫性闭经。

3. 痛经

高龄女性若合并子宫内膜异位、盆腔炎、子宫肌瘤、子宫发育不良、子宫位置异常等疾病时可出现行经腹痛。

4. 月经前后诸症

部分患者在月经前后会周期性出现异常一系列躯体症状、精神症状及行为改变，常因内分泌失调而黄体功能不全引起，可导致不孕。

5. 白带异常

若女性患有阴道炎、宫颈炎（宫颈糜烂）、子宫内膜炎、附件炎、盆腔炎及各种性传播疾病存在时就有可能会出现白带增多、色黄、有气味、呈豆腐渣样或水样，或伴外阴痒、痛等，而这些疾病又都可不同程度地影响受孕。

6. 腹痛

部分患者若合并盆腔炎、子宫肌炎、卵巢炎、子宫内膜异位症、子宫或卵巢肿瘤可表现为慢性下腹或两侧腹部隐痛或腰骶痛等。

7. 溢乳

女性非哺乳期乳房自行或挤压后有乳汁溢出，多提示有垂体肿瘤或原发性甲状腺功能低下等疾病，也可以由避孕药及利血平等降压药引起。溢乳常常合并闭经，从而导致不孕。

8. 体格检查

包括一般检查与妇科检查。一般检查需要观察患者的身高、体重（计算身体质量指数）、第二性征发育情况、体毛分布、乳房有无溢乳、甲状腺有无肿大等；妇科检查注意内外生殖器官发育、有无畸形、炎症及肿瘤等。

■ （二）实验室检查

1. 卵巢功能检查

了解排卵及黄体功能状态。包括基础体温测定、B超监测排卵、子宫颈黏液结晶检查、子宫内膜活检、生殖内分泌激素测定等。生殖激素测定一般在月经第2~4日进行抽血检测基础卵泡刺激素（FSH）、黄体生成素（LH）、雌二醇（E_2）、睾酮（T）、催乳素（PRL）。

（1）基础FSH（bFSH）：其随年龄的增长而升高，通常认为bFSH水平≤10U/L，提示卵巢储备功能正常；连续2个周期bFSH水平超过10~15U/L，预示卵巢功能不良；bFSH值连续2个周期20~40U/L提示卵巢功能衰竭隐匿期；bFSH值连续2个周期＞40U/L，提示卵巢功能衰竭。

（2）bFSH/bLH比值：其在高龄女性由于卵巢储备功能下降，FSH升高早于LH升高即出现LH相对降低，出现bFSH/bLH比值升高，预示卵巢储备降低、卵巢低反应，可能较bFSH、基础E_2（bE_2）更为敏感。一般认为FSH/LH比值＞3时提示卵巢储备功能及反应性下降，周期取消率增加。

（3）bE₂水平：其在生育力下降早期保持正常或轻度升高，随着年龄增加、卵巢功能衰退，终末期E₂水平逐渐下降。当bE₂>80pg/ml，无论年龄和FSH如何，均提示卵泡发育过快和卵巢储备功能下降。bE₂水平升高而bFSH正常的阶段是卵巢储备功能明显降低的早期，如bFSH和bE2水平均升高，提示卵巢储备功能降低。如bE₂下降而FSH≥40U/L提示卵巢功能衰竭。bE₂>100pg/ml时，进行IVF会出现因卵巢低反应或无反应而造成的周期取消率升高，临床妊娠率下降。

（4）血清抗苗勒管激素（AMH）检测：AMH随年龄增加而下降，至绝经前和绝经期不能测及，是预测卵巢储备功能的标志物。AMH是反映卵巢储备更好的标志物，且在月经周期任何时间都能检测到。

（5）抑制素B（INH-B）：高龄妇女其血清FSH可能正常，但其INH-B水平已降低，故INH-B是比FSH更敏感的反映卵巢储备功能的标志物。随年龄增加，INH-B的释放逐渐降低，从而减少对FSH释放的负反馈调节，导致FSH逐渐升高，INH-B与FSH呈负相关。

（6）影像学指标：①窦卵泡数目（AFC）是阴道超声下检测到的直径<10mm的小卵泡数目，AFC与年龄呈负相关，早卵泡期评价准确性更高；目前以AFC<5个作为预示卵巢储备降低的标准。②卵巢体积大小与卵巢内窦卵泡数目有关，卵巢的正常体积为4.0~6.0cm³，卵巢体积明显减小者卵巢储备功能下降。卵巢体积>3cm³，提示卵巢反应性好；卵巢体积<3cm³提示卵巢储备功能下降。③平均卵巢直径（MOD）系任一侧卵巢2个相互垂直平面最大径线的均值，因为测量方法简单易行，可替代卵巢体积的测量，以20mm作为MOD的界值，MOD<20mm预示IVF治疗结局较差。④卵巢基质内动脉收缩期血流速度峰值（PSV）：PSV低提示卵巢储备功能下降。卵巢基质血流速度可能与运送到刺激卵泡生长的靶细胞的促性腺激素（Gn）有关。

（7）氯米芬刺激试验（clomiphenecitratechallengetest，CCCT）：检测氯米芬（CC）刺激后卵巢的反应能力。测定方法为检测月经第3日bFSH及E₂水平，在月经周期第5日开始每日口服CC100mg，持续5d，检测月经周期第10日的血清FSH及E₂水平。若周期第10日FSH≤10U/L，提示卵巢储备功能良好；FSH水平>10U/L或给药前、后血清FSH之和>26U/L，为CCCT异常，提示卵巢储备下降和卵巢低反应。进行CCCT时第10日FSH水平升高可以预测低获卵数和低获卵质量，但并不能有效预测妊娠率，对预测其IVF结局的价值有限。

（8）促性腺激素释放激素激动剂刺激试验：促性腺激素释放激素激动剂

（GnRH-agonist，GnRH-a）刺激试验（GnRH-a stimulation test，GAST）是应用GnRH-a与垂体的GnRH受体特异性结合，刺激垂体在短期内释放大量的Gn，使外周血FSH、LH浓度急剧升高，在外周血中高浓度的Gn刺激下，卵巢分泌的E_2升高，若卵巢储备功能降低，卵巢内存留的卵泡数量减少，则E_2的合成、分泌减少。GAST能够很好地预测正常月经周期妇女的卵巢低反应性，其准确性与基础AFC（bAFC）相当。

（9）Gn刺激试验：包括外源性FSH卵巢储备能力试验（EFORT）和绝经后促性腺素（hMG）刺激试验，机制与GAST类似，是临床使用较久的卵巢功能检测试验。目前认为GAST和EFORT的预测价值有限，可以摒弃，临床已少应用。

2. 免疫因素检查

包括生殖相关抗体，如抗精子抗体、子宫内膜抗体等。

（三）影像学检查

1. 超声检查

了解子宫的大小、形态、肌层结构、内膜的厚度和分型，是否存在子宫肌瘤、子宫腺肌病及腺肌瘤、子宫内膜息肉、宫腔粘连等；了解卵巢大小、形态、基础状态及排卵监测；了解卵巢外有无异常回声包块等。

2. 输卵管通畅试验

包括输卵管通液术、子宫输卵管碘油造影术及子宫输卵管超声造影术。

（四）宫腔镜检查

了解宫腔情况，诊断宫腔粘连、黏膜下肌瘤、内膜息肉、子宫畸形等。

（五）腹腔镜检查

了解盆腔情况，直接观察子宫、输卵管、卵巢有无病变或粘连，直视下可行输卵管亚甲蓝通液，确定输卵管是否通畅。

五、辨证论治

（一）辨证要点

根据月经、带下、全身症状及舌脉等综合分析，辨病与辨证相结合，明确脏腑、气血、寒热、虚实。

1. 肾阳虚证

主症：婚久不孕；月经后期，量少色淡；或月经稀发、闭经。

次症：带下量多，质稀；腰膝腿软，性欲淡漠；面色晦暗，小便清长，大便不实。

舌脉：舌淡苔白，脉沉迟。

证候分析：肾阳不足，命门火衰，冲任虚寒，胞宫失煦，故婚久不孕；阳虚内寒，天癸不充，冲任血海空虚，故月经后期，量少色淡，甚至闭经；阳虚不能化气行水，水湿下注任带，故带下量多质稀；腰为肾之府，肾虚则腰膝酸软，火衰则性欲淡漠；火不暖土则大便不实；膀胱失约则小便清长；面色晦暗、舌脉象均为肾阳不足之征。

2. 肾阴虚证

主症：婚久不孕；月经先期，量少，色红；甚或闭经。

次症：形体消瘦；腰腿酸软；头昏心悸；五心烦热，午后低热。

舌脉：舌偏红，苔少，脉细数。

证候分析：肾阴亏虚，天癸乏源，血海空虚，胞宫失养，故婚久不孕；阴虚火旺，热扰冲任，故月经周期提前、色红；阴虚血亏则月经量少，甚或闭经；腰为肾之府，肾虚则腰膝酸软；经亏血少，清窍失荣，血不养心，故头晕心悸；阴虚火旺，故形体消瘦，五心烦热，午后低热；舌脉象均为肾阴虚之征。

3. 肝郁证

主症：婚久不孕；经期先后不定；经少色暗红，有小血块。

次症：经前乳房胀痛；精神抑郁，烦躁易怒；或经来腹痛。

舌脉：舌质正常或暗红，苔薄白，脉弦。

证候分析：《傅青主女科》曰："夫经水出诸肾，而肝为肾之子，……殊不知子母关切，子病而母必有顾复之情，肝郁而肾不无缱绻之谊。肝气之或开或闭，即肾气之或去或留，相因而致，又何疑焉。"情志不畅，肝失疏泄，气机郁结，郁久化火，暗耗气血；或肾气本虚，肾精亏损，母病及子，使气血乏源，冲任不资，导致不能摄精成孕故婚久不孕；肝失调达，肝郁气滞，血海蓄溢无常，故经期先后不定；气行不畅，血行阻滞故经少色暗红，有小血块；肝脉循少腹布胁肋，肝郁气滞，经脉不利故经前乳房胀痛，精神抑郁，烦躁易怒，或经来腹痛；舌脉象均为肝郁气滞之征。

4. 痰湿证

主症：婚久不孕；经行延后，量少，甚或闭经；形体肥胖。

次症：带下量多，质黏稠；头晕心悸；胸闷泛恶。

舌脉：苔白腻，脉滑。

证候分析：素体肥胖，或恣食膏粱厚味，痰湿内盛，阻滞气机，加之肾气、肾阴、阳虚损，使冲任失司，躯脂满溢闭塞胞宫，不能摄精成孕；痰湿下注，壅滞冲任，有碍血海满溢，故经行延后，量少，甚或闭经；痰湿伤及任带，则带下量多，质黏稠；痰湿内停，滞于胸胁，则头晕心悸，胸闷泛恶；舌脉象均为痰湿阻滞之征。

5. 血瘀证

主症：婚久不孕；月经延后量少，色紫暗，有血块。

次症：少腹刺痛，痛时拒按，块下痛减；或漏下不止。

舌脉：舌质紫暗或舌边有瘀点，脉细弦。

证候分析：瘀血既是病理产物，又是致病因素。寒、热、虚、实、外伤均可致瘀滞冲任，胞宫、胞络阻滞不通导致婚久不孕；瘀血阻滞，故使经行后期，量少，色紫暗，有血块；瘀血阻滞，冲任不畅，不通则痛故少腹刺痛，痛时拒按，块下痛减；血不归经，或漏下不止；舌脉象均为瘀血内阻之征。

6. 肾虚血瘀

主症：婚久不孕；月经后期或量少，甚则停闭；经色紫暗，有血块；小腹痛，块下痛减。

次症：腰骶酸痛，头晕耳鸣，潮热汗出，夜尿频多。

舌脉：舌淡或紫暗边有瘀斑，脉沉细或沉涩。

证候分析：肾气亏虚，冲任、胞宫失养，精亏血少，血行不畅，冲任阻滞故婚久不孕，月经后期或量少，甚则停闭；瘀血阻滞，冲任不畅故经色紫暗，有血块，小腹痛，块下痛减；肾虚腰府失养，脑府失滋故腰膝酸软，头晕耳鸣；肾气亏虚，肾中阴阳失衡，营卫不和故潮热汗出；肾虚，膀胱气化失司故夜尿频多；舌、脉象均为肾虚血瘀之候。

以上主症具备2项或以上，次症2项或以上，结合舌脉，即可辨证为本证。

■（二）辨证论治

1. 肾阳虚证

治法：温肾助阳，调补冲任。

推荐方药：右归丸。熟地黄、炮附片、肉桂、山药、山茱萸、菟丝子、鹿角胶、枸杞子、当归、杜仲。

2. 肾阴虚证

治法：滋阴养血，调冲益精。

推荐方药：养精种玉汤加减。女贞子、墨旱莲、大熟地、当归、白芍、山萸肉。

滋肾养巢方（经验方）：熟地、龟甲、枸杞子、百合、石斛、山药、巴戟天、菟丝子、牛膝、葛根、香附、甘草。

3. 肝郁证

治法：疏肝解郁，养血理脾。

推荐方药：开郁种玉汤。白芍、香附、当归、白术、牡丹皮、茯苓、天花粉。

4. 痰湿证

治法：燥湿化痰，理气调经。

推荐方药：启宫丸加减。石菖蒲、川芎、白术、半夏、香附、茯苓、神曲、橘红、甘草。

5. 血瘀证

治法：活血化瘀，调经助孕。

推荐方药：少腹逐瘀汤。小茴香、干姜、延胡索、肉桂、没药、川芎、炒赤芍、五灵脂、蒲黄、当归。

6. 肾虚血瘀

治法：补肾助巢，化瘀调经。

推荐方药：补肾助巢方。熟地黄、菟丝子、桑椹、枸杞子、覆盆子、龟甲、黄精、巴戟天、石斛、怀山药、莲子、红花、怀牛膝、当归、益母草、百合、香附、炙甘草。

六、西医治疗要点

加拿大妇产科医师协会和美国生殖医学协会均推荐35岁以上的女性自然试孕超过6个月未孕即开始进行不孕症相关检查。一旦明确存在不孕因素，及时进行助孕治疗。高龄有生育要求的女性在助孕前更需要详细的孕前保健指导，排除不宜妊娠的疾病，评估排卵情况、输卵管通畅度，通过窦卵泡计数（AFC）、基础性腺内分泌激素水平和抗苗勒管激素（AMH）等了解卵巢功能，根据卵巢储备情况制定个体化助孕方案。助孕前应充分告知患者，妊娠期糖尿病、妊娠期高血压疾病、前置胎盘、剖宫产、早产、低出生体重儿、小于胎龄儿等妊娠并发症的发生率随孕妇年龄增加而明显升高，使其正确认识高龄妊娠的风险。高龄有生育要求的女性行助孕的目的是提高每个周期的生殖力，缩短期待自然妊娠试孕失败的时限。常用的措施有：促排卵指导同房、宫腔内人工授精（IUI）或体外受精—胚胎移植（IVF-ET）。辅助措施有：重组人促黄体生成素（r-LH）、生长激素（GH）、辅酶Q10（CoQl0）、脱氢表雄酮（DHEA）的使用，雌激素预处理，改变生活方式，赠卵治疗等。

七、中西医结合治疗

（一）生育力评估

高龄女性生育力评估除了重视对卵巢储备功能的评估，还包括子宫、输卵管以及全身性疾病的评估。对于高龄女性年龄≥35岁，连续6个月尝试妊娠失败应积极评估和治疗；年龄＞40岁的女性在更短时间尝试妊娠失败应立即评估和治疗。

（二）祛除病因

引起高龄妇女生育力下降的重要因素是随着年龄的增长，卵巢储备功能下降，卵泡数量的减少及质量的下降。另外，盆腔炎症、生殖道肿瘤、子宫内膜容受性下降也是高龄女性生育力下降的重要原因。临床上对于高龄女性伴不孕，除了考虑年龄的因素外，还应注重对于合并其他病因的诊治，积极祛除引起不孕的其他因素，进行精准的、全面的、个体化的诊治。临床发现，对于高龄女性伴不孕子宫输卵管造影提示输卵管阻塞或者超声检查输卵管积水，患者拒绝行辅助生殖技术者，可选择宫腹腔镜手术，术后联合盆腔综合疗法（详见第四章）促进炎症的吸收后部分患者的AMH会得到改善。

（三）调经助孕

月经周期缩短、经量减少、周期不规律、月经稀发、闭经等月经紊乱是早发性卵巢功能不全（POI）的主要表现。

1. 中药调经

在中医辨证论治的基础上，根据月经周期阴阳气血的变化遣方用药。行经期：重阳转阴，血海由充盈变为泄溢，治疗以活血调经为主。经后期：阴长阳消，育泡养膜。经间期：重阴转阳，阴盛阳动，种子之"的候"，治以益肾填精，理气活血通络，监测排卵，指导同房。经前期：阳长至重，阴阳转化，阴阳气血俱盛，为孕卵着床做准备。

2. 激素补充治疗

激素补充治疗原则、适应证、禁忌证和慎用情况参考《绝经期管理与激素补充治疗临床应用指南（2018版）》。通常选择雌二醇/雌二醇地屈孕酮（2/10）片（荷兰Abbott Biologicals B.V.）1片，每日1次，28天/月。

（四）药食结合

在上述治疗的基础上还研发了调养包、养膜助孕包、助巢煲、回春煲、养泡煲等药食结合的疗法，调冲助巢（详见第五章）。

（五）针药并施

上述治疗的基础上还应根据患者的情况实施针刺、灸法（具体详见第四章）。

■ （六）辅助生殖技术

高龄女性合并不孕、卵巢功能正常合并轻中度男方因素者可直接行宫腔内夫精人工授精（IUI）；卵巢功能低下者，根据患者意愿是否选择IVF技术。

八、治法集萃

1. 韩冰教授

韩冰教授认为肾精虚衰、冲任不足是高龄不孕的基本病机，以补肾调冲为基本治法，根据月经周期辨证使用补肾调冲Ⅰ、Ⅱ、Ⅲ号方，孕后注重固肾安胎、益气养血。

2. 齐聪教授

齐聪教授研究发现补肾健脾法可以减缓高龄患者卵子质量下降，明显提高优质卵率及优胚率。

3. 连方教授

连方教授发现右归胶囊可以提高高龄肾阳虚IVF-ET患者的卵细胞质量，改善IVF结局。

4. 其他临床研究

（1）张俊博等研究发现高龄女性不孕症以肾虚、血瘀为基本病机特点，兼夹肝郁、气滞、阴虚；证型表现多为本虚标实，虚证以肾气虚、肾阴虚为主，实证以血瘀、肝郁为主。

（2）高琦等报道，以补肾益精、调和冲任辨证施治的益天癸调冲方可改善高龄女性不孕症患者的肾虚症状，通过改善E_2、AMH，增加潜在的生育能力。

5. 笔者团队

笔者针对卵巢储备功能减退合并不孕，采用益肾助巢方联合药膳助巢煲益肾活血化痰可调节性激素水平，提高妊娠率。

九、小结

引起高龄妇女生育力下降的主要因素是年龄，另外，盆腔炎症、生殖道肿瘤、子宫内膜容受性下降也是重要原因。高龄女性生育力评估除了重视对卵巢储备功能的评估，还包括对子宫、输卵管以及全身性疾病的评估。对于高龄女性年龄≥35岁，连续6个月尝试妊娠失败应积极评估和治疗；年龄＞40岁的女性在更短时间尝试妊娠失败应立即评估和治疗。临床上对于高龄女性伴不孕，主张针对病因，进行精准的、全面的、个体化的诊治。笔者认为高龄女性不孕以肾虚为基础，多兼杂脾虚、肝郁、血瘀、痰湿等证，在治疗上主张先天已竭，宜后天养先天，临证药食结合，针药并施，中医多途径治疗以调冲养巢助孕。

参考文献

[1]陈士岭，罗燕群，夏容，等.女性年龄与不孕及生育力减退［J］国际生殖健康，计划生育杂志，2011，30（4）：265-271.

[2]王琼.高龄妇女与生殖助孕［J］.中国实用妇科与产科杂志，2006，22（10）：791-793.

[3] American College of Obstetricians and Gynecologists' Committee on Gynecologic Practice and Practice Committee. Female Age-Related Fertility Decline. Committee Opinion No. 589［J］. FertilSteril，2014，101（3）：633-663.

[4]王若琳，钱卫平，周亮，等.高龄对卵母细胞质量的影响［J］.生殖与避孕，2016，36（9）：752-757.

[5] Dernko Z P, Simon A L, McCoy R C, et a1. Effects of matemal age on euploidy rates inalarge cohort of embryos analyzed with 24-chromosome single-nucleotide polymorphism-based preimplantation genetic screening［J］. FertilSteril，2016，105（5）：1307-1313.

[6] Roberts S A, Hiest W M, Brison D R, et a1. Embryo and uterine influences on IVF outcomes：an analysis of a UK multi-centre cohort［J］. Hum Reprod，2010，25（11）：2792-2802.

［7］吕爱平，丁婉珍，高明月. 从肾论治不孕症高频药物与证型关系的现代病案研究［J］. 中华中医药学刊，2017，35（7）：1639-1641.

［8］Liu K，Case A，Cheung A P，et a1. Advanced reproductive age and fertility［J］. J ObstetGynaecol Can，2011，33（11）：1165-1175.

［9］Practice Committee of the American Society for Reproductive Medicine. Diagnostic evaluation of the infertile female：a committee opinion［J］. FertilSteril，2015，103（6）：e44-50.

［10］Wennberg A L，Opdahl S，Bergh C，et al. Effect of matemal age on maternal and neonatal outcomes after assisted reproductive technology［J］. FertilSteril，2016，106（5）：1142-1149. e14.

［11］中国医师协会生殖医学专业委员会. 高龄女性不孕诊治指南［J］. 中华生殖与避孕杂志，2017，37（2）：87-99.

［12］王月平，宋殿荣. 韩冰教授补肾调冲治疗高龄不孕经验［J］. 中医临床研究，2016，8（32）：103-106.

［13］李晶，齐聪，匡延平. 补肾健脾法对高龄冻融胚胎反复移植失败患者胚胎质量的影响［J］. 中华中医药学刊，2014，32（7）：1606-1608.

［14］连方，宋诗艳. 右归胶囊通过JAK2/STAT3通路改善高龄体外受精-胚胎移植女性卵细胞质量［J］. 中国中西医结合杂志，2018，9（38）：1068-1072.

［15］张俊博，乔岩岩，侯高林. 高龄女性不孕症患者中医证型分布聚类分析研究［J］. 中医临床研究，2018，20（10）：8-11.

［16］高琦，王春华，李凯利. 益天癸调冲方对高龄不孕女性生育能力的影响［J］. 新疆中医药，2018，36（4）：4-6.

第八节　人工授精在不孕症中的应用

一、概述

人工授精术已有200年的历史，目前宫腔内人工授精（intrauterine insemination，IUI）作为人工授精（Rrtificial Insemination，AI）中应用最广泛的一种人类辅助生殖技术，已成为治疗不孕的重要手段之一。它是借助导管将处理过的精子送入宫腔，使精子与卵子自然结合，对部分男性少、弱精症，勃起障碍，女性宫颈因素，子宫内膜异位症，免疫因素、不明原因的不孕症治疗等有较好疗效。但接受IUI的女方患者必须提前进行子宫输卵管碘油造影或宫腹腔镜检查，保证子宫无畸形，并且至少一侧输卵管通畅。因IUI手术操作简单，属非侵入性操作，并发症少，且价格低廉、经济方便，接近自然受孕，得到很多不孕症患者的青睐。但IUI的妊娠率一直徘徊在10%~20%，其影响因素有很多，且尚存在争议。大量的临床实践证实，中医药在调整女性生殖内分泌方面有较好疗效，在IUI前后，给予中药辅助治疗，能促进精卵结合，提高子宫内膜容受性，改善盆腔内环境，优化妊娠结局，降低流产率。

二、中医学认识

中医学认为，肾为阴阳之本，藏精，主生殖，"经水出诸肾"，在肾的主导与天癸的泌至作用下，冲任胞宫发生周期性的阴阳气血盈虚消长变化。月经周期是女性生理过程中阴阳消长、气血变化节律的体现。月经常而不变，信而有期，是肾气、天癸、冲任、胞宫共同作用的结果。只有当男女双方肾气充盛，天癸充盈，任通冲盛，女子月事如期，男子精气溢泻，两性相合，方可媾成胎孕。若先天禀赋不足，胞宫发育不良；肾精亏虚，精卵生长受限；心肾不交，男女交媾不能，均可因肾虚而出现不孕症。不孕的病因病机复杂，如肝的疏泄、脾的运化等均可导致冲任气血失调，以致肝郁、脾虚、痰湿、血瘀等，临证中当结合辨证加以施治。在实施人工授精前，仔细询问患者病史及查体，可发现相当部分妇女按照西医常规妇科检查属于正常范畴，但是诸如月经的期、量、色、质及一些伴随症状却与以往个体自身相比却有明显变化。由于患者在先天因素、年龄、精神因素、疾病特异、环境等存在个体体质差异，在进周前根据患者体质进行中药辨证调理，能使机体阴阳气血趋于相对平和状态，进周后能明显提高疗效。

中药干预辅助生殖不忘谨守病机，遵循《黄帝内经》谨察阴阳之所在，以平为期。《妇科要旨·种子》曰："种子之法，即在于调经之中。"而"经本于肾""经水出诸肾"，人工授精术前运用中药补肾调周法进行干预，能明显改善IUI妊娠率。补肾调周法结合西医学卵泡发育的不同阶段，以补肾为根本，给予周期性用药，着重补肾阴肾阳又兼顾肝脾气血，活血化瘀，疏肝通络，一方面可改善卵巢储备功能，增加患者对促性腺激素的敏感性，改善卵细胞质量，促进优卵成熟并排出；另一方面可通过改善子宫内膜血流状况，促进子宫内膜的生长与分泌的功能，使子宫内膜腺体和间质发育同步化，从而改善子宫内膜容受性，有利于胚泡植入。同时促进新陈代谢，使人体的内分泌及免疫功能趋向平衡，以期达到人体内环境气血充足，阴平阳秘。因此，笔者认为，调整月经周期，平衡阴阳，调节生殖内分泌，重建周期，恢复排卵，调理气血，促进受孕，是中医药对辅助生殖技术的主要作用。

三、专科不孕症诊治流程

（一）专科不孕症治疗流程

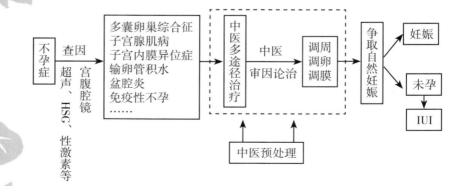

（二）专科人工授精治疗流程

以补肾调周疗法为基本原则，自然周期根据月经期、经后期、经间期、经前期的不同生理特点进行中医治疗，促排卵周期同时配合促排卵治疗。月经第1~4天以养血活血通经为主；月经第5天（经后期）开始以养血填精、滋补肝肾，促卵泡发育；经间期口服以疏肝理气，温阳活血，促排卵；经前期以温肾健脾，益气养血，黄体支持（具体详见IUI特色治疗）。

1. 自然周期

月经规律且能够自行排卵者，根据月经周期给予补肾调周中药。当卵泡直径≥18mm，出现尿黄体生成素（LH）峰当日行IUI；卵泡≥18mm未出现尿LH峰，注射HCG5000~10000U，24~48h行IUI。卵泡≥18mm，曾发生未破卵泡黄素化综合征（LUFS）者，在出现尿LH峰时，注射HCG10000U及中药破卵同时，加用针灸促排卵，24~48h行IUI。IUI后24h再次B超监排，破卵后再次行IUI。

2. 促排卵周期

符合促排卵指征的患者选取相应的促排卵方案，同时根据不同周期给予相应补肾调周中药。促排卵方案分为克罗米酚（CC）50~100mg、来曲唑（LE）2.5~5mg、CC+HMG、LE+HMG、HMG。于月经周期第3~5天口服，连续5天。B超监测卵泡及子宫内膜生长，优势卵泡直径≥14mm时开始监测尿LH值，当优势卵泡直径达16~20mm或尿LH阳性，注射HCG5000~10000U，24~48h行IUI，一般CC诱导排卵的使用不超过6个周期。如果子宫内膜薄可于卵泡中后期加用雌激素（如戊酸雌二醇1~4mg/d）促进子宫内膜增厚；若卵泡生长缓慢，可加用FSH/HMG 75~150U/d，直至卵泡成熟。

3. 精液的处理

按照WHO的规定程序对精液标本进行收集，男方禁欲3~7天，通过手淫法将体外采集好的精液标本收集到取精杯里，液化30min左右，上游法或梯度法收集精液，取0.4~0.6ml精液用于IUI。

4. 授精时间

注射HCG后24~48h进行IUI，IUI后24h B超监测排卵情况。如果仍未排卵，视监测的排卵情况待破卵后再次行IUI。

5. 授精方法

患者取膀胱截石位，外阴常规清洗和消毒后，铺无菌巾，放置阴道窥器，暴露宫颈，使用含生理盐水的棉球将宫颈擦净，用一次性注射器将0.4~0.6ml经过洗涤处理的精子混悬液体通过一次性人工授精管缓缓注入宫腔，导管在宫腔内停留2~3min，退出导管。患者术后抬高臀部，仰卧休息30min后自行离开。

6. 黄体支持

使用孕激素。推荐：地屈孕酮片10mg，每日2次，口服；视病情酌加黄体酮注射液20~40mg/d肌内注射。次日确定排卵后开始使用14天。妊娠后继续使用至孕7~10周逐渐减量停药。

7. 妊娠诊断

术后第14天，测尿或血HCG确诊是否妊娠。若妊娠，继续黄体支持。术后第30~35天B超确认临床妊娠（包括异位妊娠）。

四、人工授精中医治疗特色

（一）调周

根据月经不同时期体内阴阳消长、气血变化的规律特点，中医将月经周期分为月经期、经后期、经间期、经前期四期，在此基础上运用中医调周序贯疗法。通过中医调周治疗，顺应冲任胞宫周期性的阴阳气血盈亏消长变化，达到调经促孕的目的。

1. 月经期

以养血活血通经为主。胞宫泻而不藏，经期注重调理气血使经血以通为顺，治疗应本着通因通用、因势利导的原则，以养血活血通经为主，促进经血的顺利排泄。即经行之日起予以养血活血之剂，经水即行，重阳转阴，以降为主，方用桃红四物汤（《医宗金鉴》）加减，寒凝者选温经汤（《妇人良方大全》）加减，寒凝血瘀者选用少腹逐瘀汤（《医林改错》）加减或调养包（南平市人民医院制剂），肝郁气滞者选用逍遥散（《太平惠民和剂局方》）加减，血虚者选胶艾四物汤（《古今医鉴》）加减。若经闭日久，或经少，舌紫暗，瘀阻较重时，加虫类破血之品，如水蛭、土鳖虫、地龙等。经期用药忌大寒大热之品，以养血活血之药为主。

2. 经后期

宜滋阴养血、培补冲任。经后期肾阴不足，无以增长至重阳，转化为肾阳，推动卵子排出，故经后期应顺应阴长阳消的运动，以滋阴养血、益肾填精之品，促进卵泡发育成熟。常以左归丸或归芍地黄汤加减，酌加女贞子、墨旱莲、枸杞子、黄精等滋阴养血补肾药促进卵泡发育。若兼见痰湿者，加佩兰、苍术、白术、陈皮、半夏等燥湿化痰；若兼见阳虚者，酌加仙灵脾、仙茅、鹿角霜、紫石英等；若兼见抑郁、焦躁者，酌加钩藤、莲子心、合欢皮、酸枣仁、茯神、灵芝、玫瑰等宁心安神；若见瘀血较甚者，可加丹参、赤芍、鸡血藤等活血散瘀之品。

本时期为卵泡生长期也是IUI前半期，中医药辅助治疗侧重于促进优势卵泡的发育及内膜增厚，提高卵子质量，增强子宫内膜的容受性，为 IUI 的施行做准备。

3. 排卵期

宜温阳活血、疏肝理气。此期为氤氲之期，阴阳转化阶段，重阴转阳，阴盛而阳，阳气内动以升为主，治疗以温阳活血、疏肝理气为主，促使由阴转阳，以利卵子顺利排出，方用经验方破卵汤或逍遥散加鸡血藤、羌活、苏木、玫瑰花、月季花等疏肝活血之品。同时配合针灸、耳穴及运动疗法促进卵泡顺利排出，减少卵泡不破而导致的周期取消率。此期用药应注意阴阳协调，应用活血药物，避免应用破血之品，以防出血。

4. 经前期

宜温肾健脾、益气养血，以促进和维持黄体支持。排卵之后，为阳长阴消期，阳气鼓动，万物生发，为受孕提供孕育环境，故治疗应以温补脾肾为主。沈氏女科云"胎脉系于肾，胎气系于脾"，脾肾既是经血之本源，又是安胎养胎之根本，补益脾肾既能调经，又可养胎。补脾胃以资血之源，养肾气以安血之室，胞宫阴精充盛，阳气旺盛，温暖子宫，疏利内膜，利于孕卵发育，促进孕育。方用经验方益肾养血调膜汤加减（阿胶、菟丝子、覆盆子、枸杞子、桑椹、熟地黄、肉苁蓉、党参、莲子、炒白术、山药、当归、石斛、葛根）。本时期为IUI后半期，通过补肾、健脾，固系胎元，协同孕激素安胎，减少子宫收缩，黄体支持功能，提高子宫内膜容受性，以增加胚胎着床率，降低流产率。

（二）调卵

现代中医学认为，卵泡发育需要一定的物质基础，此基础与中医学之肾所藏之"精"同属。卵细胞的发生以肾精为基础，卵细胞的排出有赖于肾阳之鼓动，肾精的盛衰对卵细胞的生长、发育、成熟、排出起着决定性的作用。通过对患者阴道B超监测生长卵泡的数量、形态，来了解患者的整个卵泡生长发育过程，最后再综合分析出患者在卵泡发育过程中有哪些异常并进行调理，总结为调泡三法。

在临证中总结出卵泡发育异常常分为以下3种类型。①卵泡长速慢：C16天，最大卵泡直径＜15mm，常见于多囊卵巢综合征。②卵泡长速快：C9天时，最大卵泡直径＞15mm，甚至C7、C8天即出现大卵泡，常见于卵巢储备功能低下。③卵泡形态差：卵泡长短径之差超过3mm，难破巢排卵受孕，多见于多囊卵巢综合征以及LUFS。

笔者认为，需在卵泡生长期对这些异常进行调治，以益肾健脾，暖巢增液，调泡塑形，宣散脉络为原则。调泡脏腑定位在肾、脾、肝。经净后助孕口服液（南平市人民医院制剂）+助卵方（经验方：熟地、桑椹、覆盆子、紫石英、菟丝子、山药、百合、石斛、栀子、玉竹、莲肉、黄精、仙灵脾、巴戟天、甘草等）以滋阴养血、培补冲任，配合食疗助巢煲（南平市人民医院制剂，C9煲汤服用）养巢、护巢，配合养泡煲（南平市人民医院制剂，C12煲汤服用）长泡、调泡。

1.长泡

长泡适用于卵泡长速慢者，用卵泡增速方加减以益气温阳、补肾填精，常用药物为西洋参、桑椹、覆盆子、紫石英、巴戟天、仙灵脾等。

2.育泡

育泡适用于卵泡形态差者，用卵泡成形方以健脾补肾、和血调经，常用药物有炙黄芪、何首乌、桑椹、肉苁蓉、巴戟天、紫石英等。

3. 敛泡

敛泡适用于卵泡长速快者，常加用以收敛固涩为主，辅以补肾填精，如金樱子、山茱萸、桑椹、菟丝子、栀子、黄柏、知母等。

试孕期间要求患者注意观察阴道分泌物情况，有无排卵黏液栓，并且应在规定时间监测卵泡。当卵泡长至16mm左右，开始加测LH定量试纸，以便能客观提前反映排卵情况。待卵泡长至18mm左右，测定血LH、E_2，可以初步判断卵泡质量，并推测排卵时间，适时加用破卵汤并联合针灸破卵。

■（三）调膜

子宫内膜容受性差主要体现在子宫内膜薄、生长缓慢、血流灌注不足等。《景岳全书》称"肾乃精血之海"，《医学正传》曰："月水全赖肾水施化，肾水既乏，则经水日以干枯。"先天禀赋不足或后天疾病易致肾精亏虚；房事不节、多次流产、高龄均损伤肾精，以致精血渐衰，冲任血海匮乏。肾气虚推动血行无力，血易停滞成瘀；肾阳不足，血失温煦，易感寒成瘀；肾阴亏虚，内生虚热，煎熬津血，易致血黏稠成瘀。脾乃"后天之本""气血生化之源""女子以血为用"。脾虚化源不足，冲任血海不充，加之患者日久不孕，以致肝气郁结，故冲任瘀滞不通，经血衰少。"瘀血不去则新血不生"，久而久之，瘀致虚愈甚，越虚而越瘀，最终子宫内膜无气血濡养而日渐菲薄。血虚又致瘀，瘀又致血虚，如此反复，内膜失气血濡养不增，终难成孕。

笔者认为，子宫内膜容受性差导致的不孕虚、瘀为根本病机，治疗上当以补虚祛瘀为遣方用药之原则，或补肾养血、或健脾疏肝，兼养血祛瘀。对于肾虚血瘀者，予益肾养血调膜汤加减。现代药理学研究证实，补肾中药具有类雌激素样作用，能调整肾—天癸—冲任—胞宫轴，改善盆腔内环境，促进子宫内膜腺体和间质的增殖与修复。对于脾虚肝郁兼瘀者，予健脾疏肝调经汤加减以治之（党参、茯苓、白术、山药、莲子、砂仁、薏苡仁、扁豆、桔梗、柴胡、白芍、枳壳、大枣、甘草、当归、鸡血藤）。然其病因病机并非单一的一种，肝脾肾皆可致虚、致瘀导致月经量少乃至不孕。临证中以肾虚血瘀为多见，亦可见脾肾亏虚兼瘀者，或肝肾不足兼瘀者。此外，心的作用亦不可被忽视。"心主神明"，不孕症者往往精神紧张焦虑，既担心内膜增长的问题，亦有能否固摄胎元的困扰，故此时应重视对心的调理。只有心神宁静，心肾相济才能固摄胎元。对于精神较紧张的患者，可酌加宁心安神之品，如石斛、首乌藤、酸枣仁、茯神、灵芝等。

■ （四）膜泡同调

尤昭玲教授等研究发现卵泡与子宫内膜兼容性对妊娠影响大。当卵泡直径在20~22mm，子宫内膜8~12mm/A型，卵泡易于排出，有利于纳精着床受孕；当子宫内膜＜7mm或＞13mm时，即使有20~22mm的优卵，也难以纳精着床而受孕；当子宫内膜＞10mm，卵泡直径＜15mm时，卵泡生长滞后于子宫内膜的生长，难以顺利排卵纳精受孕；当子宫内膜＜6mm或＞13mm时，或卵泡直径＞24mm时，妊娠率为零。因此，笔者认为，促排不是单纯地调卵、调膜，而应审因论治、分期论证、膜泡同调。膜泡异常可见以下4种。

174

1. 扁卵泡与内膜薄并见者

此多见于卵巢功能不良者。治疗时以塑形为主，助膜为辅。

2. 卵泡长速慢、扁卵泡、内膜薄并见者

此以多囊卵巢综合征、卵巢储备功能低下等疾病多见，卵泡兼有两重异常，治疗以助卵为主，疗膜为辅。

3. 卵泡长速快、内膜厚并见者

此以多囊卵巢综合征、未破卵泡黄素化综合征等患者多见。治疗以抑膜为主，减缓卵泡长速为辅。

4. 卵泡长速快、扁卵泡、大卵泡、内膜厚并见者

此空卵泡的可能性较大，以未破卵泡黄素化综合征、子宫内膜异位症患者多有此类表现，治疗时以限制卵泡生长速度为主，塑形为辅，舍膜从泡。药物选择方面，卵泡增速常用西洋参、菟丝子、玉竹、桑椹、巴戟天、石斛等助卵长养；限速常用山茱萸、沙参、山茱萸、乌梅、乌贼骨、龙骨、金樱子、石榴皮等收敛固涩；塑形常用石斛、玄参、玉竹、菟丝子、覆盆子、桑椹、山药、百合、莲子、阿胶等。助膜用补骨脂、肉苁蓉、阿胶、山药、莲子、百合等。抑膜用生麦芽、荷叶、山茱萸、乌梅、乌贼骨、龙骨、金樱子为主。

（一）人工授精治疗多囊卵巢综合征性不孕

1. 西医方面

（1）诊断与治疗。PCOS是因下丘脑—垂体—卵巢轴平衡失调引起的一系列症状，其主要表现为月经稀发或闭经、不孕。参照美国生殖医学学会（ASRM）鹿特丹诊断标准，排除可能引起高雄激素和排卵异常的疾病即可诊断。PCOS患者多需应用促排卵治疗才能妊娠，对于难治性PCOS不孕症患者，有效方法是行腹腔镜下卵巢打孔术结合促排卵综合治疗，具有创伤小、恢复快、妊娠率高、流产率低的特点。2020年《多囊卵巢综合征相关不孕治疗及生育保护共识》提出，对于伴有男性因素、宫颈因素、不明原因不孕、性功能障碍的PCOS患者，可考虑行IUI助孕。笔者认为，除参考共识的IUI指征外，对于宫腹腔镜术后患者，若经有效的促排卵试孕3~6个月，仍未孕者，亦可行IUI助孕术以提高临床妊娠率。

（2）预处理。具体措施包括减轻体质量、戒烟酒、控制血糖及血压等。对于肥胖型PCOS患者，建议加强锻炼，减重；非肥胖型PCOS，以增肌为主要目标的高蛋白饮食和肌力锻炼；对于胰岛素抵抗患者，口服二甲双胍以迅速降低患者胰岛素水平，改善PCOS患者胰岛素抵抗及糖耐量异常的作用；对于雄激素增高伴月经紊乱者，用炔雌醇环丙孕酮片（达英–35）调整月经周期。

2. 中医方面

（1）病机分析。笔者认为，本病发病以肾虚、冲任失调为根本病机。肾主生殖，肾精充足，阴阳调和，方可维持正常的生殖功能。若肾亏精少，肾气不足，则冲任胞脉失于濡养，冲任气血不畅，气血、痰湿易停滞而瘀阻，瘀阻胞脉致使卵巢功能低下，卵泡发育不良。但肾又为五脏之本，肾虚可导致他脏功能失调，他脏之病亦可影响及肾，故临床上并非只有肾虚这单一证型，其发病还与肝、脾功能失调及痰湿、血瘀、肝郁等密切相关。

（2）证候特点。笔者认为PCOS患者可按胖、瘦两种证型施治。①胖证：多数PCOS患者超重或肥胖，症见形体肥胖，带下量多，色白质黏无臭，头晕心悸，胸闷泛恶，面色虚浮，或伴见腰膝酸软，舌淡胖苔白腻，脉滑等。②瘦证：见身体羸瘦，腰膝酸软，眩晕耳鸣，失眠多梦，手足心热，咽干颧红，月经量少或闭经，或见月经先期，淋漓不尽，小便短赤，大便干结，或痤疮丛生，烦躁易怒，头痛眩晕，胸胁胀痛，口干口苦，闭经，舌红少津，苔黄，脉弦数。

（3）治疗要点。术前及术后按胖、瘦两型分证、分期论治。IUI进周期间按调周、调卵、调膜、膜泡同调论治。

（4）分证、分期论治。胖证辨证属肾虚痰瘀或脾虚痰湿证；瘦证辨证属肾精亏虚证、肾虚肝郁证。（详见多囊卵巢综合征性不孕）

（5）中医预处理。PCOS不孕患者应注重身心调治，让患者认识到调节饮食、适量运动、缓解压力对改善疾病状态的重要性。对肥胖患者，常嘱咐通过低热量饮食和耗能锻炼，并辨证使用中药、针刺及耳穴埋豆法，以调节下丘脑—垂体—卵巢轴，减轻体重，恢复正常代谢；同时忌发物，如虾蟹、狗肉、韭菜、莴笋、猪蹄、雄鸡、南瓜等。对瘦型患者，亦嘱咐低热量、忌发物饮食和有氧运动，其目的不是减轻体重，而是改善胰岛素抵抗进而改善生殖功能。

■ （二）人工授精治疗子宫内膜异位症性不孕

1.西医方面

（1）诊断与治疗。腹腔镜手术是治疗子宫内膜异位症的首选，当腹腔镜检查发现肉眼可见病灶时即可诊断子宫内膜异位症。腹腔镜术后给予患者综合治疗使其尽早怀孕成为治疗的共识。相关研究认为，手术后给予GnRHa治疗可以显著降低患者子宫内膜异位症复发，进一步提高妊娠率。2019年的《子宫内膜异位症中西医结合诊治指南》中提出：年轻、Ⅰ~Ⅱ期内异症、EFI评分≥5分者，术后可期待自然妊娠6个月，并给予生育指导，如期待治疗无效，行促排卵加3~4个周期IUI治疗；EFI评分<4分、有高危因素者（年龄>35岁、不孕>3年，重度内异症、盆腔粘连、输卵管不通者），可积极IVF-ET助孕。助孕前可使用GnRH-a预处理，通常应用3~6个月。复发型内异症或深部浸润型内异症或卵巢储备功能下降者，建议首选IVF-ET治疗。笔者在临床观察中发现，对于部分年轻（<35岁）重度内异症患者，术前评估AMH>2ng/ml，宫腹腔镜术中无盆腔重度粘连，双侧输卵管通畅，术后经过GnRH-a预处理3~6个月，待恢复排卵即行IUI，1~3个周期后也能获得一定的妊娠率。

（2）预处理。腹腔镜手术后根据子宫内膜异位症的分级，分别给予不同周期的GnRHa治疗，可以显著降低患者的子宫内膜异位症复发，提高妊娠率。根据笔者经验，轻度内异症，若痛经不明显，内异症生育指数（EFI）高，术后可直接促排卵试孕。中度内异症，予2~3周期GnRH-a。重度内异症，予3~6周期GnRH-a。临证中，需根据患者年龄、AMH值、卵巢储备功能调整，应避免高龄患者因卵巢储备功能差，注射后出现长时间闭经甚至绝经情况。

2. 中医方面

（1）病机分析。子宫异位内膜的周期性出血属中医之"离经之血"。笔者认为本病或感受外邪，或内伤七情，或人流手术所伤，或先天禀赋不足，胞宫蓄溢失职，经血不循常道，离经而行，离经之血，当行不行，当泄不泄，停滞成瘀。瘀阻日久，影响脏腑、气血功能而致痰湿内生，呈现瘀血痰湿胶结。瘀阻痰凝，阻碍气机或先天禀赋不足，而致肾气亏虚；肾气亏虚，温煦失职，气化失司，血行迟滞，水湿不化，又加重血瘀痰阻。瘀阻痰凝冲任、胞宫，肾虚冲任失养，不能摄精成孕，故多从"瘀、痰、肾"立论，提出"瘀阻痰凝肾虚"为内异症合并不孕的主要病机，治疗当标本兼顾，攻补兼施，以化瘀、祛痰、益肾为主要治法，方为良策。

（2）证候特点。笔者根据患者的临床表现以及病机不同辨证为寒凝血瘀证、气滞血瘀证、气虚血瘀证、肾虚血瘀、湿瘀互结五种证型（详见子宫内膜异位症性不孕章节）。

（3）治疗要点。在术前或GnRHa治疗期间，按上述五种证型辨证论治，在进入IUI周期时按调周、调卵、调膜、膜泡同调论治。

（4）中医预处理。GnRH-a使用后，垂体处于脱敏状态，促性腺激素（gonadotropin，Gn）分泌处于低水平，雌二醇维持在较低水平，人体处于假绝经状态。患者常常表现为潮热盗汗、烦躁易怒、失眠等阴血亏虚之症。肾阴不足，卵子因缺乏物质基础而不能成熟，卵泡发育处于相对静止期，肾阳亏虚，不能鼓舞肾阴的生化和滋长，也会导致卵子不能发育成熟，更不会排卵。故笔者认为，此期应补肾填精、调补冲任为主，应用卵巢早衰方（经验方）加减以减轻类绝经期症状，补充钙剂以减少低雌激素导致骨质流失。因子宫内膜异位症性不孕患者往往多"瘀"，或寒凝血瘀、或气滞成瘀、或痰凝致瘀，在临证中可随证加减；如针对无形之血瘀，用当归—川芎、益母草—红花；有形的瘀血尚不明显时，用丹参—桃仁、蒲黄—五灵脂等养血和血；血瘀重证，有巧克力囊肿或输卵管粘连者用鳖甲等；若血瘀日久，或痰瘀互结而成癥瘕者，配伍软坚散结消癥之品，用丹参—桃仁、地龙—路路通等。在祛瘀的基础上，亦可根据患者的临床表现以及病机不同分别给予温经散寒、疏肝行气、健脾渗湿等药物，如腹冷痛者用小茴香—艾叶、炮姜—吴茱萸等，疏肝理气的药对有柴胡—香附、川楝—香附等。同时加用南平市人民医院制剂消癥口服液活血化瘀、化痰消癥；对盆腔粘连患者选用盆腔综合疗法促进盆腔残余病灶消散吸收，预防术后病灶复发、改善盆腔内环境，攻补兼施，提高患者的妊娠率。

在停用长效GnRH-a后4周开始，中药促排卵药物唤醒卵泡，促进内膜同步发育。卵泡以肾精为物质基础，加之肾阳的温煦、推动作用卵泡才得以快速发育；脾为后天之本，培补后天脾胃，以滋养先天肾精，则卵泡化生有源；补脾胃在于益气血精液之源，脾胃运化功能正常，气血充盈，内膜得以滋养。肝疏泄有度，气机条达，内膜得肝血、脾胃后天精微的滋养，冲任、胞宫脉络通畅，气血流通，方能促进卵泡、内膜生长。因此，此期着眼于肾、肝、脾，中药辨证重在滋肾养阴，疏肝健脾，辅以南平市人民医院制剂助孕口服液、助巢煲、养膜助孕包、养泡煲养膜长卵。由于此期需频繁的超声检查操作，患者多处于紧张应激状态，肾上腺皮质功能亢进可影响内分泌平衡状态，此时亦应注意心的作用，加用莲子心、石斛、夜交藤等清心安神，调和阴阳，抚卵静养。饮食宜清淡，进食富含维生素、蛋白质类营养物质的食物；忌食油炸、烧烤、辛辣之品。

■ （三）人工授精治疗输卵管性不孕

1. 西医方面

（1）诊断与治疗。输卵管性不孕的发病原因主要包括盆腔炎性疾病、子宫内膜异位症、手术史、盆腔结核及先天性输卵管发育异常等。目前宫腹腔镜联合手术集诊断及治疗为一体，是诊断输卵管性不孕的"金标准"。腹腔镜手术对盆腔的粘连进行分离，最大限度地恢复子宫、输卵管、卵巢的解剖结构，并同时行输卵管整形造口术，恢复输卵管的拾卵功能，术后给予大量生理盐水冲洗盆腔，能最大程度地消除盆腔炎症因子；宫腔镜检查可行子宫内膜息肉摘除、子宫内膜活检、宫腔粘连松解等手术，并可同时行输卵管间质部插管通液或输卵管COOK导丝近端再通术，以疏通输卵管，可提高输卵管通畅度、摄卵功能，提高妊娠率。

（2）预处理。针对术中盆腔粘连程度和生殖道分泌物培养或术中病原学标本的获取结果，选择针对性的抗生素对其炎症进行治疗。对合并输卵管积水患者，在腹腔镜输卵管整形术后行输卵管介入术。夏敏、郑洁、雷亚兰等认为输卵管通畅是IUI的前提条件，输卵管的通畅情况及功能强弱明显影响人工授精的妊娠结局。2018年《输卵管性不孕诊治的中国专家共识》提出，对于卵巢储备功能正常、不合并其他不孕因素的单侧输卵管近端梗阻患者可考虑先促排卵人工授精，综合患者个体情况，1~3个周期未妊娠者可推荐行IVF；卵巢储备功能正常、不合并其他不孕因素的单侧输卵管远端梗阻患者建议手术治疗或选择IVF。

2. 中医方面

（1）病机分析。输卵管炎症性不孕的病因病机主要是瘀血阻络，胞脉不通。因经行、产后摄生不慎，寒热湿浊之邪入侵，寒凝血瘀、热灼痰凝成瘀；或肝气郁结，气滞血瘀；或素体脾虚，气虚或气滞血瘀；或肾虚血行迟滞致瘀。冲任阻滞，瘀阻胞脉，有碍精卵结合而未能成孕。本病病位在胞脉，瘀血阻滞胞脉为其主要病机，而湿热、寒湿、气滞、脾虚、肾虚都可成瘀，瘀积于体内，令输卵管这一重要通道受到堵塞，则两精不能相搏而不孕。本病虚实夹杂，以实证为主。现代医学研究发现，输卵管阻塞性不孕患者盆腔存在炎性渗出、增生不同的病理变化，造成局部组织粘连、血液循环障碍或微血栓形成。这种病理变化相当于中医学理论的"瘀血内阻"，"瘀"作为一个核心病理，且存在甲皱循环血液流变学障碍，说明"瘀"作为输卵管阻塞性不孕的病理础是有客观依据的。

（2）证候特点。根据患者的临床表现及病机不同辨证为湿热瘀结证、寒湿凝滞、气滞血瘀、肾虚血瘀、湿瘀互结证等4种证型（详见输卵管性不孕章节）。

（3）治疗要点。笔者治疗输卵管炎症性不孕重在从"瘀"论治，治疗应着眼于活血化瘀，疏通经络，在化瘀的基础上根据患者的临床表现及病机不同分别给予清热祛湿、温经散寒、疏肝理气、健脾祛湿、益肾填精等治疗。术前及术后上述证型辨证论治。IUI进周期间按调周、调卵、调膜、膜泡同调论治。

（4）中医预处理。对于输卵管近端阻塞宫腹腔镜术后者，视盆腔炎症程度辨证选择口服中药，并予盆腔中医综合治疗1~3疗程不等。对于输卵管远端梗阻宫腹腔镜术后者，除辨证口服中药及中医综合治疗外，加用南平市人民医院制剂通管促孕合剂活血化瘀、利水通络；对于重度盆腔粘连和/或输卵管积水需加用热敏灸治疗。针对术后提示双侧或者一侧输卵管通而不畅者、输卵管积水整形造口术后患者，经过中医多途径治疗后需再次评估输卵管通畅度。输卵管近端梗阻采用宫腔镜下COOK导丝输卵管疏通术；输卵管远端梗阻行子宫输卵管超声造影术评估输卵管通畅度，如双侧输卵管不通，则直接行IVF；如单侧输卵管通畅或双侧输卵管通畅，需继续中医综合治疗一个疗程。笔者建议对于轻中度输卵管积水的宫腹腔镜术后患者，经中医多途径治疗后，输卵管炎症已消退，行输卵管介入提示双侧输卵管通畅，若有合并男性因素、宫颈因素、性功能障碍等，可行1~3周期IUI助孕；若重度输卵管积水患者，酌情选择试孕或尽早实施辅助生殖助孕。妊娠后尽早行超声检查排除异位妊娠。

六、人工授精术后中医调治

IUI术后，相当于月经周期的第15~28日，此期阳长阴消，渐至重阳。排卵之后，阴盛阳生，阳气鼓动，万物生发，为受孕提供孕育环境，"精满则子宫易于摄精，血足则子宫易于容物"，沈氏女科云"胎脉系于肾，胎气系于脾"，脾肾既是经血之本源，养肾气以安血之室，胞宫阴精充盛，阳气旺盛，暖宫养膜可利于孕卵发育，促进孕育，故治疗应以温补脾肾为主。因患者久不受孕，加之精神生活及工作压力，求子心切，导致肝郁气结郁久化火，致心神失宁，这种紧张应激状态持续影响，又可导致血瘀，瘀血阻滞胞宫胞络，致子宫微循环障碍而影响胚胎植入。并且，在促排卵周期中，外源性促性腺激素易耗伤天癸、阴精，致肾气亏虚，影响子宫内膜容受性，不利于受精卵着床，若辅以中药调节肾中阴阳，则能使机体趋于平衡。选用安胎煲及中药益肾养血调膜汤（经验方，组成为阿胶、菟丝子、覆盆子、枸杞子、桑椹、熟地黄、肉苁蓉、党参、莲子、炒白术、山药、当归、石斛、葛根），具有健脾温肾、调膜系胎之效。临床研究发现，补肾中药能使子宫内膜增厚，腺体增多，分泌现象趋于明显，提高子宫内膜雌激素、孕激素受体含量，还可增加靶组织雌激素受体的亲和力，使子宫内膜增殖、分泌功能好转。在补肾的基础上加活血药又能改善子宫内膜血流状况及局部微环境，增加卵巢血流量，诱发成熟卵泡排卵，促进黄体发育，提高子宫内膜容受性，促进胚泡种植和生长。

七、小结

宫腔内人工授精具有侵入性小、操作简单、并发症少、相对经济、适应证广泛等特点而成为人类辅助生殖技术中最为常用的助孕方式之一，但其成功率始终不高。多数学者认为卵细胞的质量、精子的质量、内膜的形态及厚度为影响IUI成功率的主要原因。然笔者认为，除上述主因外，盆腔情况，输卵管通畅度与IUI成功率显著相关。因此，如何改善盆腔内环境，提高输卵管拾卵功能，改善卵巢的储备功能、卵子的质量，提高子宫内膜容受性，成为目前亟待解决的问题。通过临证观察，笔者在人工授精的前后给予中医药干预治疗，可有效提高临床妊娠率，降低流产率和宫外孕发生率，从而改善妊娠结局。

IUI进周前需审因论治。对不孕症病因的筛查和精准的治疗是治疗不孕症的关键，首选宫腹腔镜联合检查明确病因，最大化祛除病灶，保证输卵管通畅的前提下，有IUI的适应证进周治疗。中西医综合疗法作为IUI进周前最佳治疗切入点。首先，运用中药辨证论治以改善和协调患者的整体功能状态，从而改善患者生殖内分泌状态；其次，针对各类病因审因论治。如对于盆腔粘连患者，运用盆腔综合治疗、中药熏蒸、热敏灸等，可减少盆腔慢性炎症环境对输卵管解剖及功能的不良影响，避免炎症因子释放影响卵细胞质量；对于排卵障碍患者，注重引起排卵障碍的原因，针灸及耳穴埋豆减重、调周、降雄、降泌乳素等；对于子宫内膜异位症患者，GnRH-a应用的同时，中药从"虚、瘀"论治改善盆腔内环境，且可养巢、护巢。当病因最大程度祛除后，身体处于相对平和的状态，方可进周。

IUI进周中当辨证促排。此时优势卵泡是关键。如何获得优质的卵细胞，要充分发挥中医药在调周、育泡、养膜、促排各个时期的优势，根据气血阴阳盈亏变化的规律来遣方用药，分证分期调周助孕，精准施策，以达阴阳平衡，方可"调经种子"。月经期，重在养血活血通经，治疗以"通"为用；经后期，阴血相对不足，阳长运动相对静止，治疗上以滋阴养血、培补冲任，此期应注意育泡不忘调膜，膜泡同调，方可"培土种子"；排卵期为氤氲之期，阴阳转化，重阴转阳，治疗以温阳活血、疏肝理气，以利卵子顺利排出成孕。

IUI术后需健黄体以安胎。"胎脉系于肾，胎气系于脾"，脾肾既是经血之本源，又是安胎养胎之根本，补益脾肾既能调经，又可养胎。通过中药补肾、健脾，固系胎元，协同孕激素黄体支持，安胎，减少子宫收缩，可提高胚胎着床率，降低流产率。

同时，笔者亦认为，在人工授精术前，详细询问病史，认真查体，明辨病因，分析病位，重视男方因素是非常必要的，提倡夫妇同治。助孕期间避风寒，畅情志，节饮食，慎起居，固正气，防外邪，以避免不良刺激对女性生殖内分泌的影响。

参考资料

［1］Wu H, Ruan X, Jin J, et al. Metabolic profile of Diane-35 versus Diane-35 plus metformin in Chinese PCOS women understandardized life-style changes［J］. Gynecol Endocrinol, 2015, 31（7）: 548-511.

［2］尤昭玲，周芳. 中医"六期七步曲"应用于IVF-ET之路径浅探［J］. 中国中医药科技，2011，18（1）: 48-49.

［3］杨永琴，尤昭玲，游卉，等. 尤昭玲辨治泡膜发育异常不孕症经验［J］. 中华中医药杂志，2017，32（4）: 1583-1586.

［4］张琬琳，王晓红. 子宫内膜异位症相关不孕诊治指南解读［J］. 实用妇产科杂志，2018，34（5）: 341-343.

［5］林小娜，黄国宁，孙海翔，等. 输卵管性不孕诊治的中国专家共识［J］. 生殖医学杂志，2018，27（11）: 1048-1056.

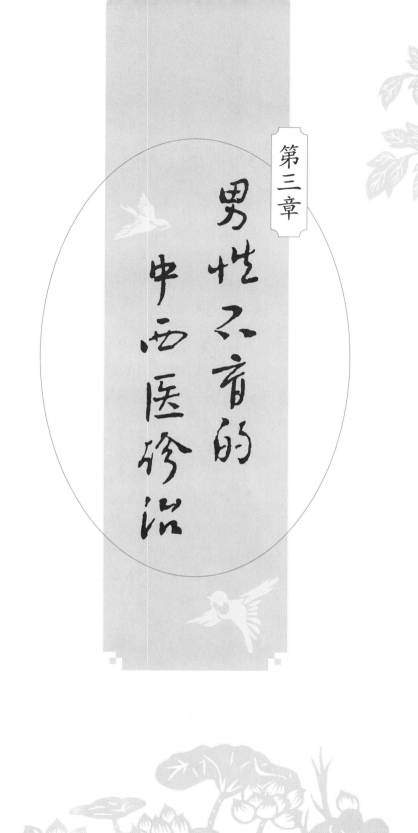

第三章

男性不育的中西医诊治

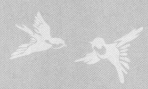

【不孕不育中西医诊治心悟】

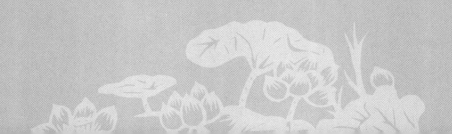

男子婚后夫妇同居1年以上，配偶生殖功能正常，未避孕未受孕者，或曾孕育过，未避孕1年以上未再受孕者，称为男性不育症。前者称之为原发性不育，后者称为继发性不育。近几十年来，全世界的男性生育力逐年下降，不育症的发病率逐年上升。有研究表明，不孕不育问题的夫妇中，男性原因约占50%。繁衍后代看似一个简单自然的事情，实际上却包含了相当复杂的生理过程，它需要男性产生足量健康的精子、女性产生健康的卵子、精子输送管道通畅、精子具有使卵子授精的能力等，在这一系列过程中，任何一个环节出问题都可造成不育。影响男性不育的因素有很多，比如先天或者后天因素所致的精液质量异常、性功能障碍、免疫因素等，仍有30%~40%的男性不育症患者找不到明确的病因。精液质量异常是影响男性生育问题的主要因素。

第一节　少、弱精子症

一、概述

少、弱精子症是指生育期男性具备正常的性功能和射精功能，在禁欲3~7天后，根据世界卫生组织《人类精液检查与处理实验室手册》（第 5 版）关于精液质量诊断标准，3次以上精液化验，当精子浓度 $<15 \times 10^6/ml$，或精子总数 $<39 \times 10^6/$次射精时称为少精症；当前向运动精子（PR）$<32\%$，或前向运动精子（PR）+非前向运动精子（NP）$<40\%$，称为弱精子症。少、弱精子症是导致男性不育的常见原因，近年来，随着生态环境的污染及人们生活压力的增加，其发病率不断上升，据文献报道少、弱精子症约占男性不育的70%。

二、中医学认识

中医对于少、弱精子症有着较早的认识，古代医家将本病归属为"精清""精少""精薄""精冷"等，文献中多有记载，如《素问·上古天真论》云："丈夫二八，肾气盛，天癸至，精气溢泻，阴阳和，故能有子……

七八，肝气衰，筋不能动。天癸竭，精少，肾脏衰，形体皆极。"认为肾中精气充盈是"有子"的基础。《金匮要略》："男子脉浮弱而涩为无子，精气清冷。"唐代王冰《素问六气玄珠密语》认为天、犍、漏、怯、变为五种不育病因。明代薛立斋认为："更当察耳男子今形质虚实何如。有肾虚精弱，不能融育成胎者；有禀赋微弱，气血虚损者；有嗜欲无度，阳精衰者，各当求其源而治之。"认为肾阳衰虚，气血亏虚，纵欲无度均能导致男子不育。清代陈士铎《石室秘录·子嗣论》中提到："男不能生子者有六病，一精寒，二气衰，三精少，四痰多，五相火盛，六气郁。"把男子不育的原因归结为六类。历代医家都强调肾精在男性生育中的重要作用，认为肾精的盛衰、天癸的有无、脏腑功能的协调与否，直接决定着男性的生殖能力。

笔者认为若先天禀赋不足，或房劳过度，恣情纵欲，不知持满，耗伤肾精；或大病久病，气血两亏，生精化源亏乏，最终导致肾精不足而成本症。素体阳虚，房劳过度，或私情系恋，损伤元气，命门火衰，造成精液量少、精子活力低下。久病不愈，气血两虚，精亏水乏，血少则精少，精失所养故精子活力低下。饮食不节，过食辛辣厚味，酿湿生热，湿热下注精室，热灼阴液，湿阻精窍均可致本症。久病入络，或外伤瘀血阻络，精道不畅，亦可造成少、弱精。少、弱精子症以肾虚为本，病位在肾、脾，与肝相关，兼气滞、血瘀、湿热等。故治疗上以补肾健脾生精为主，兼疏肝理气、活血化瘀、清热利湿。

三、现代医学认识

男性生殖生理活动是在中枢神经系统和下丘脑—垂体—睾丸性腺轴所分泌的激素控制下完成的，包括精子的发生、运输、成熟、获能和受精等一系列过程，其中任何一个环节的病变，都可能导致不育。研究表明，正常情况下男性精子密度、精子活力随年龄的增长而下降，而正常精子形态百分率从45岁开始下降，但目前少、弱精症却呈现低龄化趋势。少、弱精子症病因复杂，包括环境因素、内分泌因素、遗传因素、精索静脉曲张、免疫因素、微量元素缺乏、药物影响、生活方式、生殖系统感染、年龄因素等。

■ （一）环境因素

如环境中的各类污染、有害物质、高温、化学物品均可损害睾丸生精功能。研究发现，海员长期接受雷达辐射会造成精子运动能力降低。宋玲发现，氰戊菊酯对大鼠的精子运动产生直接毒性作用。镉能通过诱导公牛精子膜损伤、DNA断裂、活动精子百分率降低及顶体反应率降低导致精子功能损伤。

■ （二）内分泌因素

研究显示，男性生殖激素水平异常与少、弱精子症的发生密切相关。睾丸生成精子，受到下丘脑、垂体的调控，依赖于卵泡刺激素、黄体生成激素、催乳素、睾酮、雌二醇等多种性激素调节。若内分泌调控失常，可造成睾丸产精障碍。

■ （三）遗传因素

很多研究得出，遗传与少、弱精子症有着密切联系。例如，Klinefelter综合征是最常见的性染色体畸变，Y染色体微缺失居第2位。雄激素受体异常、H19基因印迹丢失等诸多因素也可造成少弱精子症。

■ （四）精索静脉曲张

精索静脉曲张可导致少、弱精子症，其病理变化表现为睾丸微循环障碍、肾脏及肾上腺毒素反流、睾丸中一氧化氮和氧自由基浓度升高、睾丸瘀血缺氧、附睾损害、生殖激素改变，从而影响精液质量。

■ （五）免疫因素

体内产生一种抗精子抗体，这种抗体一般不存在，当因外伤、感染、生殖道梗阻等因素，造成血睾屏障开放时，会使精子在免疫诱导下产生免疫应答，形成抗原抗体复合物，进而破坏精子，形成少、弱精子症。

■ （六）微量元素缺乏

以锌为例，在男性生殖系统中，锌的含量较高，是人体必需的微量元素，是体内100余种酶的辅助因子，对男性生殖功能具有非常重要的作用。研究发现，少、弱精子症患者精子的产生及运动功能下降可能与精浆锌含量低下呈正相关。

■ （七）药物影响

许多慢性病如高血压、糖尿病等呈现出年轻化趋势，造成部分育龄期男性被迫使用药物控制病情，但许多药物对精子的质量及活力有较大影响。例如利血平、呋喃类药物、西咪替丁、柳氮磺吡啶、螺内酯、秋水仙素和部分抗生素、化疗药物中的一些烷基化合物等都可影响睾丸的生精功能，导致少、弱精子症的发生。

■ （八）生活方式

如熬夜、吸烟、酗酒、吸毒等均会影响精子质量、数量。国外研究表明，吸烟与精液量、精子总数、精子活力有着明显的相关性。

■ （九）感染因素

由于解剖结构的影响，男性泌尿系统与生殖系统关系密切，感染后多会造成两系统同时患病，感染后精液中白细胞大量增加，白细胞聚集在精液中，白细胞会产生大量弹性蛋白酶，造成精子的DNA损伤和断裂，导致少、弱精子症。

■ （十）年龄因素

随着年龄的增长，男性睾酮分泌能力降低，使附睾精子成熟过程中，鞭毛外层致密纤维锌的去除受到阻碍，影响精子成熟及附属性腺的分泌功能，导致精子活力降低。

四、诊断依据

■ （一）病史采集

男性不育症病史要全面了解家族史、婚育史、性生活史和其他可能对生育造成影响的因素（腮腺炎、泌尿生殖器官感染、药物应用、环境与职业因素、生活习性、手术外伤以及内分泌疾病），同时简要了解女方病史（年龄、月经史、生育史、避孕史、妇科疾病和其他可能影响生育的疾病史和生活工作因素）。

（二）临床症状与体征

1. 临床症状

患者多因不育症或有生育要求而就诊，往往无明显的临床症状，部分患者出现与少、弱精症有关原发病的症状，如精索静脉曲张导致的阴囊坠痛；泌尿生殖系统炎症引起排尿异常，小腹不适，腰骶疼痛等。

2. 体征

（1）一般检查。体温、脉搏、呼吸、血压等生命体征，以及发育与体型、营养状况等。

（2）专科检查。应重点检查泌尿生殖器官的发育情况，如阴毛的发育和分布情况，阴茎有无异常，睾丸附睾的大小、质地、位置等有无异常，阴囊是否空虚，精索静脉有无曲张，输精管有无缺如或形态改变等。

（三）实验室检查

1. 精液分析

精液采集与分析和质量控制必须按照《WHO人类精液检查与处理实验室手册》（第5版）标准化程序进行；第5版标准无中国人的数据，该版参考价值在临床上可灵活掌握，见下表3-1。

表 3-1　精液分析参考值范围

参数	参考值
精液体积（ml）	＞1.5
精子浓度（×10^6/ml）	15
精子总数（×10^6/次射精）	39
前向运动（PR，%）	32
总活力（PR+NP，%）	40
存活率（活精子，%）	58
正常形态精子率%	4
pH值	＞7.2
过氧化物酶阳性白细胞（×10^6/ml）酌情选择的检测	＜1

2. 前列腺液常规（expressed Prostatic secretion，EPS）

检查EPS中白细胞数正常值＜10个高倍视野。白细胞数异常和卵磷脂小体消失或减少应视为EPS异常，必要时可行病原体检查。

3. 内分泌检查

性激素6项，少、弱精子症患者比正常人更容易出现内分泌异常，一般需要检测卵泡刺激素（FSH）、黄体生成素（LH）、泌乳素（PRL）、总体睾酮（TT）、游离睾酮（FT）、雌二醇（E_2）。

4. 抑制素 B

目前认为抑制素B是睾丸能生成精子的一个独立的预测因子，甚至有学者认为抑制素B的预测价值要高于FSH，血清抑制素B及FSH的联合检测可以提高患者生精功能评估。

5. 甲状腺激素

甲状腺功能亢进、甲状腺功能减退症均可能造成性腺生殖轴激素的代谢紊乱，从而影响睾丸内精子的生成和成熟。因此临床上怀疑甲状腺疾病的不育患者，应检测甲状腺激素，甚至有学者认为应该对甲状腺激素进行常规检查。

6. 其他检查

血常规、生化检查有助于发现某些可能对生育造成影响的全身性疾病。

7. 遗传学检查

一部分既往被当作特发性不育症患者，事实上存在遗传学的异常。遗传学检查包括染色体检查、基因检查和其他未知原因的遗传疾病，对于严重少精或无精症的患者以及有家族遗传疾病的患者，建议进行染色体检查和无精症因子（AZF）等基因检测。

8. 影像学检查

B超检查可确定前列腺和睾丸大小，有无囊肿、结石、钙化、附睾的情况以及精索静脉有无曲张等，经直肠B超对前列腺、精囊腺、射精管和输精管病变的诊断有独特价值，CT和MRI能够帮助诊断有无垂体瘤等。

■ （四）鉴别诊断

应与下列疾病进行鉴别：性交或射精功能障碍、精索静脉曲张、隐睾、腮腺炎性睾丸炎、自身免疫性疾病、生殖道感染、输精管道梗阻、内分泌异常、全身性慢性疾病、染色体异常、先天性异常、后天获得性睾丸损失、酗酒、药物滥用、环境因素或近期高热及医源性病因等。

五、辨证论治

■ （一）辨证要点

1. 肾精亏虚证

主症：精子活力——向前运动精子（PR）少于32%，或向前运动精子（PR）加不定向运动精子（NP）少于40%，精子浓度小于15×10^6/ml或者每次射精总数小于39×10^6/ml。婚久不育，腰膝酸软，头晕耳鸣，发脱齿摇。

次症：健忘恍惚，眩晕神疲。

舌脉：舌淡，苔薄白，脉沉细。

证候分析：肾精不足，髓海空虚，故头晕耳鸣，精神疲惫，发脱齿摇。肾精亏虚，故精少而不育；腰为肾之府，肾精亏虚，故腰膝酸软。舌淡苔薄白，脉沉细皆为肾精亏虚之征。

2. 肾阳虚证

主症：精子活力——向前运动精子（PR）少于32%，或向前运动精子（PR）加不定向运动精子（NP）少于40%，精子浓度小于15×10^6/ml或者每次射精总数小于39×10^6/ml。婚久不育，形寒肢冷。

次症：阳痿早泄，腰膝酸软，小便清长，夜尿频多。

舌脉：舌质淡胖，苔白润，脉沉细迟或微细。

证候分析：素体阳虚，命门火衰，不能温肾生精，故精冷精少不育。肾为作强之官、伎巧出焉。肾阳亏虚故不能作强而阳痿；肾阳虚，精关不固，故早泄；肾阳亏虚，腰膝失于温养，故腰膝酸软；阳虚肢体失于温煦，故形寒肢冷；肾阳不足，气化不利，故小便清长，夜尿频多，舌淡胖，苔白润，脉沉细迟或微细，均为命门火衰之象。

3. 气血两虚证

主症：精子活力——向前运动精子（PR）少于32%，或向前运动精子（PR）加不定向运动精子（NP）少于40%，精子浓度小于15×10^6/ml或者每次射精总数小于39×10^6/ml。婚久不育，神疲乏力，面色萎黄。

次症：心悸气短，失眠多梦，食少便溏。

舌脉：舌质淡胖，边有齿痕，苔薄白，脉弱。

证候分析：气血两虚，化精无源故精少不育，肌体失荣，故面色萎黄、爪甲苍白、神疲乏力；心血不足，心失所养，故气短心悸，失眠多梦；气血不足，脾气虚弱，故食少便溏。而舌质淡胖，边有齿痕，苔薄白，脉弱均为气血两虚之象。

4. 湿热下注证

主症：精子活力——向前运动精子（PR）少于32%，或向前运动精子（PR）加不定向运动精子（NP）少于40%，精子浓度小于15×10^6/ml或者每次射精总数小于39×10^6/ml，精液多黏稠色黄不液化，婚久不育；阴囊湿痒；睾丸肿胀热痛。

次症：胁肋胀痛，口苦咽干，大便干结，小便短赤。

舌脉：舌红，苔黄腻，脉弦数。

证候分析：湿热下注，致精少而黏稠，婚后不育；湿热之邪内阻，津不上承，故口苦咽干；湿热蕴结下焦，故阴囊湿痒，睾丸肿胀热痛，小便短赤；湿热之邪阻滞气机，故胸胁胀满，少腹或会阴部不适或疼痛。舌红，苔黄腻，脉弦数均为湿热内蕴之征。

5. 气滞血瘀证

主症：精子活力——向前运动精子（PR）少于32%，或向前运动精子（PR）加不定向运动精子（NP）少于40%，精子浓度小于15×10^6/ml或者每次射精总数小于39×10^6/ml。婚久不育，茎中刺痛，面色紫暗。

次症：少腹不适，皮肤粗糙。

舌脉：舌暗红，或有瘀斑、瘀点，脉弦涩。

证候分析：气滞血瘀，精道不通利，瘀不去新不生，故精子数少、精液量少而不育；瘀血内阻，肌肤失于濡养，故面色紫暗，皮肤粗糙；气滞血瘀，经脉阻滞，不通则痛，故少腹不适，胸闷，茎中刺痛。舌暗红，或有瘀斑、瘀点，脉弦涩均为瘀血内阻之征。

以上主症具备2项或以上，次症2项或以上，结合舌脉，即可辨证为本证。

（二）辨证论治

1. 肾精亏虚证

治法：滋阴补肾。

推荐方药：六味地黄丸加减。知母、黄柏、熟地黄、山药、山萸肉、茯苓、牡丹皮、泽泻等。

中成药：左归丸、六味地黄丸、麒麟丸、黄精赞育胶囊等。

2. 肾阳虚证

治法：温补肾阳。

推荐方药：金匮肾气丸合理中丸加减。熟地黄、山药、山萸肉、附子、肉桂、茯苓、牡丹皮、泽泻、人参、白术、干姜等。

中成药：五子衍宗丸、生精胶囊、右归丸、玛卡健肾胶囊、金匮肾气丸等。

3. 气血两虚证

治法：益气养血。

推荐方药：十全大补汤加减。黄芪、人参、茯苓、白术、甘草、当归、川芎、白芍、熟地黄、肉桂等。

中成药：补中益气丸、八珍丸、生精胶囊等。

4. 湿热下注证

治法：清热利湿。

推荐方药：程氏萆薢分清饮加减。萆薢、车前子、茯苓、莲子心、菖蒲、黄柏、丹参、白术等。

中成药：萆薢分清丸、八正散、龙胆泻肝丸、复方玄驹胶囊等。

5. 气滞血瘀证

治法：行气活血。

推荐方药：血府逐瘀汤加减。桃仁、红花、赤芍、川芎、当归、柴胡等。

中成药：桂枝茯苓丸、迈之灵等。

■ （三）中医特色疗法

1.中药贴敷

选用海马、怀山药、九香虫等；或枸杞子、制黄精、菟丝子、肉苁蓉、黄狗肾等；或熟地、枸杞子、山药、楮实子、仙灵脾、雄蚕蛾等。用蜂蜜调成膏状，隔日1次，交替贴于双侧肾俞及神阙穴，2周为1个疗程。

2.针灸疗法

（1）体针。肾阳虚证，取双侧肾俞、志室、太溪、三阴交；气血亏虚证，取双侧脾俞、胃俞、肾俞、足三里、三阴交；用补法，留针30min，每日1次，10次为1个疗程。

（2）耳针。王不留行籽或磁珠。方法：清洁耳部皮肤预贴部位，探寻耳部较强反应点，如肾、睾丸、神门、心、肝、脾的穴位，用胶布将王不留行籽或磁珠贴于反应点。留穴按摩，每日3次，每次按摩1min。每3天更换1次，治疗14天为1个疗程。

（3）灸法。取命门、肾俞、关元、中极等为主，隔姜灸，以艾灸三壮为度。

（4）穴位埋线。辨证选取双肾俞、志室、太溪、三阴交、脾俞、胃俞、足三里、三阴交等穴位，进行埋线，15天1次，6次为1个疗程。

（5）穴位注射。肾俞、三阴交交替取穴，注射当归注射液，隔日治疗1次，10次为1个疗程。

六、西医治疗要点

■ （一）一般治疗

少、弱精子症多为后天因素所致，因此消除后天不良因素是少、弱精子症治疗的首要方法。如避免高温作业，避免接触有害毒物及放射性物质，远离强电离辐射；戒烟、戒酒，少吃辛辣刺激性食物，不要熬夜。

（二）药物治疗

激素类药物通过直接或间接的作用影响下丘脑—垂体—睾丸性腺轴，达到刺激睾丸产生精子、促进精子成熟的目的。

1. 促性腺激素释放激素（GnRH-a）

促性腺激素释放激素针对下丘脑性低促性腺激素血症的少、弱精子症。能刺激FSH、LH的合成与释放，LH促进睾丸间质细胞产生睾酮（T），FSH和Sertoli细胞膜上的受体结合，启动和支持精子生成。但GnRH-a费用高，作用有限，临床并不推荐作为少、弱精子症的常规治疗。

2. 促性腺激素

促性腺激素药物针对低促性腺激素性性腺功能减退引起的少、弱精子症。目前主要用人绒毛膜促性腺激素（HCG）、人绝经期促性腺激素（HMG）和纯化的FSH进行治疗。推荐用量：HMG75U/次，2次/周；HCG2000U/次，2次/周，连用3个月。

3. 雄激素

雄激素是决定男性特征的最重要物质，生理水平的雄激素对精子生成和成熟起到关键的作用，并影响精子活力和精液成分。推荐药物：十一酸睾酮40mg，每日2次，服用3个月。

4. 雌激素受体拮抗剂

雌激素受体拮抗剂主要为枸橼酸氯米芬和他莫昔芬（TMX）。其潜在的抗雌激素作用可刺激下丘脑释放GnRH，从而促进LH和FSH分泌，进而促进睾丸间质细胞分泌睾酮，并降低E_2的分泌，提高睾丸的生精功能。这是目前治疗少、弱精子症最常用的药物。推荐药物：枸橼酸氯米芬50mg/d，1次/日；TMX10mg2次/日，治疗3个月。

5. 芳香化酶抑制剂

芳香化酶抑制剂主要适用于因T/E_2比例失衡所致的少、弱精子症患者。此类药物的作用机制主要是抑制E_2的产生，升高T水平，从而促进精子的发育和成熟。推荐药物：来曲唑2.5mg，4次/日，治疗3个月。

6. 生长激素

此类药物可以刺激机体释放胰岛素样生长因子-1（IGF-1），并能促进精液蛋白合成，促进精子的发生与成熟。推荐药物：重组人生长激素0.04U/kg，

3次/周，皮下注射治疗3个月。

7. 左旋肉碱（L-肉碱）

L-肉碱主要以游离态和乙酰化形式高密度地集中于附睾中，有抗氧化能力，能促进精子运动并提高精子受精能力。主要药物为左卡尼汀（LC）。目前，LC在抗疲劳、抗病毒、减肥及免疫等方面的作用已得到证实，是应用的一个热点。推荐药物：左卡尼丁口服液（东维力）10ml，3次/日，治疗3个月。

8. 抗氧化剂

维生素E、维生素C、谷胱甘肽、CoQ10等抗氧化剂通过减轻精子氧化应激反应，促进精子发育与成熟，且因其毒副作用小、价格便宜，受到临床医生的青睐。但一般多作为辅助用药与其他药物联合使用，很少单独用于少、弱精子症的治疗。推荐药物：维生素E100mg，3次/日，CoQ10胶囊10mg，3次/日，治疗3个月。

9. 抗感染治疗

有明确生殖系统感染时，如支原体、衣原体感染，应夫妻共治，根据药敏试验选用针对病原体的抗生素能够改善患者精子质量。革兰阳性菌（葡萄球菌、淋球菌）感染可应用青霉素、链霉素、氯霉素等；革兰阴性菌（大肠杆菌等）感染可选用卡那霉素、丁卡霉素类；滴虫感染可选用甲硝唑等药物；淋病奈瑟菌感染用头孢类联合阿奇霉素或克拉霉素。

■ （三）手术治疗

对于精索静脉曲张（VC）性少、弱精子症患者，精索静脉高位结扎术和精索静脉转流术等手术是主要治疗方法。但手术远期疗效不太确切，术后不少患者精液质量虽然有不同程度的改善，但仍不能生育，同时部分手术患者还存在术后复发及并发症等问题。因此，很多学者对精索静脉高位结扎术在精液质量改善和生育能力增强方面中的作用提出了质疑。

■ （四）辅助生殖技术（ART）

当前辅助生殖技术发展迅速，自1992年卵泡浆内单精子注射（ICSI）应用于少、弱精子症的治疗以来，已经成为少、弱精子症不育患者最后的选择。但由于ICSI跨越自然受孕的过程，其子代遗传风险及安全性还有待临床证实。

七、中西医结合治疗

（一）评估配偶生育力

由于少、弱精子症病因诸多，有30%~40%的少、弱精子症原因不明，缺乏针对性和有效性的治疗方法，因此同时评估和改善配偶生育力，相互兼顾，才能有效提高妊娠率，尤其对于轻中度少、弱精子症和临界少、弱精子症者，一定要注重配偶生育能力的评判，推荐适宜的助孕策略。

（二）治疗原则

治疗原则包括病因治疗，个体化治疗、足疗程和夫妻同查同治。病因治疗：首先要明确少、弱精的现代医学诊断，针对性治疗。个体化治疗：治疗方法很多，医生应根据患者具体情况及配偶的生育力，为患者推荐最优化的治疗方案和助孕策略。足疗程：少、弱精症患者的治疗疗程较长，临床中一般认为1~3个月为1个疗程。夫妻同查同治：治疗的最终目的是使女方受孕，配偶的生育能力决定治疗结果，双方治疗时相互兼顾，并抓住女方的最佳受孕时机。

（三）祛除病因

不论什么原因引发的少、弱精子症，最重要就是改善精子生存的环境条件，要消除影响精子生成、发育、成熟的各种外界因素，这与各种原发病的治疗相关（详见本章节西医治疗要点）。

（四）调精助育

在中医辨证的基础上，选择口服中药，以补肾生精为主，兼活血化瘀、清热利湿，积极改善体内微环境，在各种原发病治疗的基础上，或者原发病治愈以后，补充锌、硒、肉碱、维生素类、抗氧化剂等药物来增加精子的数量和活力，促进其生长、发育，一般而言疗程需要1~3个月。

（五）辅助生殖技术

经上述治疗无效或无法自然受孕的，或经过检查认为缺乏有效措施时，可求助于辅助生殖技术。常用辅助生殖技术包括精子体外处理技术（精子筛选技术和精子代谢的体外生化刺激）、宫腔内人工授精（IUI）、体外授精—胚胎移植（IVF-ET）或单精子卵泡浆内注射（ICSI）。在等待辅助生殖期间，中西医结合治疗可以提高辅助生殖的成功率。辅助生殖技术可能将潜在的遗传缺陷给下一代，因此无论是自然受孕或辅助生殖前，接受必要的遗传咨询是需要的。

八、治法集萃

1. 段雪光教授

段雪光采用自拟强精汤，治疗肾精亏虚型少、弱精症，药物组成为黄芪、肉苁蓉、当归、菟丝子、川牛膝、熟地黄、何首乌、五味子、覆盆子、仙灵脾、蜈蚣。53例中治愈19例（35.85%），好转26例（49.07%），无效8例（15.08%），总有效率为84.92%。

2. 罗少波教授

罗少波等以益精方治疗少、弱精子症，药物组成为菟丝子、熟地黄、桑椹、桑螵蛸、肉苁蓉、韭菜子、仙灵脾、黄精、五味子、玉竹、苍术、当归、红花。根据患者不同病因，气虚者加黄芪、党参、白术，血瘀者加白芍药，阴虚者加枸杞子、何首乌，阳虚者加巴戟天、金樱子。治疗90d后，本组患者精子总密度、a级精子密度、a+b级精子密度、a级精子百分率及a+b级精子百分率与治疗前比较差异均有统计学意义（$P<0.05$），均有明显升高。

3. 韩建涛教授

韩建涛等认为肾气虚是少弱精症的重要病因，治疗以补肾为主，并自拟续嗣方治疗，药物组成为山茱萸、天门冬、麦门冬、生地黄、黄芪、黄精、熟地黄、菟丝子、枸杞子、女贞子、覆盆子、蛇床子、巴戟天、肉苁蓉、补骨脂、白芍药、当归、生麦芽、续断、仙灵脾、五味子、柴胡、水蛭。治疗45例，结果：痊愈9例，显效21例，有效12例，无效3例，总有效率93.3%，治疗后精子密度、精子存活率及精子活力均高于治疗前，比较差异有统计学意义（$P<0.05$）。

4. 贾永刚教授

贾永刚等采用生精汤治疗少、弱精子症，药物组成为熟地黄、路路通、续断、党参、黄芪、菟丝子、黄精、柴胡、仙灵脾、白术、仙茅、山茱萸、山药、甘草。治疗40例，结果：治疗6个月后临床治愈28例（70.0%），显效4例（10.0%），有效5例（12.5%），无效3例（7.5%），临床疗效确切。

5. 李锡主教授

李锡主等以二天汤治疗少、弱精子症，药物组成为黄芪、白术、党参、枸杞子、续断、黄精、茯苓、菟丝子、柴胡、甘草、当归、仙灵脾、补骨脂、生地黄、熟地黄、巴戟天、肉苁蓉、车前子、升麻、陈皮。治疗48例，并与采用五子衍宗汤治疗48例对照观察，结果：治疗组治疗后精子密度、精子存活率及a+b级精子百分率均高于对照组，2组组间比较差异有统计学意义（$P<0.05$），该方以补益脾肾为主，佐以益气活血，效果明显优于单纯补肾的五子衍宗汤。

6. 黄震洲教授

黄震洲等以黄氏嗣育丸治疗少、弱精子症，药物组成为生地黄、龟甲、牡丹皮、雄蚕蛾、仙灵脾、肉苁蓉、鹿茸、炮穿山甲。治疗64例，并与采用六味地黄丸治疗64例对照观察，结果：治疗组治愈51例（79.7%），有效10例（15.6%），无效3例（4.7%），总有效率95.3%；对照组治愈25例（39.1%），有效2例（3.1%），无效37例（57.8%），总有效率42.2%。2组总有效率比较差异有统计学意义（$P<0.05$），治疗组疗效优于对照组。与滋阴补肾的六味地黄丸相比，黄氏嗣育丸以滋阴清热、益肾生精为主，并佐以健脾利湿、活血化瘀，治疗效果更加明显。

九、小结

目前，少、弱精症的现代病因病机仍未完全阐明，尚无特效治疗药物，而新的药物仍处于研发中，中医药治疗本病已显现出独特的疗效，中西医结合疗法也将是临床研究的热点。笔者发现少、弱精症虽病因复杂，但其根源主要在于肾、脾，临证多定位在肾、脾二脏，中医治疗以补肾健脾填精为主，兼活血化瘀、清热利湿，临床运用具有良好的疗效。西医以激素治疗为主要方法，配合使用促进精子的发生和成熟的药物。中西药联合运用，优于单用西医或者单用中医治疗，可发挥协同作用。治疗的关键在于明确少、弱精症的病因，针对生殖道感染、精索静脉曲张、内分泌异常及自身免疫等原发病因进行诊治，同时配合补肾填精健脾中医多途径疗法，也可获良效。

参考文献

［1］Lee L K, Foo K Y. Recent insights on the significance of transcriptomic and metabolomic analysis of male factor infertility［J］. Clin Biochem, 2014, 47（10−11）: 973−982.

［2］朱彤，吴媛媛，陈素华，等. 无精子症及少弱精子症2436例患者的细胞遗传学病因分析［J］. 现代妇产科进展，2017，26（6）：422−425.

［3］秦国政. 中医男科学［M］. 北京：科学出版社，2017.

［4］Pasqualotto F F, Sobreiro B P, Hallak J, et al. Sperm concentration and normal sperm morphology decrease and follicle−stimulating hormone level increases withage［J］. BJU Int, 2005, 96（7）: 1087−1091.

［5］叶玲玲，索永善，曹文丽，等. 雷达辐射对精液质量的影响［J］. 中华男科学杂志，2007（9）：801−803.

［6］宋玲，王玉邦，孙宏，等. 氰戊菊酯体外对大鼠精子运动能力的影响［J］. 中华男科学杂志，2007，13（7）：588−591.

［7］Mehran A, Mohammad S H, 吕年青. 镉离子对公牛精子功能损伤的机制［J］. 中华男科学杂志，2007（04）：291−296.

［8］江凡，邹建华，张修发. 生殖激素测定在男性不育病因学诊断中的临床价值［J］. 临床和实验医学杂志，2014，13（16）：1361−1363.

［9］Lanfranco F, Kamischke A, Zitzmann M, et al. Klinefelter syndrome［J］. Lancet, 2004, 364（9430）: 273−283.

［10］卢少明，陈子江，赵力新，等. 严重少精子、无精子症患者外周血雄激素受体mRNA的表达研究［J］. 中国男科学杂

志，2005（5）：29-30.

[11] 叶静，龙霞，张芳婷，等.印迹基因H19在少弱精子症中印迹状态的检测 [J].陕西医学杂志，2008，37（1）：47-49.

[12] 闵立贵，贾宏亮，南玉奎.精索静脉曲张合并附睾精液囊肿163报告 [J].现代泌尿外科杂志，2010，15（2）：149-150.

[13] 赵荣坡，熊承良.弱精子症、少弱精子症患者血清、精浆和精子锌含量分析 [J].中华男科学杂志，2005（9）：680-682.

[14] Ramlau-Hansen C H, Thulstrup A M, Aggerholm A S, et al. Is smoking a risk factor for decreased semen quality? A cross-sectional analysis [J]. Hum Reprod, 2007, 22（1）：188-196.

[15] Maegawa M, Kamada M, Irahara M, et al. Concentration of granulocyte elastase in seminal plasma is not associated with sperm motility [J]. Arch Androl, 2001, 47（1）：31-36.

[16] 徐福松.徐福松实用中医男科学 [M].北京：中国中医药出版社，2009.

[17] Miyagawa Y, Tsujimura A, Matsumiya K, et al. Outcome of gonadotropin therapy for male hypogonadotropic hypogonadism at university affiliated male infertility centers：a 30-year retrospective study [J]. J Urol, 2005, 173（6）：2072-2075.

[18] Alukal J P, Lipshultz L I. Why treat the male in the era of assisted reproduction? [J]. Semin Reprod Med, 2009, 27（2）：109-114.

[19] Evers J H, Collins J, Clarke J. Surgery or embolisation for varicoceles in subfertile men [J]. Cochrane Database Syst Rev, 2009（1）：D479.

[20] 冯轩，杨振辉.麒麟丸联合辅酶Q10治疗少弱精子症临床观察 [J].光明中医，2019，34（1）：131-132.

[21] 段雪光.自拟强精汤治疗肾精亏虚型少弱精症53例 [J].中国中医药科技，2012，19（5）：479.

[22] 罗少波，贾金铭，马卫国，等.益精方治疗少弱精症207例 [J].陕西中医，2010，31（4）：410-413.

[23] 韩建涛，吴洪涛.续嗣方治疗少精弱精的临床研究 [J].光明中医，2012，27（9）：1794-1795.

[24] 贾永刚，任豪.生精汤治疗少弱精症患者40例 [J].实用中西医结合临床，2012，12（2）：65.

［25］李锡主，郑文华.二天汤治疗少、弱精症随机对照试验［J］.医学信息，2011，24（9）：6043.

［26］黄震洲，白玉兰，马玉珍，等.黄氏嗣育丸治疗男性不育症128例临床疗效观察［J］.中医药信息，2012，29（5）：68-69.

［27］张敏建.中西医结合男科学［M］.北京：科学出版社，2017.

［28］张敏建，郭军，陈磊，等.男性不育症中西医结合诊疗指南（试行版）［J］.中国中西医结合杂志，2015，35（9）：1034-1038.

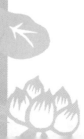

第二节 精液液化异常

一、概述

根据《世界卫生组织人类精液检查与处理实验室手册》（第五版）中对精液液化异常的定义：精液排出体外后，置于37℃水浴箱或温箱内，60min内液化，且通常在15min内完成，如果超过60min仍不能液化或液化不完全则称为精液液化异常（abnormal semen liquefaction），包括液化迟缓和不液化。精液液化异常不会影响精子总数和存活率，但是会降低精子的活动力，是导致男性不育的重要原因。精液不液化而致不育者，约占男性不育症的10%。在正常成年男性的一次射精量中，精子只占7%左右，其余均为精浆，其中70%来自精囊，20%来自前列腺，剩下的3%来自尿道球腺。在混合各腺体部分后，精液自发凝固呈黏稠胶冻状，使其射入阴道后不至于立即流失。凝固物在随后几分钟内液化，使活动精子逐渐释放。液化时间是评价精子质量的重要标准之一。

二、中医学认识

精液液化异常归属于中医学"精瘀""精滞""精凝""精稠"等范畴。中医学认为精液属阴津之类，为肾所属，与肾的气化功能有直接关系。《素问·阴阳应象大论》云："阳化气，阴成形。"精液的正常液化，有赖于阳气的气化，而气化又赖于阴阳的协调。《灵枢·百病始生》所谓"浊湿伤下"，《素问·太阴阳明论》所谓"伤于湿者，下先受之"。湿浊下注，扰乱精室，精浊混淆故精稠不液化。

笔者认为欲念不遂或恣情纵欲损伤肾精，相火妄动，虚火煎灼精液，导致精液黏稠不液化。先天不足，或久病伤阳，或饮食生冷等导致。肾阳不足，命门火衰，气化失司，导致精液液化时间延长。若平素饮酒，喜食肥甘厚腻，又体质偏胖，导致湿热蕴结下焦，煎灼精液，使精液变得稠厚，不得液化。忍精不射，败精瘀阻，或阴部外伤，损其经脉，或久病入络，或饮食醇酒辛辣所致。精液液化异常的病位在精室，以肾为本，湿浊、瘀血为标，主张在治疗上以补肾益精，兼以清热利湿、活血祛瘀。

三、现代医学认识

现代医学认为前列腺疾病是精液液化异常的首要原因。精液的液化与凝固主要依靠前列腺与精囊腺分泌的液化和凝固因子进行协调平衡。凝固因子使精液排出体外时呈凝固状态。前列腺液中的液化因子使排出体外的精液在5~15min开始液化。前列腺产生的纤溶蛋白酶、蛋白分解酶等精液液化酶对精液的液化起着重要作用，所以前列腺一旦出现问题导致精液液化的酶分泌发生障碍，可引起精液液化异常。另外应特别注意有无人为因素，因为射出精液的第一部分主要来自前列腺，含有使精液液化的酶，取精时容易被漏失的就是这一部分，从而造成人为的精液液化异常。精液液化异常还可能与精囊炎、内分泌紊乱、支原体感染、精索静脉曲张、抗精子抗体及微量元素的缺乏等有关：①精囊炎可使凝固因子分泌障碍，造成凝固因子增多形成精液不液化。②与内分泌紊乱有关，精液凝固跟液化受激素的影响，睾酮对附属腺的分泌活动具有调节作用，当雄性激素水平降低时，前列腺液分泌减少，前列腺液中液化因子减少，产生精液液化异常。③支原体是前列腺的主要易感病菌，文献研究证明支原体胞浆中含尿素酶，能分解尿素产生NH_3和H_2O_2，可造成细胞损伤，导致前列腺炎的发生，使液化因子缺乏，不能正常分泌蛋白分解酶、溶纤维蛋白酶及其他精液液化因子。④精索静脉曲张使患侧睾丸血流不畅，静脉内血液滞留，阴囊内温度较正常高，睾丸发生缺氧反应、二氧化碳蓄积，导致局部血液中儿茶酚胺、5-羟色胺、前列腺素等睾丸代谢产物含量增加，使生精小管生精上皮出现脱层，精母细胞和精子细胞排列紊乱，导致精液液化异常。⑤抗精子抗体直接作用于精子本身或妨碍其形成，影响精子凝聚和制动，造成精液不液化，精子尾部存在抗精子抗体时，其穿透宫颈黏液的能力明显下降。⑥微量元素缺乏：男性缺乏锌、镁等微量元素时，也可导致精液液化异常。

四、诊断依据

（一）临床表现和体征

1. 临床表现

患者一般有正常的性功能和射精能力，往往因不育症而就医。若前列腺、精囊炎症明显时可有小便淋沥、血精、射精痛等症状；合并睾丸炎或附睾炎时可有睾丸体积缩小、质地变硬等症状；另外，由于精液黏稠度高，有时会出现射精费力或射精痛症状；精液稠厚或黏稠如胶冻状，甚至呈块状。

2. 体征

（1）一般检查。主要检查与生长发育有关的异常体征。如有的患者可能男性体征不明显，如无喉结、声音尖细等。有的患者可能存在肥胖。

（2）生殖器的检查。包括是否有阴茎、阴囊、睾丸、附睾和输精管的发育异常、畸形、瘢痕、皮损等体征，有时还会选用直肠指诊了解前列腺、阴囊有无病变。

（二）实验室检查

诊断该病时，还需同时检查是否合并前列腺炎、精囊炎或先天性精囊缺如。

1. 拉丝长度观测法

不液化或液化不全的精液多伴有黏稠度增高，可将精液标本吸入一支5ml吸管内，让标本依靠重力滴下，观察成丝长度。正常标本离开吸管时呈不连续的小滴，异常时液滴形成大于2cm的长丝。另一种方法是将一根玻璃棒插入精液标本，然后观察提起玻璃棒时形成的拉丝长度，同样不应超过2cm。需要同时注意精液是否均质，有无团块和凝块，否则就不是真正意义上的精液迟缓液化。此种方法通过目测拉丝长度来判定是否液化，主观性强，易造成误差，且无法具体、精确地区分不液化和不完全液化。

2. 漏斗测定法

取擦镜头纸1张，对折后放进漏斗内，漏斗插入有10 ml刻度的量筒内，询问患者取精时间。满30min时观察滤入量筒的精液毫升数，在1h时再观察滤过精液之总量，然后记录漏斗内精液全部滤光的时间和滤过的总精液量，分别计算30min和1h滤过精液量所占精液总量之百分比。本测试方法根据精液能否通过滤纸及其通过的时间，使"液化""部分液化""不液化"的概念具体化、数据化。

3."袋法"测定

Tauber等总结前人经验，设计了一种称为"袋法"的测定精液液化的方法。该法是将网眼为37μm的尼龙网布制成一袋子，该袋只允许液化的精子及小的颗粒通过，凝胶样物质则不能通过，在测定液化情况时，将射出后1min内的精液倒入袋中，而后将袋子放入一有刻度的小瓶中，间隔一定时间（如2、4、6min）把袋提起，轻碰瓶壁，量出瓶中的液体量。当精液全部液化时，瓶内的液体量即为装入袋中的精液量，其中每一时间测定的瓶中液体量与总量比的百分数为液化率，将不同时间的液化率制成图即为液化曲线。该法在正常人测得6min内精液液化率达到35%，12min内可达到60%以上，24min达到100%。

4.精浆生化

由于精液的凝固与精囊有关，精液的液化与前列腺功能有关。因此，可以通过测定精浆中酸性磷酸酶、锌和镁的含量来衡量前列腺功能；通过测定果糖和前列腺素的含量来衡量精囊的功能；对附属性腺炎症患者，还需做精浆或者前列腺液细菌培养和抗生素药物敏感试验。

5.免疫学检查

检测抗精子抗体，以确定是否存在自身免疫。

6.内分泌检查

内分泌激素检查主要是检查FSH（卵泡刺激素）、LH（黄体生成素）、T（睾酮）及PRL（催乳素）。有助于辨别原发性睾丸功能衰竭和继发性睾丸功能衰竭。睾酮水平低下可能是精液不液化的部分原因。

■（三）影像学检查

运用泌尿生殖系统B超检查可发现前列腺、精囊、睾丸等大体病变，有助于判断精液不液化的病因。

（四）鉴别诊断

1. 生理性精液黏度增加

多见于长期禁欲，贮精不泄者。生理性患者液化时间虽然相对延长，但不超过1h，仍在正常范围之内；精液黏稠度相对增高，但挑起时没有细丝，或略有细丝，挑起即断，黏稠度仍在正常值范围之内。

2. 精子凝聚症

精子凝聚症为免疫性不育，精子凝聚试验呈阳性，而精液不液化者有时可见精子黏团物，但精子凝集试验阴性。

五、中医辨证论治

（一）辨证要点

1. 肾阳虚证

主症：精液黏稠不液化，精冷不育。

次症：阳痿早泄，腰膝酸软，畏寒肢冷，阴囊发凉，小便清长，眩晕耳鸣。

舌脉：舌淡苔白，脉沉迟。

证候分析：肾阳不足，气化失司，故精液黏稠而不液化；肾阳虚不能化气行水，故小便清长；阳虚肢体失于温煦，故畏寒肢冷、阴囊发凉、腰膝酸软；肾虚作强失职，精关不固，故阳痿早泄；肾开窍于耳，肾虚则眩晕耳鸣。舌淡苔白，脉沉迟均为肾阳不足之征。

2. 湿热下注证

主症：精液黏稠不液化，不育，尿道灼热，小便色黄不利。

次症：尿后有白浊，尿频、尿痛，甚则尿血，血精，小腹拘急。

舌脉：舌红，苔黄腻，脉滑数。

证候分析：湿热下注，熏蒸精室，清浊相干，故精液黏稠不液化，不育；湿热蕴结膀胱，故小便灼热、涩痛、白浊；湿热下注，热伤血络，故见尿血、血精。舌红，苔黄腻，脉滑数均为湿热熏蒸之征。

3. 阴虚火旺证

主症：精液黏稠不液化，不育，多梦遗精，五心烦热。

次症：阳事易举，头晕耳鸣，口渴喜饮，失眠盗汗，溲黄便干。

舌脉：舌红太少，脉细数。

证候分析：阴虚内热，虚热灼精炼液，精液黏稠而不液化，不育；肾开窍于耳，肾阴不足则耳鸣；阴虚相火旺，故五心烦热、性欲亢进；虚热迫液外出则盗汗；肾阴不足，津液不能循经上承，故口咽干燥；虚热上扰神明，阳不入阴，故失眠多梦；肾阴不足，腰膝失于濡养，故腰膝酸软。舌红太少，脉细数均为阴虚火旺之候。

4. 痰瘀阻络证

主症：精液量少黏稠不液化，不育，形体肥胖。

次症：面色黧黑或皮肤色素沉着，小腹坠胀，肢体困倦，神疲气短，头晕心悸。

舌脉：舌质暗红有瘀斑，苔腻，脉弦涩。

证候分析：素有脾虚失运，聚湿成痰，或气血瘀阻，气机不利，故精液黏稠量少而不化，不育；久病入络，瘀血内阻，故面色黧黑、皮肤色素沉着；气血瘀阻，不通则痛，故少腹坠胀。舌质暗红有瘀斑，苔腻，脉弦涩均为痰瘀阻络之征。

以上主症具备2项或以上，次症2项或以上，结合舌脉，即可辨证为本证。

（二）辨证论治

1. 肾阳虚证

治法：温肾散寒，以助气化。

推荐方药：右归丸。熟地黄、山药、山茱萸、枸杞子、菟丝子、鹿角胶、杜仲、肉桂、当归、制附子。

2. 湿热下注证

治法：清热利湿，分清化浊。

推荐方药：萆薢分清饮（《医学心悟》）。川萆薢、黄柏、石菖蒲、茯苓、白术、莲子心，丹参、车前子。

3. 阴虚火旺证

治法：滋阴降火。

推荐方药：知柏地黄丸（《医宗金鉴》）。知母、黄柏、熟地黄、山茱萸、山药、泽泻、牡丹皮、茯苓。

4. 痰瘀阻络证

治法：活血化瘀、健脾化痰。

推荐方药：桂枝茯苓丸（《金匮要略》）。桂枝、茯苓、牡丹皮、桃仁、芍药、水蛭。

■ （三）中医特色疗法

精液液化功能主要与前列腺生成的精液液化酶关系密切，在采用外治时亦可从改善前列腺功能方面入手。中药灌肠是最直接改善前列腺功能的中医外治方式之一，药物通过肠道壁静脉丛吸收，接近前列腺组织，同时合适的药液温度也能改善前列腺血液循环，有利于药物吸收。精液不液化的主要病机为湿热内蕴，炼液成痰，瘀浊精室，选取的灌肠中药宜紧扣清热利湿散瘀的主要治法，如采用蒲公英、败酱草、土茯苓、黄柏、红藤、萆薢、马齿苋等药物可利水行湿，清泄热毒，活络通闭，化瘀去浊，促进血液循环，修复组织损伤，改善前列腺的功能，以恢复精液的液化能力。针灸在改善精液液化功能方面临床应用较少，且诸多文献年代久远，质量不高，缺乏证据。但笔者认为针灸可通过调节全身气血运行，调和脏腑，改善前列腺功能，从而对该病起到一定疗效。具体如下。

1. 中药灌肠

灌肠药物以清热利湿，活血化瘀为主，常用药物包括蒲公英、败酱草、金银花、土茯苓、萆薢、马齿苋、当归、丹参、泽兰、三棱、水蛭、黄柏等。

操作方法：将中药浓煎至200ml，每晚睡前保留灌肠，以1个月为1个疗程。共治疗1~2个疗程。

2. 针灸法

主穴：关元、气海、中极、肾俞、三阴交、次髎。

配穴：湿热下注者加次髎、会阴（或曲骨）、阴陵泉、丰隆，针用泻法；阴虚火旺者加太溪、照海、神门，针用补法。

操作方法：刺关元、中极、气海时，针尖向下斜刺1.5~2寸，采用捻转手法，使针感向下传导至阴茎或会阴部为止；针肾俞、三阴交时，要求局部有酸胀或麻木感；针次髎与会阴时，要求会阴部产生较强针感。肾阳虚者在关元、气海、肾俞针刺，再在针柄上加一段长约1.5cm的艾条点燃，每穴连灸3壮。针灸隔日1次，每次留针30min，10次为1个疗程。

六、西医治疗要点

（一）口服药物

针对前列腺炎患者，应采用有效的抗生素治疗，可望改善前列腺功能，增强自身液化能力，同时加用口服药乙酰半胱氨酚或氮-环己基-氮甲基氯化物。但许多抗生素会对生精和精子功能造成不利影响，不宜长期使用。针对睾酮缺乏性患者适当补充睾酮制剂，如十一酸睾酮，或注射绒毛膜促性腺激素（HCG）调整性腺分泌活动。对于一些原因不明确的，给予常规补充微量元素锌、维C、维E、酶类片剂等药物，但疗效不够确切。

（二）注射用药

应用α-糜蛋白酶，每次5mg，每周2次肌内注射，连续一个月；或玻璃质酸酶，1500U，每日一次，肌内注射，连续20~30天。

（三）外用药物

对于非感染引起的精液不液化症可应用局部外用药，临时加速精液液化，局部用药有以下几种。

1. 阴道栓剂

α-淀粉酶50mg与可可脂制成阴道栓剂，性交后立即将一枚药塞入阴道，令其自溶，促进精液液化，α-淀粉酶除了有液化精液的作用外，其分解产生的糖原可能对女性生殖道有一定的作用。

2. Alevaise 液灌洗阴道

Alevaise液即四丁酚醛溶解剂，用法：于性交前取60ml Alevaise液灌洗阴道，能改变阴道局部环境，有助于精液在阴道内液化。

3. 糜蛋白酶阴道注入

糜蛋白酶5mg加入1ml的生理盐水中，于性交后立即注入阴道内，抬高臀部30min，可促使精液液化，降低精液黏稠度，对精子活力无影响。

七、中西医结合治疗

（一）治疗原则

中西医结合治疗是目前精液液化异常常用的治疗方案，根据不同个体，采用个性化治疗方案，精确检测，明确病因，标本同治。

（二）祛除病因

导致精液液化异常的原因众多，包括前列腺炎、精囊炎、精索静脉曲张等。因此，治疗前应借助现代检测技术，全面检测、整体排查、明确病因，为治疗提供强有力的依据。

（三）调精助育

在中医辨证的基础上，选择口服中药、中药灌肠及针灸治疗，以补肾培元为主，兼以清热利湿、活血祛瘀，在各种原发病治疗的基础上，积极补充锌、硒等微量元素。

（四）辅助生殖技术

经上述治疗仍无效者，在技术层面上可运用宫腔内人工授精（IUI）来达到受孕的目的，此方法避免了阴道及宫颈对精子的自然选择，使到达子宫及输卵管内的精子密度及质量明显提高，可作为目前治疗精液不液化不育症的重要手段之一。人工授精失败者，可选择体外授精—胚胎移植（IVF-ET）或单精子卵泡浆内注射（ICSI）。

八、治法集萃

1. 徐福松教授

全国名老中医徐福松教授以精液为切入点，通过"辨精"对男性不育症进行辨证施治。将精液不液化归结为精寒、精热、精瘀、精湿4个主要证型进行分型论治。①精寒证：运用温肾助阳配合温香行气类中药治疗，常用方剂为右归丸、济生肾气丸、二仙汤等。②精热证：运用滋阴配合清虚热类中药治疗，常用方剂为知柏地黄丸、乌梅甘草汤、二至地黄丸等。③精瘀证：运用活血化瘀配合化痰散结类中药治疗，常用方剂为血府逐瘀汤、桃红四物汤、失笑散等。④精湿证：运用祛湿或清热利湿类中药治疗，常用方剂为萆薢分清饮、五苓散、二妙丸等。

2. 谭新华教授

谭新华教授认为精液不液化的基本病机为阴阳失衡、气化失司，肾气亏虚、邪气停滞，情志失宜、肝郁精凝，常从阴虚火旺（知柏地黄汤）、肾阳不足（右归丸）、痰瘀阻滞（二陈汤合失笑散）、肝郁气滞（金铃子散合丹栀逍遥散）四个证型进行分型论治。

3. 李海松教授

李海松教授认为精液不液化多为虚实夹杂之证，主要涉及肝、脾、肾三脏，其中脾肾亏虚为发病之本，中焦湿阻、肝郁血瘀是发病之标，本虚标实为其病变特点。在临床诊疗中，以健脾升阳、化湿清热、疏肝补肾、活血化瘀贯穿始终，内治外治相结合作为常用的治疗原则，取得了不错的临床疗效。

九、小结

精液液化异常原因复杂，前列腺疾病是首要病因，注意排除人为因素，主张针对病因诊治。精液液化异常的病位在精室，以肾为本，湿浊、瘀血为标，在治疗上主张以补肾益精，兼以清热利湿、活血祛瘀，选择口服中药、中药灌肠及针灸治疗。肾阳不足者，可结合西药如透明质酸酶或糜蛋白酶治疗，提高疗效；湿热下注者多伴有附性腺的感染，常需解除病因治疗，可以服用有效抗生素；阴虚火旺者应树立整体观念，以纠其偏胜为纲，综观全局，以期阴平阳秘，阴阳平衡才能精室充盛，从而达到治疗目的。中西医结合治疗的疗效优于单用西医或单用中医治疗，合理使用西药配合中医辨证施治可有效缩短病程、提高治愈率，改善预后。但目前尚缺乏规范的、大样本的循证医学研究，中医药的治疗机制研究深度仍然不够，有待以后进一步加强。

参考文献

［1］Mikhailichenko V V, Esipov A S. Peculiarities of semen coagulation and liquefaction in males from infertile couples ［J］. Fertil Steril, 2005, 84 （1）: 256-259.

［2］谷翊群. 人类精液及精子—宫颈黏液相互作用实验室检验手册 ［M］. 北京: 人民卫生出版社, 2001.

［3］张鲲. 精液不液化对精子活动力、存活率的影响研究 ［J］. 中国中医药咨讯, 2011, 3（23）: 415-416.

［4］陈欣欣, 林松, 寸金涛. 精液不液化对精子总活力、存活率、精子总数及pH值的影响分析 ［J］. 云南医药, 2015, 36（2）: 125-127.

［5］王琦. 王琦男科学 ［M］. 郑州: 河南科学技术出版社, 2007.

［6］杨欣, 王琦. 炎性精液不液化症病因学研究——附306例临床统计分析 ［J］. 中国中医基础医学杂志, 1997（1）: 47-50.

［7］钟小冬, 安劼, 董润标, 等. 精液不液化症中医证型的文献分析 ［J］. 四川中医, 2016, 34（10）: 215-217.

［8］朱政衡, 曾玉花. 程氏萆薢分清饮加味治疗精液不液化的临床观察 ［J］. 云南中医中药杂志, 2014, 35（7）: 92-93.

［9］蓝广和, 王中, 陆海旺, 等. 程氏萆薢分清饮加减治疗精液不液化症52例 ［J］. 广西中医药, 2014, 37（1）: 42-43.

［10］李立凯. 知柏地黄汤加味治疗精液不液化症48例临床观察 ［J］. 云南中医中药杂志, 2009, 30（8）: 34-35.

［11］王传玺. 知柏地黄汤加减治疗精液不液化348例 ［J］. 河南中医, 2011, 31（5）: 548.

［12］贾睿. 桂枝茯苓丸加味治疗精液不液化症54例疗效分析 ［J］. 中国性科学, 2007（3）: 23-24.

［13］吴建淮, 赵雪. 桂枝茯苓胶囊治疗精液不液化症的临床观察 ［J］. 中国现代医学杂志, 2011, 21（10）: 1253-1254.

［14］熊国保, 姚文亮, 吴飞华. 参附强精汤对肾阳虚型非炎性精液不液化的临床研究 ［J］. 中华男科学杂志, 2009, 15（12）: 1138-1141.

［15］曹永贺. 温化汤治疗精液不液化症34例 ［J］. 河南中医学院学报, 2006 （1）: 59-60.

［16］孙自学，门波，王祖龙，等．翁沥通胶囊联合五子衍宗丸和维生素C片治疗精液液化不良性不育症肾虚湿热型120例［J］．中医研究，2016，29（10）：15-17.

［17］翁剑飞，范海青，张伟平．柴胡疏肝散加减治疗ⅢA型前列腺炎伴精液不液化症50例［J］．福建中医药，2016，47（4）：18-20.

［18］武宝通．中西医结合治疗精液不液化的临床研究［D］．济南：山东大学，2007.

［19］张敏建．中西医结合男科学［M］．北京：科学出版社，2017.

［20］龚新彪．针灸配合赞育丹治疗男性不育症120例［J］．河南中医，2006（11）：60-61.

［21］杨仲歧．针灸治疗精液不液化症48例小结［J］．江西中医药，2000（4）：14.

［22］王庆，孙志兴，樊千，等．徐福松教授调精法治疗男性不育症经验［J］．中国中西医结合杂志，2019，39（4）：495-496.

［23］李波男，何清湖，周青，等．谭新华教授治疗精液不液化临证经验［J］．湖南中医药大学学报，2018，38（10）：1143-1145.

［24］刘洋，李海松，王彬，等．李海松教授从脾、肾、肝论治男性精液不液化不育的学术思想［J］．中国性科学，2015，24（4）：84-86.

［25］张敏建．中西医结合男科学［M］．北京：科学出版社，2017.

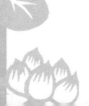

第三节　阳痿

一、概述

阳痿（impotence，IMP）即勃起功能障碍（erectile dysfunction，ED）是指男性虽有正常性欲冲动，但受到有效性刺激，阴茎不能勃起或硬度不足以插入阴道，或勃起持续时间不足以维持正常性交的病症，病程三个月以上。阳痿为男性性功能障碍中最常见的疾病，尽管不会危及生命，但会给患者带来精神困扰、身心痛苦，幸福感降低，影响家庭和睦。ED的出现，可能预示着一些心血管方面的潜在疾病。

二、中医学认识

对本病的记载最早见于《内经》，称为"阴痿""筋痿"。明《周慎斋遗书》首载"阳痿"之称，"阳痿"这一病名为广大医家所广泛接受并沿用至今。

《素问·阴阳应象大论篇》："年六十，阴痿，气大衰，九窍不利。"《灵枢·经筋》："经筋之病，寒则反折筋急，热则筋弛纵不收，阴痿不用。"《素问·痿论》："思想无穷，所愿不得，意淫于外，入房太甚，宗筋弛纵，发为筋痿，及为白淫。"《灵枢》："足厥阴之筋……阴股痛转筋，阴器不用，伤于内则不起。"本病在隋唐以前多责之于劳伤、肾虚。《诸病源候论·虚劳阴候》："劳伤于肾，肾虚不能荣于阴器，故萎弱也。"隋唐后，对本病认识有所发展，《景岳全书·阳痿》："多由命门火衰，精气虚冷，或以七情劳倦……亦有湿热炽盛，以致宗筋弛纵"，"凡思虑、焦劳、忧郁太过者，多致阳痿"，"凡惊恐不释者，亦致阳痿"。《杂病源流犀烛·前阴后阴源流》："又有精出非法，或就忍房事，有伤宗筋。"此外久病劳伤，损及脾胃，气血化源不足，可致宗筋失养而成阳痿。如《类证治裁·阳痿》所言：

"阳之痿多由色欲竭精，或思虑劳神，或恐惧伤肾，或先天禀弱，或后天食少……而致阳痿者。"

笔者认为阳痿主要病因有劳伤久病，七情所伤，饮食不节，外邪侵袭，肾、肝、心、脾受损，宗筋失养，或宗筋经络失畅，故见阳事不举，或举而不坚。阳痿病位在宗筋，多见肾虚、肝郁、湿热、血瘀，其中湿热是疾病的起因，肝郁为主要病理特点，肾虚是主要病理趋势，血瘀是最终病理结局，四者有机联系，互为因果。在治疗上主张以壮阳起痿，疏肝解郁，祛湿化瘀为主要治法。

三、现代医学认识

在生理情况下，阴茎勃起是神经内分泌系统调节下的一种复杂的血管活动。这种活动需要神经、内分泌、血管、阴茎海绵体及心理等因素的协同配合，并受全身性疾病、营养及药物等多因素的影响，其中任一因素的异常都可能导致ED，通常是多个因素共同导致的结果。

按其程度可分为轻、中、重三度。根据病因又可分为三类：器质性ED（血管性、神经性、内分泌性和阴茎海绵体性ED）、心理性ED和混合性ED（器质性和心理性同时存在的ED）。

（一）器质性ED

1.血管源性
正常的血管功能是阴茎生理性勃起的基础。血管性病变是ED的主要因素，随着年龄的增加，血管性ED的发生率，也会明显增加。

2.神经源性
中枢神经系统疾病、脊髓损伤、周围神经损伤或病变等。

3.解剖源性
阴茎解剖或结构异常，如小阴茎、阴茎弯曲等。

4.内分泌代谢性
性腺功能减退症、血脂代谢异常（如高胆固醇血症）、甲状腺疾病、糖尿病、高泌乳素血症等。

5. 药物性因素

许多药物都可以引起ED，有些是药物直接作用，而有的则是作用于中枢，与ED有关的药物有抗精神病药、抗抑郁药、抗高血压药、抗雄激素药、抗组胺药、毒品等。

6. 其他因素

肿瘤、肥胖、吸烟、酗酒、前列腺疾病等。

■ （二）心理性ED

心理压力，如日常夫妻关系不和谐、性知识不对称或缺乏、不良的性经历、工作或经济压力、对媒体宣传的不正确理解、对疾病和药物不良反应的恐惧心理等都与ED密切相关。同样，ED作为心理致病因素，也可引起抑郁、焦虑和躯体症状。

四、诊断依据

■ （一）临床表现

ED诊断的主要依据是主诉。客观准确的病史是诊断的关键，同时鼓励患者的配偶参与ED的诊断。现病史包括起病时间、病情的发展与演变、婚姻情况、性生活情况、伴随症状、伴随疾病、个人情况、有无相应的手术及创伤史、精神心理及家庭情况、国际勃起功能指数-5（international index of erectile function-5，IIEF-5）量表评分等，见下表3-2。

表 3-2　国际勃起功能问卷（IIEF-5）

	您在过去3个月中	0	1	2	3	4	5
1	性交过程中对阴茎勃起和维持勃起的信心程度如何	无性生活	很低	低	中等	高	很高
2	受到性刺激后，有多少次阴茎能坚硬的插入阴道	无性生活	几乎没有或完全没有	只有几次	有时或大约一半时	大多数时候	几乎每次或每次
3	阴茎插入阴道后有多少次能维持阴茎勃起	无性生活	几乎没有或完全没有	只有几次	有时或大约一半时	大多数时候	几乎每次或每次

您在过去3个月中	0	1	2	3	4	5
4 性交时，保持阴茎勃起至性交完毕有多大困难	无性生活	非常困难	很困难	困难	有点困难	不困难
5 尝试性交有多少时候感到满足	无性生活	几乎没有或完全没有	只有几次	有时或大约一半时	大多数时候	几乎每次或每次

注：各项得分相加，≥22分为勃起功能正常，12~21分为轻度ED，8~11分为中度ED，5~7分为重度ED

■ （二）体格检查

一般检查包括体型、毛发及皮下脂肪分布、肌肉力量、第二性征及有无男性乳房女性化等，必要时评估心血管系统、神经系统。老年男性应常规进行直肠指检等。专科检查重点评估外生殖器，包括阴茎的大小、外形（如阴茎是否弯曲），包皮有无异常（如包茎）、包皮龟头炎或包皮系带过短等；仔细触摸阴茎海绵体，特别需要注意阴茎硬结症（Peyronie病）；局部神经反射检查包括会阴部感觉、提睾肌反射等。

■ （三）实验室及其他检查

1. 一般辅助检查

根据患者情况进行个体化检查，推荐检查项目为：雄激素水平测定，必要时可选择血压、脉搏、血糖、血脂、黄体生成素（LH）、泌乳素（PRL）、卵泡刺激素（FSH）、雌二醇（E_2）、血浆皮质醇、肝肾功能、血电解质、甲状腺功能及血清PSA等检查。

2. 特殊辅助检查

根据患者的情况选择一项或多项方法进行检查，如阴茎夜间勃起硬度测定（nocturnal penile tumescence and rigidity，NPTR）、视听刺激下阴茎硬度测试（visual stimulation tumescence and rigidity，VSTR）、阴茎海绵体注射血管活性药物试验（intracavernous injection，ICI）、阴茎海绵体灌注测压及造影、阴茎彩色多普勒超声检查（color Doppler duplex ultrasonography，CDDU）、神经诱发电位检查包括多种检查［阴茎感觉阈值测定、球海绵体反射潜伏时间（bulbocavernosus reflex，BCR）、阴茎海绵体肌电图、躯体感觉诱发电位及括约肌肌电图等］。

■ （四）鉴别诊断

1. 早泄

早泄是指在性交之始，阴茎可以勃起，但随即过早排精，因排精之后阴茎痿软而不能进行正常的性交。阳痿是指性交时阴茎根本不能勃起，或勃起无力，或持续时间过短而不能进行正常的性生活。二者在临床表现上有明显差别，但在病因病机上有相同之处。若早泄日久不愈，可进一步导致阳痿，故阳痿病情重于早泄。

2. 性欲淡漠

性欲淡漠是指成年男子持续或反复的对性幻想和性活动不感兴趣，出现与其自身年龄不相符性欲望和性兴趣淡漠，不能引起性兴奋，进而表现为性行为表达水平降低和性活动能力减弱，甚至完全缺乏，其与ED可互为因果。

✿ 五、中医辨证论治

■ （一）辨证要点

辨别有火无火，阳痿而兼见面色㿠白，畏寒肢冷，阴囊阴茎冷缩，或局部冷湿，精液清稀冰冷，舌淡胖，苔薄白，脉沉细者，为无火；阳痿而兼见烦躁易怒，口苦咽干，小便黄赤，舌质红，苔黄腻，脉濡数或弦数者，为有火。其中以脉象和舌苔为辨证的主要依据。分清脏腑虚实，由于恣情纵欲，思虑忧郁，惊恐所伤者，多为脾肾亏虚，命门火衰，属脏腑虚证；由于肝郁化火，湿热下注，而致宗筋弛纵者，属脏腑实证。

1. 命门火衰证

主症：性欲冷淡，阳事不举，或举而不坚，精薄清冷。

次症：面色㿠白或黧黑，畏寒肢冷，神疲倦怠，腰酸膝软，夜尿清长。

舌脉：舌淡胖或有齿痕，苔白，脉沉细，尺部尤甚。

证候分析：多因先天禀赋不足，或少年误犯于淫，或房事太过，或久病及肾，以致肾精亏虚，命门火衰，宗筋失养，故见阳事不举，或举而不坚，精薄清冷，性欲冷淡；命门火衰，阳气虚弱，气血不能上荣于面，故见面色㿠白；阳虚不能温煦心脾，故见神疲倦怠；阳虚不能温煦肌肤，故见畏寒肢冷；"腰为肾之府"，命门火衰，故见腰膝酸软；肾阳虚衰，膀胱气化不利，故见夜尿清长；结合舌脉象为命门火衰之象。

2. 心脾两虚证

主症：阳事不举或举而不坚，心悸。

次症：精神不振，面色萎黄，夜寐不安，健忘，胃纳不佳。

舌脉：舌淡，苔薄白，脉细弱。

证候分析：多因劳心伤神，或素性忧郁，损伤心脾，伤精耗气，以致气血生化乏源，气血两虚，宗筋失养，故见阳事不举，或举而不坚。心气不足，心失所养，故见心悸，健忘，夜寐不安；脾气不足，运化失司，故见胃纳不佳，腹胀便溏；气血不足，不能上荣于面，故见面色萎黄；气血不足，脏腑功能减退，故见精神不振；结合舌脉象为心脾两虚之象。

3. 肝气郁结证

主症：阳痿不举或举而不坚，情绪抑郁或烦躁易怒。

次症：胸脘不适，胁肋胀闷，食少便溏。

舌脉：舌淡，苔薄，脉弦。

证候分析：多因情志不遂，肝失条达，气机不畅，以致肝郁气滞，血行不畅，宗筋聚无所能，故见阳痿不举或举而不坚，情绪抑郁或烦躁易怒。肝气郁滞，阻滞气机，故见胸脘不适，胁肋胀闷；肝郁横逆犯脾，脾失健运，故见食少便溏；结合舌脉象为肝气郁结之象。

4. 惊恐伤肾证

主症：阳痿不举或举而不坚，胆怯多疑。

次症：心悸易惊，夜寐不安。

舌脉：舌淡，苔薄白，脉弦细。

证候分析：多因骤受惊恐，肾精破散，心气逆乱，心肾不交，气血不达宗筋，故见阳痿不举，或举而不坚。惊则气乱，心神受伤，心神失养，不能自主，故见心悸易惊，夜寐不安；心神动摇，心虚胆怯，故见胆怯多疑；结合舌脉象为惊恐伤肾之象。

5. 湿热下注证

主症：阴茎痿软，阴囊湿痒臊臭，睾丸坠胀作痛。

次症：便黄赤灼痛，身体困倦。

舌脉：舌红苔黄腻，脉滑数。

证候分析：多因平素喜嗜肥甘厚味，损伤脾胃，聚湿生热，或素体湿热，或生活不洁，或久居湿地，湿热内侵，湿热下注肝经，宗筋经络失畅，故见阴筋萎软，阴囊湿痒臊臭，睾丸坠胀作痛。湿热下注于膀胱，故见小便黄赤灼痛；湿热困阻中焦，阻滞气机，故见身体困倦；结合舌脉象为湿热下注之象。

6. 瘀阻脉络证

主症：阳事不兴或勃起不坚，渴而不喜饮。

次症：胸闷不舒，疼痛时作。

舌脉：舌质暗，苔少，脉细涩或结代。

证候分析：多因久病入络，经络瘀阻，宗筋经络失畅，故见阳事不兴，或勃起不坚。瘀血内阻，气化不利，津液不能上承，故见渴而不喜饮；经络瘀阻，气机不畅，故见胸闷不舒，疼痛时作；结合舌脉象为瘀阻脉络之象。

以上主症具备2项或以上，次症2项或以上，结合舌脉，即可辨证为本证。

（二）辨证论治

1. 命门火衰证

治法：温补肾阳。

推荐方药：右归丸加减。熟地黄、制附子、肉桂、山药、山茱萸、菟丝子、鹿角胶、枸杞子、当归、杜仲等。

2. 心脾两虚证

治法：补益心脾。

推荐方药：归脾汤加减。白术、人参、黄芪、当归、甘草、茯神、远志、酸枣仁、木香、龙眼肉、生姜、大枣。

3. 肝气郁结证

治法：疏肝解郁。

推荐方药：逍遥散加减。当归、白芍、柴胡、茯苓、白术、甘草、生姜、薄荷。

4. 惊恐伤肾证

治法：益肾宁神。

推荐方剂：启阳娱心丹加减。人参、远志、茯神、菖蒲、甘草、橘红、砂仁、柴胡、菟丝子、白术、酸枣仁、当归、白芍、山药、神曲。

5. 湿热下注证

治法：清热利湿。

推荐方剂：龙胆泻肝汤加减。龙胆草、栀子、黄芩、柴胡、生地、车前子、泽泻、木通、甘草、当归。

6. 瘀阻脉络证

治法：活血化瘀，通络振痿。

推荐方剂：复元活血汤《医学发明》加减。柴胡、大黄、瓜蒌根、桃仁、红花、当归、穿山甲、甘草。

■ （三）中医特色疗法

1. 针灸法

取穴：穴组①，百会、神庭、本神（双）、气海、关元、中极、横骨（双）、足三里（双）、三阴交（双）、昆仑（双）、太冲（双）。穴组②，命门、肾俞（双）、次髎（双）、会阳（双）。

操作方法：两组穴位交替使用，隔天1次，每周3次，共治疗8~12周。诸穴进针0.5~3寸不等。另在关元、中极、次髎行艾盒灸，每次20min。（详见第四章）

2. 耳穴埋豆

耳穴：肾、肝、外生殖器、内生殖器、内分泌。

操作方法：将王不留行籽粘在3mm×3mm的医用胶布中心处，对准耳穴贴压，按压力度以患者感酸麻胀痛且能承受为宜，每次按压1min。每3天换耳穴1次，两耳交替贴穴，一周2次。

3. 中药外敷

外敷药物以益肾壮阳为主，如肉苁蓉、五味子、菟丝子、远志、蛇床子等。

操作方法：将药物打成细粉，每次取3g药粉，用姜汁和茶油调和，外敷神阙穴，每次外敷2h，每天2次，1个月为1个疗程。

4. 穴位埋线

取穴：双侧肾俞、脾俞、中极、关元、三阴交等。

操作：取可吸收性埋线用蛋白线，严格消毒后，戴无菌手套，铺巾，镊取一段已消毒的蛋白线，放置在针管的前端，后接针芯，针刺入到所需的深度，边推针芯边退针管将蛋白线埋植在穴位的皮下组织或肌层内，出针，并用无菌胶贴覆盖。15天操作1次，4次为1个疗程。

5. 按摩推拿

嘱病人临睡前，取仰卧位，按以下步骤进行按摩：①用双手的食指同时按压阴茎的左右根部，进行旋转按摩200次。②用一手食指旋转按摩会阴穴200次。③以右手掌放在脐下的石门穴上，左手叠放在右手背上，向下推置毛发际处，反复200次。④用两手的拇指、食指及中指分别轻捏同侧睾丸，同时轻揉搓200次。⑤用双手分别握住阴囊内的两个睾丸，向下反复牵拉阴囊200次。按摩牵拉力度均以舒适为宜。每晚1次，2月为1疗程，治疗1~3疗程。

六、西医治疗要点

（一）基础治疗

包括改变不良生活习惯，积极适当参加体育运动，戒烟、少喝酒、不熬夜，不过度食用辛辣刺激食物，合理膳食及不滥用药物等。另外保持心情愉悦，避免紧张、焦虑、抑郁，配偶的积极鼓励认可也是必不可少的治疗方法。

（二）药物治疗

口服药物是治疗ED的一线治疗，有激素类和非激素类药物。

1. 激素类药物

也称为睾酮替代疗法，主要适用于性腺功能低下引起的勃起功能障碍的治疗。临床常用药物有：庚酸睾酮、安特尔（十一酸睾酮胶囊）和绒毛促性腺激素（HCG）。

2. 非激素药物

为作用于外周的口服药物，此类药物以5型磷酸二酯酶（PDE5）抑制剂为主，目前已批准上市的PDE5抑制剂有5种，即西地那非、伐地那非、他达那非、乌地那非和米罗那非，它们的作用机制基本相同，但在起效时间和维持时间等方面存在着差异，治疗ED的成功率均在65%以上。

（三）其他治疗

1. 真空缩窄装置（VCD）

VCD是利用负压原理使阴茎海绵体内的血流量增多并通过限制血液回流使患者有效勃起的机械装置。ED患者在使用PDE5治疗无效后，可以选用VCD来治疗，VCD治疗可显著改善患者勃起和性交的能力。

2. 阴茎海绵体内注射疗法（ICI）

该疗法是将血管活性药物注射进阴茎海绵体内，此药物作用于海绵体平滑肌使之舒张充血勃起，特点是起效快速，另外一个用途是可以用来排除血管性ED，副作用有阴茎疼痛、异常勃起、海绵体纤维化等。常见药物为罂粟碱、前列腺素E1（PGE1）、血管活性肠肽和酚妥拉明，临床上常联用两种或多种血管活性药物。

3. 阴茎假体植入治疗

即阴茎假体植入术，是通过阴茎海绵体内植入勃起装置来辅助阴茎勃起完成性交的治疗方法，适用于口服药物或其他治疗无效的重度ED患者。因为治疗方法对阴茎组织结构有创伤性，所以该手术为最终选择治疗方案。常见并发症有感染、血肿、机械故障等。

4.血管手术

血管手术主要适用于动脉性或静脉性 ED 的患者，是通过阴茎动脉重建术及阴茎静脉结扎术来治疗ED的一种疗法，其远期总体效果不佳，目前应用减少。

七、中西医结合治疗

（一）治疗原则

ED治疗前应先明确其基础疾病、危险因素及其他潜在的病因，再根据患者的具体情况、心理状态、社会背景、经济状况等进行综合考虑，制定合适的个体化治疗方案。其治疗周期一般为1~2个月。

（二）祛除病因

ED病因复杂，不但要从器质性病因进行治疗，如某些疾病（如糖尿病、甲亢、皮质醇增多症等）和常用治疗药物（如抗高血压药、抗精神失常药、抗雄性激素药、扩血管药等）所致ED，还要从心理上加以引导来治疗心理性ED，从多方面对该病予以防治。

（三）药物调理

在各种原发病治疗的基础上，将西医的辨病与中医辨证相结合，予以中药联合针灸、耳穴埋豆、中药外敷、穴位埋线、推拿按摩调节全身各脏腑功能，增强体质，同时可配合使用PED5抑制剂，如西地那非、他达拉非、伐地那非。

（四）辅助生殖技术

对于有生育要求的患者，经上述方法无效者，可建议行宫腔内人工授精（IUI），若IUI失败则行体外授精—胚胎移植（IVF-ET）或单精子卵泡浆内注射（ICSI）。

八、治法集萃

1.王正国教授

王正国等将108例阳痿患者分为2组，试验组72例给予痿康方（仙灵脾、炒蒺藜、银杏叶、白芍、黑蚂蚁、蜈蚣）口服；对照组给予疏肝益阳胶囊口服。治疗4周后，试验组总有效率85.92%，对照组为71.43%；试验组国际勃起功能问卷表5（IIEF-5）评分和中医证候评分都明显优于对照组，且未见药物不良反应。

2. 谷井文教授

谷井文等将348例阳痿患者随机分为2组各174例，治疗组给予谷方益元1号方（肉苁蓉、锁阳、仙茅、仙灵脾、巴戟天、肉桂、杜仲、续断、桂枝、菟丝子、熟地黄、山茱萸、山药、茯苓、牡丹皮、泽泻、黄芪、白术、补骨脂、葫芦巴、韭菜子、甘草等）口服；对照组给予复方玄驹胶囊。治疗2个月后，治疗组IIEF-5评分、勃起硬度分级评分（EHS）、雄激素水平均较治疗前提高，治疗组总有效率为91.95%，对照组为80.46%。

3. 张辉教授

张辉等将60例阳痿患者随机分为2组各30例，治疗组给予益肾通络方加减（熟地黄、菟丝子、仙茅、仙灵脾、丹参、柴胡、蜈蚣等）；对照组给予他达拉非片口服。连续治疗4周后，治疗组总有效率76.6%，对照组总有效率83.3%；治疗后2组头晕耳鸣、腰膝酸软、性欲和射精感评分比较，治疗组优于对照组，可见益肾通络方治疗阳痿疗效与他达拉非相近，但在改善患者临床症状方面更优。

九、小结

阳痿的诊治应重视对全身情况的调整，关注患者整个性行为活动及配偶的情况，重视心理干预，调整生活方式，强调祛除原发病，综合采用行为、药物、物理及手术疗法。在中医方面，阳痿病位在宗筋，多见肾虚、肝郁、湿热、血瘀，其中湿热是疾病的起因，肝郁为主要病理特点，肾虚是主要病理趋势，血瘀是最终病理结局，四者有机联系，互为因果。在治疗上主张壮阳起痿，或疏肝解郁，或祛湿化瘀。用药不可过于温补、滥用温补，在温肾药的使用上应选用温而不燥，或燥性较小的血肉有情之品，如巴戟天、肉苁蓉、菟丝子、鹿角胶，并加用黄精、熟地等从阴引阳，"善补阳者，必于阴中求阳，则阳得阴助而生化无穷"。此外，选用入肝肾之经的牛膝等补肾填精，蜈蚣、细辛、灵芝壮阳起痿，联合中医多途径疗法，有利于提高疗效。

参考文献

[1] 黄宇烽.实用男科学［M］.北京：科学出版社，2009.

[2] 齐涛，张滨.勃起功能障碍流行病学研究［J］.新医学，2011，42（2）：117–118.

[3] 黄帝内经［M］影印本.北京：人民卫生出版社，2013：7.

[4] Segraves R T. Considerations for diagnostic criteria for erectile dysfunction in DSM V［J］. J Sex Med，2010，7（2 Pt 1）：654–660.

[5] Jay P P，Eric H L，CarlosI M，et al. Evaluation and Management of Erectile Dysfunction in the Hypertensive Patient［J］. Current Cardiology Reports，2017，19（9）.

[6] Gandaglia G，Briganti A，Jackson G，et al. A systematic review of the association between erectile dysfunction and cardiovascular disease［J］. Eur Urol，2014，65（5）：968–978.

[7] Oyelade B O，Jemilohun A C，Aderibigbe S A. Prevalence of erectile dysfunction and possible risk factors among men of South–Western Nigeria：a population based study［J］. Pan Afr Med J，2016，24：124.

[8] Gratzke C，Angulo J，Chitaley K，et al. Anatomy，Physiology，and Pathophysiology of Erectile Dysfunction［J］. The Journal of Sexual Medicine，2010，7（1pt2）：445–475.

[9] 王劲松.徐福松从痰论治男科病举隅［J］.中医杂志，1997（9）：527–528.

[10] 吕美君，贾连群，杜莹，等.归脾汤的文献分析研究［J］.时珍国医国药，2018，29（1）：243–246.

[11] 袁亦铭，周苏，张凯.勃起功能障碍的诊断和疗效评估相关问卷［J］.中华男科学杂志，2008，14（12）：1121–1125.

[12] 李宏军.勃起功能障碍的诊治进展与共识［J］.中国性科学，2011，20

（1）：4-6，22.

［13］Andersson K E. Mechanisms of penile erection and basis for pharmacological treatment of erectile dysfunction［J］. Pharmacol Rev, 2011, 63（4）: 811-859.

［14］邢芳芳，李鹏超. 逍遥丸联合小剂量西地那非治疗心理性勃起功能障碍临床观察［J］. 中医临床研究，2017，9（12）：8-9.

［15］代敏，卢小容，蔡宜生. 八髎穴温针灸治疗阳痿32例［J］. 河南中医，2017，37（1）: 162-163.

［16］李净草，马建伟，张宁，等. 温针灸治疗勃起功能障碍76例［J］. 中国针灸，2017，37（6）: 617-618.

［17］张敏建，常德贵，贺占举，等. 勃起功能障碍中西医结合诊疗指南（试行版）［J］. 中华男科学杂志，2016，22（8）: 751-757.

［18］王正国，郭凯，卢海波，等. 痿康方治疗勃起功能障碍的临床研究［J］. 中药药理与临床，2014，30（3）: 144-145.

［19］谷井文，何清湖，宾东华，等. 益火补土法治疗男性勃起功能障碍的疗效观察［J］. 中医药导报，2018，24（6）: 66-68.

［20］张辉，孙自学，陈建设，等. 益肾通络方加减治疗肝郁肾虚型勃起功能障碍30例临床观察［J］. 中医杂志，2014，55（14）: 1207-1209.

［21］张敏建. 中西医结合男科学［M］. 北京：科学出版社，2017.

228

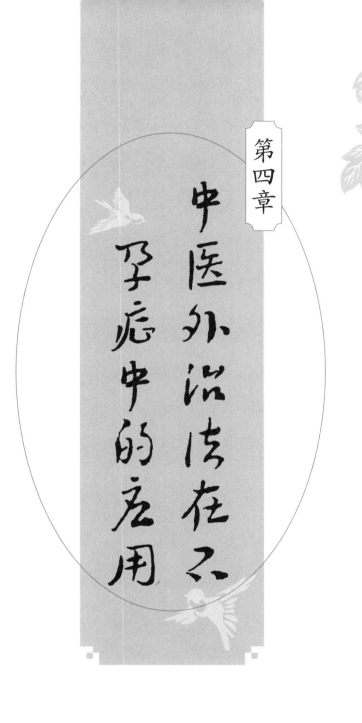

第四章

中医外治法在不
孕症中的启用

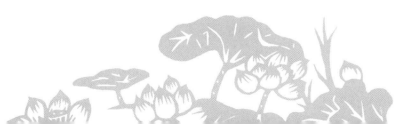

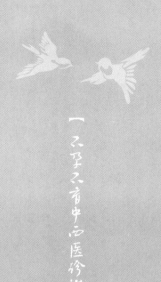

【不孕不育中西医诊治心悟】

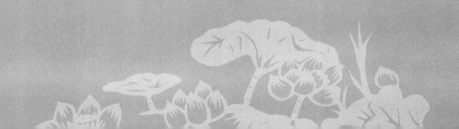

第一节　不孕症外治法概述

外治法是中医治疗学的组成部分之一，也是治疗妇科疾病的一种常用方法。中医妇科外治法始创于东汉末年，发展于唐宋，丰富完善于明清及现代。

一、中医妇科外治法简史

（一）东汉末年

中医妇科外治法较为完整的记载始见于东汉末年，以张仲景的《伤寒杂病论》为代表，首次著录了坐药和阴道冲洗法，如"蛇床子散方""温阴中坐药""阴中蚀疮烂者，狼牙汤洗之"，"妇人经水闭不利，脏坚癖不止，中有干血，下白物，矾石丸主之"。

（二）晋及南北朝

晋及南北朝时期，妇科外治发展逐渐丰富。以《针灸甲乙经》为代表系统地对妇科疾病腧穴选择、留针时间和艾灸壮数进行临床经验总结。此外《刘涓子鬼遗方》《肘后备急方》《小品方辑校》等书中散载了外治法已涉及胎前产后诸多疾病，如交接出血、催生、产后胞衣不下、产后阴挺、产后阴冷、产后身肿、产后小便数、乳中痛及下胎等，所用外治法更包含了熏洗法、膏敷法、冲洗法、热熨法、纳入法、穴位贴敷法。

（三）隋唐时期

隋唐时期，中医妇科理论体系基本形成，出现我国第一部妇产科专著《经效产宝》建树颇丰，详细记述了催生、下胞衣、产后便难、乳肿、乳痈、乳汁自出等病的外治法，特别是外敷治疗乳病内容更为丰富，所载的"醋铁熏法"治疗产后血晕的应急措施被后世医家广泛使用。另有《外台秘要》中记载阴寒无子、子门冷共8方，作用部位均为子门中，剂型多为丸、散。

■ （四）宋金时期

宋金时期，百家争鸣，妇产科专著问世较多。陈自明的《妇人大全良方》记录70首外治方，病种达20余种。书中广泛应用"下病上取"之嗅鼻、塞鼻、吹药入鼻法治疗"宫冷不孕""倒经""产后衄血""胎衣不下"等妇科疾病；用摩背令热，涂药于背治疗产后咳嗽、哈气等；同时又进一步提出了坐导药、内炙丸的不孕外治法，为妇科外治体系奠定基础。同一时期其他论著中也收载许多妇科外治方，如《太平圣惠方》治乳生结核用水膏、鸡蛋清药膏、生药捣汁敷贴；《普济本事方》的伏龙干末水调涂脐治妊娠热病护胎法；《杨氏家藏方》之吴茱萸汤先熏后洗治疗妇女"下焦虚冷，脐腹疼痛，带下五色，月水崩漏，淋沥不断"；《扁鹊心书》强调灸法运用于妇科各种疾病，并描述了选穴和灸量，灸药并用。

■ （五）金元时期

金元时期，妇科外治法发挥不多，仅见于李杲《东垣试效方》之"坐药龙盐膏""胜阴丹""坐药回阳丹"以治痛经。

■ （六）明代

明代，王化贞所著《产鉴》之记载的复方贴脐治转胞，椒澄茱萸汤熏淋外阴治疗冻产，同时描述冻产原因为"冬月天冷，血得冷则凝，以致儿子不能生下"，并提出了"下部不可脱去棉衣，并不可坐卧寒处……使腰脐腿间常暖，血得热则流，儿自易产"的预防措施，值得现代产科借鉴。张时彻辑《急救良方》用蓖麻子研敷足心催生，贴百会穴配合贴足心矫正胎位等。

■ （七）清代

清代妇科名家辈出，著述颇多，以《急救广生集》《理瀹骈文》和《外治寿世方》问世为标志，书中对外治法的理论基础、作用机制、辨证施治、药物选择、使用方法、功效主治、适应病症及注意事项等均有较为系统的阐述，并在总结前人的基础上，阐述了兜肚法、煨脐法、灸脐法、贴敷法、药枕法、熨法等一系列不孕外治法。另有著书《采艾编翼》《妇科玉尺》《女科经论》《串稚内编》《串雅外编》《验方新编》《妇科秘方》等均不同程度地对中医妇科外治有新的阐述。

■ （八）近、现代

晚清至解放初期，出现了许多汇通中西、兼收并蓄的开明医家。如叶桔泉的《近世妇科中药处方集》出现了不少西学为用的外治方剂，并提出了妇科外治剂型的改革意见，建议把阴道坐药的绢袋、丸剂都改成易于崩解的栓剂，而且对前阴诸疾外治方的适应证提出了现代医学名词"阴道炎""子宫内膜炎"，对外治法的革新有重大意义。

新中国成立后，妇科外治也得到了更多的关注和推广，近年来相继出版的《妇科病中医外治法》《妇科疾病外治法》《中医妇科外治法》等书籍进一步充实了妇科外治法的内容，各种外治法治疗月经不调、卵巢早衰、盆腔炎、不孕症、痛经等研究文献更是不胜枚举，结合现代科技不断涌现的外治新法、新药，更将为中医妇科外治法的发展开辟新的道路。

■ 二、不孕症外治法

■ （一）针刺法

针刺疗法起源于石器时代，《山海经》中记载"高氏之山，其上多玉，其下多箴石"，"有石如玉，可以为针"。随着冶炼技术发展，逐渐出现了金属针，便有了"伏羲制九针"的说法。《灵枢》是我国最早的针灸学专著。应用于妇科及不孕首推晋代皇甫谧的《针灸甲乙经》，书中对针刺治疗妇科及不孕有较为系统的临床经验总结。如《甲乙经》卷二引《素问·骨空论》所述督脉循行和病候有："督脉者，起于少腹，以下骨中央，女子入系廷孔，其孔溺孔之端也，其络循阴器……此生病：从小腹上冲心而痛，不得前后，为冲疝；其女子不孕，癃痔遗溺，嗌干，督脉生病治督脉。"明确提出不孕为督脉病，并有"治督脉"原则。"任者妊也"，"女子绝子，阴挺出，不禁白沥，上髎主之"也分别论述了任脉和上髎穴在不孕中的重要性。随后孙思邈在《备急千金要方》对妇人的经带胎产诸疾进行论述，列举针灸治疗妇科疾病七十余种，并首次提出妊娠期的针灸注意事项。陈自明《妇科大全良方》对针刺治疗妇科疾病的手法、腧穴及操作原则进行论述。宋代针灸家王执中《针灸资生经》又增加妇科针灸时辨证取穴的内容，使妇科针灸理论更加完善。随后的医家又在积累前人基础上不断扩充针刺治疗妇科疾病的病种及方法。时至今日，妇科针刺疗法的适应证已涉及经、带、胎、产、产后、种子、杂病等中医病名九十余种。文献报道表明，在种子门方面，针刺法对盆腔炎、子宫内膜异位症、子宫腺肌病、卵巢功能衰退、多囊卵巢综合征、排卵功能障碍、免疫功能紊乱及不明原因所致的不孕均有疗效，结合辅助生殖技术亦能提高种植成功率。

针刺法是根据经络理论体系，通过对体表腧穴的刺激，激活经络系统，调动脏腑功能，调节冲任胞宫，以达到治疗妇科疾病的目的。现代理论研究，针刺治疗不孕的机制可能与以下几点相关：①对E_2、FSH、LH等性激素的双向调节恢复生殖内分泌系统的失衡状态。②调节子宫微环境，改善子宫内膜容受性。③调节机体细胞因子，降低疾病对生殖功能的影响。④调节血清β-内啡肽等神经递质，改善机体免疫系统。⑤调节生殖细胞信号通路，恢复性腺轴功能。⑥调节跨膜蛋白，遏制卵泡的闭锁，提高内膜的容受性。需进一步论述的是，针刺治疗不孕症首先注重调理经病，序贯针灸理论认为可以依据月经周期的不同阶段选穴以提高疗效。月经期调节气血，因势利导；经后期滋阴养血，调补冲任；经间期调气血并补阳，使阴阳转化顺利；经前期调气滋阴助阳，以助胚胎着床。辨证治疗可根据"心—肝—脾—肾—胞宫"轴分别在肝经、脾经、肾经、冲脉、任脉、督脉、带脉和膀胱经上取穴。治疗时更提倡在疾病早期治疗，并长期治疗，频次以一周2~3次为宜，疗程在12~16周乃至更长。如配合电针，建议波形以连续波或疏密波，低频2Hz对卵泡生长、增长内膜厚度、改善内膜形态更具优势。

■ （二）灸法

灸法历史悠久，早在商周时代，就已经开始应用于临床，西周《诗经》有记载"彼采艾兮，一日不见，如三岁兮"。到秦汉时期，《黄帝内经》将灸法作为一个重要的系统内容阐述，强调"针所不宜，灸之所宜"，指出灸法的补泻和禁忌证，奠定了灸法的基础。《灵枢·经脉篇》云"丈夫㿗疝，妇人少腹肿……为此诸病盛则泻之，虚则补之，热者寒之，寒者留之，陷下则灸之，不盛不虚以经取之"较早明确记载了灸法应用于妇科疾病。晋代皇甫谧的《针灸甲乙经》中又对灸法治疗妇科病及不孕又有进一步论述，如"绝子灸脐中，令有子""女子阴中寒，归来主之"。唐代孙思邈著《千金翼方》中又载录了20余首妇科病及不孕的艾灸治疗方法，如"妇人下血，泄痢赤白，漏血，灸足太阴五十壮"，"绝子，灸然谷五十壮"，"子脏闭塞不受精，灸胞门五十壮"，"绝嗣不生，漏下赤白，灸泉门十壮三报之"。随后的《太平圣惠方》《妇人大全良方》《卫生宝鉴》《针灸大成》《针灸聚英》《采艾编翼》等书又在总结前人的基础上不断扩充灸法治疗妇科疾病的腧穴和适应证。现今灸法的应用已广泛涉及经、带、胎、产、产后、种子等中医妇科疾病。在种子方面，灸法对盆腔炎性疾病、子宫内膜异位症、子宫腺肌病、卵巢功能衰退、黄体功能不足、排卵障碍及薄型子宫内膜等所致不孕有一定疗效。

《医学入门》有云："药之不及，针之不到，必须灸之。"《伤寒论》强调阳证宜针，阴证宜灸。《灵枢》曰："陷下则灸之。"《神灸经纶》云："灸者，温暖经络，宣通气血，使逆者得顺，滞者得行。"可见艾灸法是借助艾火的纯阳热力，深透组织，散寒补虚，调和气血，畅通经络，达到治疗寒、虚、瘀、滞等病证的方法。此外，《神灸经纶》又云"凡疮疡初起，七日以前，即用灸法，大能破结化坚，引毒外出，移深就浅"，可见灸法亦有"火郁发之，引热外透"的针对阳实、热证的反治功效。现代研究认为，灸法激活穴位后，可通过神经—内分泌—免疫网络，产生生物效应的联级反应，调节脏腑功能。针对治疗妇科疾病可能存在以下几种机制：①影响血清E_2、FSH/LH水平，调节生殖内分泌平衡。②调节一氧化氮、前列环素、内皮源性超极化因子含量，改善子宫、盆腔微循环。③抑制炎性细胞因子的产生与释放，缓解盆腔炎性反应。④增加局部朗格汉斯细胞（LC）、血清T细胞的含量，调节全身免疫系统。⑤调节表皮生长因子（EGF）含量，促进细胞增殖，加速组织修复。值得一提的是，灸法要达到一定的有效灸量，才能产生最佳疗效。正如《医宗金鉴·刺灸心法要旨》云："凡灸诸病，必火足气到，始能求愈。"古书记载"不孕"宜灸"五十壮"至"百壮"，乃至"三百壮"不等，《医学入门》云须灸至"或自上而下，自下而上，一身热透。患人必倦沉如醉"，方有佳效。

■ （三）耳穴法

关于耳穴的最早记载见于长沙马王堆汉墓医籍简帛《足臂十一脉灸经》和《阴阳十一脉灸经》，其中载有与上肢、眼、颊、咽喉相联系的"耳脉"。

《黄帝内经》云"耳者，宗脉之所聚也"，对耳与全身脏腑发生密切的联系进行了系统描述，首次提出耳穴诊治疾病的原理。唐代孙思邈著《备急千金要方》和《千金翼方》又记载了耳中穴和耳后阳维穴的位置。清代张振鋆编著《厘正按摩要述》，将耳郭分为心肝脾肺肾五部，曰"耳珠属肾，耳轮属脾，耳上轮属心，耳皮肉属肺，耳背玉楼属肝"，并绘出了耳背穴位图，成为世界上首次记载的耳穴图。现代的耳穴系统研究始于20世纪50年代，法国外科医生诺吉尔（P.Nogier）博士花费6年时间研究绘制了首张类似"倒置胎儿"耳穴图谱，并于1958年传入我国后，耳穴系统得到了进一步全面的发展。现今，耳穴已广泛适用于各类妇科疾病的治疗，如盆腔炎性疾病后遗症、子宫内膜异位症、子宫腺肌病、月经不调、卵巢功能减退、围绝经期综合征、不孕症、妊娠剧吐及术后诸多不适。

《灵枢·五阅五使》曰"耳者，肾之官也"，《灵枢·脉度》曰"肾气通于耳，肾和则耳能闻五音矣"，肾与耳密切相关，肾开窍于耳。《素问·奇病论》又提出"胞络者，系于肾"，胞络者与足少阴肾经存在密切联系。女子生长发育及经带胎产等生理功能有赖于肾及其他脏腑的协同作用。由此可认为耳与妇女生理病理存在联系，运用耳穴可以调治妇科疾病。现代医学认为耳郭神经分布丰富，耳穴区所对应的整体部位在中枢内的投射存在着双向突触联系，对耳穴刺激能通过神经—体液途径来调节脏腑功能，对妇科疾病的疗效可能通过调节脑垂体分泌的性激素、β-内啡肽，并影响致痛相关因子前列腺素、5-羟色胺有关。但由于缺乏大规模的临床研究，耳穴目前在治疗妇科疾病方面处于辅助地位，仍具有较大的发展空间。

■ （四）穴位注射法

穴位注射法又名"水针"疗法，早在1949年法国医师DeLaFuge就采用药物注入"穴位"治疗疾病。穴位注射法在我国兴起时在1954年，万文继在其书中写道"利用维生素B_1的药理特性，结合针灸的刺激作用，实行维生素B_1在神经上及穴位上注射来治疗一切慢性疾病"。在1959年黎建成等人开始应用穴位注射合谷、三阴交以缩短产程。随后在1960年，穴位注射法又得到进一步发展，应用涉及内科、外科、儿科、妇科、产科、急症等，特别可用于妊娠期高血压疾病和无痛分娩。时至今日，穴位注射法的适应证已涉及妇产科的月经病、子宫内膜异位症、多囊卵巢综合征、盆腔炎性疾病、围绝经期综合征、不孕症、产前、产时、产后及外阴病变等多种疾病。

一般认为穴位注射具有药穴交互作用。在穴位注入某种有相对特异性的药物，如该药的性味与此经穴具有特殊的亲和作用，不仅能发挥药物的效应，而且药物能以经络为载体，输送到相应区域，从而发挥药物和经穴的叠加作用。这种叠加作用的疗效主要表现在：①注射时针刺腧穴的即时效应。②注射几小时后药物的生物化学效应。③在前两者基础上调动机体自身调节功能的远期效应。两者彼此相互作用，最终达到平衡机体、治愈疾病的目的。

■ （五）中药灌肠法

中药直肠给药历史悠久，源于古代"导法"之一。始见于《伤寒论》："当须自欲大便，宜蜜煎导而通之。若土瓜根及大猪胆汁，皆可为导。""导"为因势利导，以通为用。《外台秘要》中"导"法包含了纳阴、纳肛、纳尿道等。敦煌遗书中医学卷中记载外治灌肠法是以羊皮制成盛药的囊袋，以空心竹管作导管置入肛门，而后灌药入肛门。《理瀹骈文》云"坐即经言'可导而下'"，又云"下焦之病，以药或研或炒，或随症而制，布包坐于身下为第一捷法"，"坐法可以降浊，浊降，而阴乃不结于下"。由此可见"坐导"是历代的医家中针对下焦病症最常用的外治法。随着科技的发展，各种中药栓剂、滴剂也随之而生，再结合西医输液发展出现代应用最为普遍的中药灌肠法。

现代医家认为中药灌肠法优点在于能将药物的有效成分经直肠黏膜吸收后直达病所，促使局部药液浓度高，维持时间较长，作用部位集中，能改善盆腔局部微循环，维持盆腔子宫输卵管内环境，使变硬、纤维化的输卵管软化而恢复功能。除此之外，中医经络中肺与大肠相表里，"肺朝百脉"，药物经过大肠吸收后经经脉上行于肺，输布于周身，从而达到治疗全身功能性疾病的目的。灌肠法的药物还可根据不同疾病和疾病的不同阶段辨病辨证做出相应调整，正所谓"症多迁变，方未可拘泥"。临床上多用于盆腔炎性疾病、输卵管阻塞、子宫内膜异位症、未破卵泡黄素化综合征、不孕症等妇科疾病。

■ （六）中药经皮渗透法

中药经皮渗透法与古代的中药经皮给药技术密切相关。早在公元前1300年前的甲骨文就出现了药物外治的记载，现存最早的医学方书《五十二病方》就已载录了有关敷贴、药浴、熏蒸、熨等多种中药经皮给药法。《内经》中脏腑经络学说的产生为中药经皮给药的发展奠定了理论基础，书中记载"桂心渍酒以熨寒痹""白酒和桂以涂风中血脉"等。东汉张仲景的《伤寒论》、晋代葛洪的《肘后备急方》、唐代孙思邈的《千金要方》、宋代《太平惠民和剂局方》、明代李时珍的《本草纲目》中均有大量记载经皮给药外治法的内容。清代吴尚先编撰的《理瀹骈文》，系统总结前人经验，记载了二十多种外治法，并记载了大量的经皮给药方剂，对后世影响深远。书中详细载入了嚭法、洗法、擦法、熨法在妇科的应用，如治"妇人积冷痛经，与子宫冷者，皆艰生育"，"痛用延胡、当归、吴萸、椒炒熨；冷用蛇床子煎汤频洗"，又治"严冬难产，血冷凝滞，用红花煎浓汤，棉蘸嚭之"。随着科技的发展，又出现新的物理技术和化学物质促中药经皮渗透法，物理技术如离子导入、电致孔、激光微孔和超声波导入等，化学物质如氮酮、萜类和挥发油类物质等，逐步形成了如今的经皮给药系统（TDDS）。

对于中药经皮渗透法的机制，清代名医徐灵胎《薄贴论》云："用膏贴之，闭塞其气，使药性从毛孔而入其腠理，通经贯络，或提而出之或攻而散之，较之服药尤有力，此至妙之法也。"目前研究药物经皮吸收有两条途径：①表皮途径：药物透过角质层进入活性表皮，扩散至真皮被毛细血管吸收进入体循环，该途径是药物经皮吸收的主要途径。②皮肤附属器途径：药物通过毛囊、皮脂腺和汗腺吸收，分子量较大的药物通过该途径吸收。各类帖、敷、涂、洗、浴、淋、渍、围、裹、熨等促透法加速了中药成分透皮的速率。中药经穴位给药法，如中药穴位贴敷，将经络和穴位作为载体，发挥药物和穴位的双重作用。药物刺激穴位，激发全身经气，产生局部药物浓度的相对优势，并经过循经感传，影响其他多个层次的生理功能，从而诱导全身的生理放大效应。《理瀹骈文》云外敷之用药宜"拟于文中，摘其精方，更博采他书，益取其精，先列辨证，次论治，次用药"。现临床多辨病与辨证相结合，中药经皮渗透法用于盆腔炎性疾病、子宫内膜异位症、宫腔粘连、月经不调、不孕症、产后疼痛及乳腺疾患等妇科疾病。

（七）穴位埋线法

穴位埋线法是在传统针具和针法基础上发展起来的，"留针和埋针"是穴位埋线的雏形。20世纪60年代初，出现了穴位埋藏疗法，埋藏物包括羊动物的肾上腺、脑垂体、脂肪和药物、钢圈、磁块等，后集中使用可吸收性外科缝线羊肠线，演变成"穴位埋线"。20世纪70年代后期，穴位埋线的治疗范围不断扩充，涉及传染、内、外、妇、儿、皮肤、五官等各个学科。1991年温木生编著的《实用穴位埋线疗法》系统总结了前人四十多年来的经验和成果，是穴位埋线法的第一部专著。如今，研究工作者又在针具、线体、埋线方法上有所突破，使穴位埋线法有了与时俱进的发展。

穴位埋线法和"留针"密切相关。"留针"是将针留置腧穴内一定时间以增强和延长针刺效应的一种手法，是巩固提高疗效的关键因素之一。《素问·离合真邪论》曰："静以久留，无令邪布。"《灵枢·终始》亦有"久病者邪气入深，刺久病者，深内而久留之"的记载。穴位埋线法以线代针，兼具"留针得气"及"入里疗顽疾"之效，且其刺激感应维持时间远远长于常规的"留针"及"埋针"，可达到2周甚至更长时间，尤其适用于慢性顽固性疾病。有学者认为穴位埋线法是有别于普通针刺的一种"短期速效、长期续效"复合手法，埋线伊始产生较强的刺激，引发刺血效应、针刺效应和类穴位封闭效应，这些效应信息可以强烈抑制、干扰，甚至排除替代实邪造成的病理信息，抑制脏腑阴阳失调中偏亢的部分，属于"泻实"之法；埋线后期则是组织损伤效应、留针及埋针效应、组织疗法效应，这时刺激、激动作用相对减缓，对机体免疫力降低、生理功能减退者可起到一定滋养、补益脏腑阴阳之不足的作用，属于"补虚"之法。现代医学多从神经、内分泌、免疫和循环系统等多角度对穴位埋线法进行研究，但其机制复杂，解析仍不完善。该疗法现代临床多用于盆腔炎、子宫内膜异位症、多囊卵巢综合征、不孕症、围绝经期综合征等妇科疾病。

（八）罐法

罐法历史悠久，古称"角法"。《五十二病方》中便有角法的记载：

"牡痔居窍旁，大者如枣，小者如核者方。以小角角之，如執二斗米顷，而张角，絜以小绳，剖以刀。"南北朝时期姚氏的《姚氏方》和唐代的孙思邈著《千金方》均指明了拔罐法的禁忌证。明清时期对罐法治疗妇科乳腺疾患已有诸多记载，如张时彻《急救良方》云："治乳痈将溃，以小长罐烧纸钱在内，急以罐口安乳上，尽吸其毒气。"武之望《济阴纲目》云："用连根葱一大把捣烂，成饼一指厚，摊乳上，用瓦罐盛灰火覆葱上，须臾汗出即愈。"随着时代的发展，罐法也在材料和方法上不断革新，出现了电罐、磁罐、灸罐、付罐等新型罐法。所适用的病种也不断增多，目前临床报道涉及的妇科病种已有卵巢功能减退、排卵障碍、不孕症等。

罐法施术于表，外治皮肤，疏通经络，内治脏腑，达到行气逐瘀、祛邪排毒、通痹止痛、清热消肿的功效。现代研究表明，罐法作用于刺激皮肤末梢感觉器产生兴奋，传导至中枢可能通过神经—体液—免疫方面的途径，诱导机体自身进行综合调控，最终达到治疗疾病的目的。

■ （九）按摩法

按摩法的历史发展源于古代殷商时期的"引导按跷"之手法，所谓引导，乃"摇筋骨，动支节"。《黄帝内经》中的首次出现了"按摩"一词，《素问·血气形志篇》云："经络不通……治之以按摩。"《金匮要略》中也有药摩法治疗头风的记载。由于当时医学发展的局限性，按摩法作为主要疗法被应用在内科、外科、妇科、儿科、伤科等诸多疾病。唐代王焘辑录的《外台秘要》保存了前人散佚的按摩文献，其中就催产手法，如"《小品》疗逆产方，盐涂儿足底，又可急搔爪之，并以盐摩产妇腹上，即愈"，"《崔氏》又疗妊身热病子死腹中，又出之方。乌头（一枚），上一味细捣，水三升煮，取大二升，稍稍摩脐下至阴下，胎当立出"。孙思邈著的《千金翼方》中提到了按摩膏药的方法治疗不孕，"有女人苦月经内塞，无子数年，膏摩少腹，并服如杏子大一枚，十日下崩血二升，愈，其年有子"。宋代的《圣济总录》又记录了按摩膏药的方法治疗"女人子脏久冷，头鬓疏薄，面生皯皰，风劳血气，产后诸疾，赤白带下"。《十产论》首创针对横产、倒产、偏产、碍产等胎位异常的转胎手法，开创了手法助产的先河。明清时期经历"隆庆之变"后，按摩在妇科方面的发展有所萎缩。现代，随着西方医学的传入，按摩在手法、药物和器械上又有所革新，《妇科按摩学》的问世进一步将按摩在妇科领域的应用系统化，并描述了按摩应用于月经病、妊娠病、产后病、盆腔炎、不孕症、阴挺、痛经等诸多疾病。

　　按摩法治疗妇科疾病的机制尚不明确，有研究认为按摩法刺激体表的舒柔感受器，通过神经—体液的途径对机体产生影响；也有学者认为按摩法一定程度上恢复了盆底肌群的功能，还原了盆腔脏器原有的解剖位置，促进了输卵管的蠕动。中医理论则从经络角度出发，认为"调冲任、通经络、行气血、养心神"是按摩调理月经病及不孕的机制。

第二节　外治法的应用

笔者根据《理瀹骈文》中所述"外治之理即内治之理，外治之药亦即内治之药"，在不孕诊治实践中发现，外治的应用亦需要"察其阴阳，审其虚实"，注重把握病症的"寒、热、虚、实"，同时还倡导古为今用，洋为中用，将两者相互结合，以不孕症为主攻方向，确立了"西医明确诊断，中医辨证论治，中西医结合"的诊疗模式，取得了较好的临床疗效。中医具有辨证施治、身心同治、简便验廉、副作用低的特点，但在精确诊断、治疗时间和对疾病认知的系统程度上不如西医。西医虽然在不孕症的诊断上较为直观精确，但诸多药物不良反应，术后复发，术后妊娠率不理想等问题也较为突出。如何发挥中西结合优势，融会贯通，互补互助是中医不孕外治法研究和发展的方向。为此，笔者历经数十年来不断思考学习和临床钻研探索，在常规的西医诊治基础上，总结了一套具有中医特色的外治法，在多个现代医学欠缺的环节上进行干预。

一、盆腔综合疗法

盆腔综合疗法是笔者临床中应用最为广泛的一套四联疗法，按顺序分为天宫穴水针注射、盆腔微波粒子导入、中药熏蒸、中药灌肠，为盆腔因素所致的不孕提供了多途径的中医外治法，现分享如下。

（一）天宫穴穴位注射

天宫穴是多年临床总结的妇科经验穴，位于阴道侧穹隆宫颈5点或7点旁开0.5cm，左右各1处，共2穴。《素问·气府论》有云"任脉之气所发者二十八穴……下阴别一"。此穴位于子户之边，藏于玉门之内，与会阴同属于"两阴之间，任脉别络，挟督脉冲脉之会"，为阴阳交接之处，阴阳相合谓之精，且经血、带下在此气化为水，流行地道，故此为精气汇聚之处，天癸聚集之地，古人将王者居住之处名为宫，故命名为天宫穴。解剖学上此穴为陶氏腔最低点，与子宫、直肠等盆底器官最为相近，该穴经刺激能直接激发盆底经络、气血，传感于脏腑，亦如古法中的纳阴法、坐导法，以达到气至病所之功效。

药物通过该穴注射，能留驻于盆底，直接作用于炎性部位，避免了肝脏的首过效应及盆腔血液循环障碍药物利用度低的问题。所注入的药物包含少量的丁胺卡那霉素、利多卡因和丹参粉针，均有各自不同的作用。妇科感染常见的致病菌主要来自生殖道的正常寄殖菌群，需氧菌中以大肠杆菌最为多见。丁胺卡那霉素是治疗革兰阴性杆菌感染疗效较好的药物，其主要适应证为大肠杆菌、产气杆菌、变形杆菌、产碱杆菌、耐青霉素G金葡菌等所致的各种感染。应用利多卡因进行侧穹隆封闭，可以阻断来自炎症病灶的恶性刺激，改善组织营养，有利于炎症的吸收。丹参粉针具有活血化瘀的功效，一方面能改善病灶周围组织的血液循环，促进炎症吸收和机体修复，另一方面增加血管通透性，利于药物吸收。

1. 功效

活血化瘀，祛湿通络。

2. 适应证

西医诊断为输卵管性不孕、盆腔炎性疾病后遗症、慢性盆腔疼痛、妇科术后预防再粘连者。

中医诊断为不孕症、盆腔炎、妇科术后等属血瘀型、痰湿型者。

3. 操作方法

（1）宫腹腔镜术后阴道出血停止或月经净后阴道清洁度正常者。

（2）取膀胱截石位，常规消毒，阴道窥器充分暴露宫颈，再次消毒。

（3）用5ml注射器抽取生理盐水1ml+利多卡因注射液1ml+丁胺卡那霉素1ml+丹参粉针0.08g混匀，取天宫穴进针约1.5cm，回抽未见血后缓慢推注。

（4）注射完毕拔出注射器，大棉签压迫止血1min。

（5）左右天宫穴交替注射，每天1次，10天为一个疗程，每月1疗程。

4. 注意事项

（1）为避免存在逆行感染可能性，阴道清洁度差者不宜治疗。

（2）操作时手法快速而轻柔，避免对神经的刺激，造成不适感。

（3）注射完毕注意局部压迫止血。

（4）禁忌证：盆腔重度粘连，陶氏腔完全封闭，术中粘连未分离到位者禁用该疗法，主要是由于粘连引发盆腔脏器的位置偏移，进针过程中有可能损伤脏器，注入的药物也容易被炎性组织包裹局限，不能发挥作用。

（5）丹参粉针虽存在一定的药物过敏反应，但用量较低，临床发生过敏反应率极低；丁胺卡那霉素具有耳毒性，如治疗期间出现耳鸣不适，考虑为药物的耳毒性，需及时更换药物。

5. 治法体会

（1）穴位注射是通过药物和穴位的交互作用发挥增幅效应。穴区与非穴区，不同穴位之间的作用有显著的差别，不同的药物注射于相同穴位，药效反应亦不相同。天宫穴藏于玉门之内，具有气至病所之功效。对于重度盆腔粘连的患者，宜治疗3~4个疗程。

（2）注入的药物具有抗炎、改善微循环、促进组织修复，预防术后盆腔再粘连作用，尤其对输卵管阻塞、盆腔粘连在术后有较好防止再复发作用。研究发现，术后组织粘连的形成与感染、组织缺血、组织液渗出有密切关系，从术后渗出的纤维蛋白形成的液性粘连到成熟的纤维粘连只需要7天时间，故术后宜尽早干预，以维持术中已恢复正常的盆腔脏器解剖结构，避免粘连的再发生。

（二）盆腔微波离子导入

离子导入法在国外已有200余年历史，传入我国后开创了采用中药离子导入技术，属于中医外治法的洋为中用。离子导入法适合于穴位注射、经皮给药、经直肠给药及经阴道给药后，加强药物的吸收。中药成分在溶液中可以离解为离子，在直流电作用下，带电荷的药物离子将产生人体方向的定向移动，促进病灶组织在单位时间内吸收更多的药物有效成分。

1. 功效

改善组织循环，加强药物吸收，镇痛促进修复。

2. 适应证

西医诊断为盆腔炎性不孕、输卵管阻塞性不孕、术后预防盆腔粘连复发、持续的慢性盆腔疼痛者。

中医诊断为不孕症、盆腔炎、妇科术后者。

3. 操作方法

（1）患者取平卧位，暴露双下腹。

（2）采用盆腔炎治疗仪，将75%乙醇对治疗仪的电极片消毒后，再平铺于下腹双附件区，开启仪器功率调节为20W以内，以患者耐受为度，每天1次，每次30min，10天为一个疗程。

4. 注意事项

需配合天宫穴穴位注射后使用。

5. 治法体会

盆腔血运丰富，血流缓慢，当出现炎症反应时，又出现小动脉和静脉扩张，微静脉和毛细血管通透性增加，血黏度升高，红细胞聚集，血液流速更加缓慢，极大地影响了外治药物的吸收。而细胞组织微循环的改善是盆腔微波离子导入的疗效的主要环节。有研究指出，盆腔炎症经微波离子导入治疗后管袢形态、血液流态、袢周状态积分明显下降，加速了局部血液循环，增加血液含氧量，抑制炎性组织和炎性细胞的再生，促成纤维细胞增殖及损伤组织修复，加速药物的吸收，故宜与穴位注射、中药熏蒸等外治法联合使用，以提高疗效。

■ （三）中药熏蒸

中药熏蒸法采用中药煎剂以热量压力的形式经皮吸收，始见于《黄帝内经》"其有邪者，渍形以为汗"，此中"渍形"即是熏蒸治疗，通过物理温热和中药吸收的双重作用，令中药蒸汽作用于肌肤，使毛孔开放，出汗，祛邪。熏蒸法既可以将人体新陈代谢产物和有害物质排出体外，又可促进中药有效成分通过开放的毛孔进入体内而起效，避免了肝脏首过效应。物理温热作用还能使血管扩张，增加机体局部血液循环，增强机体免疫力，促进粘连的结缔组织软化，消除局部充血水肿。同时在舒适的温热作用下，神经兴奋性降低，从而减轻疼痛。

所用的熏蒸药物"盆炎净"的基础方是笔者经验处方"盆腔粘连松解方"，药物成分包含土茯苓、炙大黄、赤芍、木香、香附、莱菔子、川楝子。

《临证指南医案》云"女子以肝为先天"，肝经过阴器，抵小腹，布胁肋，故治妇之病，重在调肝。方中除土茯苓性平外，余六药三辛三寒，辛宣寒下，升降同伍。土茯苓、炙大黄、赤芍、莱菔子、川楝子五药皆入肝经，旨在疏理肝经气机之顺逆，解陈疴之气积。且久病入络，痼病必瘀，瘀久生热，故以苦寒之赤芍、大黄凉血清热，逐瘀通经。《理瀹骈文》云："热者易效，凉者次之，热性急而凉性缓也。"笔者认为此方性味偏寒，单以外洗效缓，故应配合熏蒸之法以增强药性渗透之力，以此寒热并用，热在表以助药力，寒入里以凉血逐瘀，亦如《外科精要》中有"贴温膏敷凉药之说"。

1. 功效
理气止痛、活血化瘀。

2. 适应证
西医诊断为盆腔粘连、宫腔粘连、术后预防再粘连者。

中医诊断为不孕症、盆腔炎、宫腔粘连、妇科术后属血瘀型者。

3. 操作方法
（1）采用立鑫产的熏蒸理疗仪及协定处方配制成的盆炎净洗剂（又名苓黄消炎洗剂）规格500ml/瓶。

（2）将盆炎净洗剂置入熏蒸罐内浸泡加热。

（3）患者仰卧位，暴露小腹部，将其探头放置小腹部上方，利用其产生的药物蒸汽熏蒸小腹部。

（4）蒸汽体表温度控制在45℃以下，以患者自觉温度舒适度，每日1次，每次30min，10天为一个疗程。

4. 注意事项
小腹部皮肤破溃或术后伤口未愈合者慎用。

5. 治法体会
（1）熏蒸时的体感温度是影响疗效的关键因素。研究表明在相同时间内，较高的温度可以明显提高即时及远期疗效。熏蒸仪提供的温度显示为药液温度，在设定固定药液温度的同时，通过调整蒸汽喷头距患者体表的距离来控制适宜患者的体表温度，温度宜控制在40~45℃，确保治疗过程的安全和高效。

（2）"盆炎净"的药物成分主导了该疗法疗效。从现代药理学看，赤土茯苓苷、赤芍总苷和木香挥发油可显著改善身体的微循环状态，降低血浆黏稠度，抑制血小板的聚集；芍药苷能缓解平滑肌痉挛，起到止痛的功效。香附中的挥发油成分、川楝子中的川楝素成分均具有一定的抗菌作用。另莱菔子、大黄二者均能增加肠道蠕动。研究表明，当腹膜及浆膜受到炎症侵蚀后纤维蛋白析出，3h内可与附近脏器粘连，早期粘连大部分为一过性的，在2~3天后，其中一部分粘连通过成纤维细胞和毛细血管新生、机化逐渐成纤维粘连带。肠道蠕动的增加能通过物理拉伸移位的作用在对早期一过性粘连进行干预，避免进一步纤维粘连带形成。研究也显示，莱菔子、大黄均具有抗病原微生物的作用，可抑制细胞核酸、蛋白质合成，诱生干扰素，从而达到抗炎、抑制非特异性免疫功能。

（四）中药灌肠

中药灌肠法是将制剂注入直肠或乙状结肠内，药物经肠壁周围丰富的血管、淋巴管进入体循环，从而发挥局部或全身的治疗作用。女性盆腔器官经脉丛密集，血运丰富，血流缓慢，直肠黏膜与盆腔器官相邻且管壁薄。中药灌肠中药物有效成分可经齿状线上黏膜上皮细胞吸收，直接进入盆腔静脉丛，能很快发挥作用，

既避免了肝脏的首过效应，又防止胃酸及各种酶对药物的破坏作用，减少药物对胃黏膜的刺激和肝脏的负担，生物利用度高，显效快，具有独特的疗效。

笔者认为中药灌肠法维持盆腔内环境稳态的作用对于防治术后盆腔再粘连至关重要。所用的妇科灌肠液以赤芍、延胡索、红藤、白花蛇舌草、半枝莲、牛膝、王不留行、血竭、香附、皂角刺、枳壳、甘草等为基本药物组成，主要功效为活血祛瘀、理气止痛。方中用药重在"调肝"，其中红藤归肝经、活血通络、败毒散瘀，多用于盆腔炎性疾病，故为君药；赤芍、王不留行、血竭活血通经，祛瘀定痛，药入肝经，延胡索、香附、枳壳疏肝理气，解郁止痛，共为臣药；白花蛇舌草、半枝莲、皂角刺清热解毒，消痈散结，配合牛膝引入下焦，以消散盆腔之瘀毒，共为佐药；甘草调和诸药，为之使药。全方共奏活血祛瘀、理气止痛之功效。

1. 功效

活血祛瘀、理气止痛。

2. 适应证

西医诊断为输卵管性不孕、盆腔炎性疾病后遗症、慢性盆腔疼痛、盆腔良性包块、妇科术后预防再粘连者。

中医诊断为不孕症、盆腔炎、癥瘕、妇科术后等属血瘀型者。

3. 操作方法

（1）将妇科灌肠液放入温度为38~40℃的温水中浸泡10min后，挂在输液架上或挂衣架上，液面距肛门至少50cm以上。

（2）嘱病人取侧卧位，臀下垫治疗巾，并用小枕抬高臀部10cm左右，暴露肛门，注意保暖。

（3）润滑肛管前端，与输液器连接，排气后夹紧输液管，轻轻插入肛门12~15cm，用胶布固定，松开开关，调节滴速，约15min左右滴尽。

（4）待药液滴完时，拔出输液器放入盘中，用卫生纸轻揉肛门部。

（5）协助病人取舒适卧位，嘱咐病人尽量保留药液1晚，臀部小枕可1h以后再撤去。

4. 注意事项

（1）灌肠前需嘱患者排空二便。

（2）药液温度应以舒适为度，过低可使肠蠕动加强，产生腹痛，过高则引起肠黏膜烫伤或肠管扩张，产生强烈便意，致使药液在肠道内停留时间短、吸收少、效果差。

（3）较深的插管深度能更好地保留药液，但疗效不一定最佳，且有可能存在对肠道过度刺激，一般适合的深度为12~15cm，以患者舒适为度。

（4）为使药液能在肠道内尽量多保留一段时间，可在晚间睡前灌肠，灌肠后不再下床活动，以提高疗效。

（5）经期禁用。

5. 治法体会

盆腔内环境的异常与机体细胞因子的异常表达有关。当盆腔炎症反应过程中，血清中C反应蛋白、肿瘤坏死因子、白介素、转化生长因子表达水平均增多，导致组织间隙炎症细胞因子分泌过多；

免疫细胞CD3⁺、CD4⁺、CD8⁺和CD4⁺/CD8⁺表达功能下降，出现免疫功能紊乱；炎性刺激进一步影响患者的凝血系统与纤溶系统的平衡，血液黏度的增大，纤维蛋白酶原水平升高并在受损组织细胞表面大量沉积，促进纤维化进程，最终导致组织粘连的发生。通过持续长疗程的中药灌肠治疗，可使僵硬、肿胀、纤维化的输卵管逐渐软化，恢复功能，消除盆腔炎性因子，恢复盆腔内环境。

笔者在一项研究中对子宫内膜异位症合并不孕宫腹腔镜术患者采用中药灌肠配合消癥合剂干预，分析不同干预时间和频次对疗效的影响，结果表明从术后第7天、次月月经净后3天开始干预，20次为1个疗程，经期停药的干预方案在排卵率、排卵日子宫内膜厚度、形态及子宫动脉血流情况均优于10次为1个疗程的干预方案，妊娠率也显著提高至72.41%。

■ （五）小结

盆腔综合疗法中4种外治法中西结合，相互取长补短，在治疗顺序上以天宫穴水针注射为先，待药物注入后再行盆腔微波离子导入和中药熏蒸，通过电热刺激加强盆腔中药物的吸收。临睡前使用中药保留灌肠，以保证药物在肠道中的蓄存以及吸收充分。盆腔综合疗法可促进术后炎症吸收，改善盆腔微循环，稳定内环境，预防粘连的复发，维持输卵管通畅，最终提高术后妊娠率。笔者团队早期的研究采用天宫穴水针注射配合中药灌肠治疗输卵管阻塞，有效率为92%，一年内妊娠率59%；对子宫内膜异位症术后的患者进行干预治疗，随访2年后妊娠率72.7%，优于单纯手术50%。近期的研究表明，综合疗法对输卵管积水造口术后进行干预，随访术后1月输卵管通畅率88.14%，1年内宫内妊娠率63.49%，高于单纯手术21.31%。笔者团队研究分析，中药灌肠结合中药熏蒸的二联疗法治疗盆腔炎性疾病后遗症在3个疗程后疾病控制率达93.3%，治疗结束6个月和12个月的远期生活质量WHOQOL-BREF量表得分明显优于中药灌肠组。

❀ 二、热敏灸疗法

热敏灸采用艾热悬灸热敏穴位，激发经气传导，使气至病所，实现古人"气至而有效"的要求，疗效较传统灸法大幅度提高。《医学入门》："药之不及，针之不到，必须灸之。"《医宗金鉴·刺灸心法要诀》："凡灸诸病，火足气到，始能求愈。"笔者在长期的临床观察中发现，重度盆腔粘连、输卵管积水、重度盆腔子宫内膜异位症，其病灶入里，病程日久，耗伤正气，存在"瘀、寒、湿、虚"等临床证候，仅采用盆腔综合疗法尚不能满足需求。而热敏灸法恰能深透病所，达到"气至有效"的目的，使瘀化湿除，寒散气益，能很好地弥补盆腔综合法对"寒、虚"症候干预的不足，促进术后盆腔、输卵管渗出的炎性分泌物再吸收，预防盆腔粘连、输卵管积水复发。同时热敏灸亦对改善术后腹胀、腰酸、腰骶冰凉等症状效果明显。

笔者认为热敏灸法不仅是一种诱导机体自我修复的疗法，也是一种引导药物直达病所的媒介方式。热敏灸应在天宫穴水针注射后使用，除了灸法本身的治疗效果外，更能以温热效应帮助药物吸收，通过特殊的热感传现象将吸收后的药物直接引导至病灶，发挥药物最大功效。热敏灸的热感传现象包括透热，扩热，传热，局部不热远端热，表面不热深部热，施灸局部或远端产生酸、麻、胀、痛等非热感。其中以透热、扩热感和远端传热感为主，不少患者治疗过程中自觉一股热流在腹中窜动，顿觉舒适。

■ （一）功效

活血散结，燥湿通络，益气补虚，温胞助孕。

■ （二）适应证

西医诊断为输卵管积水性不孕整形术后、盆腔重度粘连不孕术后、子宫内膜异位性不孕术后者。

中医诊断为不孕症，盆腔炎，痛经属血瘀型、虚寒型、痰湿型者。

■ （三）操作方法

1. 体位

先取仰卧位，后取俯卧位，探查腧穴热敏化现象并记录热敏化腧穴。

2. 探查过程

取热敏灸艾条2支拼拢，用纸胶和艾灸夹固定后点燃，暴露所要探查的腧穴，点燃艾条后依次进行回旋、雀啄、循经灸及温和灸。首先行回旋灸1min以达温通局部气血，再行雀啄灸1min以增强穴位敏化，循经来回灸2 min以达激发感传，最后予温和灸以发动传导、疏通经络。如有穴位出现透热、扩热、传热、局部不热远端热、表面不热深部热、施灸局部或远离施灸局部产生酸、麻、胀、痛等非热感等1种以上灸感则表明该穴为热敏化腧穴。

3. 常见热敏化腧穴

子宫、卵巢、腰眼、关元、中极、气穴、大赫、水道、归来、腰阳关、十七椎、大肠俞、关元俞等。

4. 温和灸

对热敏化腧穴予以温和灸，每次取2穴，约30min/次，1次/天，10次为1个疗程，2~4个疗程，灸至上述热敏化腧穴热敏现象消失，热感回缩至灸点，浅表皮肤仅有灼热感后停灸。

■ （四）注意事项

经期慎灸，艾灸引起的月经相关变化应及时对症处理。其一可能导致经量减少，月经推后，较少见。《艾炷大小》云"背脚灸多，令人血脉枯竭"。灸法属于温热补发，过之则耗伤气阴，导致经血推迟。其二可能导致经量、血块增多。平素胞宫虚寒者，瘀血凝滞，经血不畅，艾灸温经通络，活血化瘀，使经血顺畅，瘀积之血顺利排出。注意热敏现象的变化，应与患者充分沟通。热敏现象会随着艾灸时间的延长逐渐消失，一般认为此时已达到机体能够接受灸热"饱和剂量"，可以停灸。一般认为超过饱和剂量继续艾灸治疗，并没有带来更多收益。有相关艾灸禁忌证患者慎灸。意外烫伤后应停灸，并及时处理。

■ （五）治法体会

笔者在临床中率先采用热敏灸法干预输卵管积水术后，以预防疾病复发，提高妊娠率。笔者热敏灸结合天宫穴穴位注射干预治疗输卵管积水性不孕的临床研究成果获福建省医学科技奖三等奖。该研究成果表明，热敏灸法可一定程度上改善输卵管积水造口术后患者的子宫内膜厚度、子宫内膜形态、子宫动脉搏动指数（PI）、阻力指数（RI）以及远期妊娠率。研究中将输卵管积水性不孕患者在宫腹腔镜术后分为期待观察、热敏灸疗法和热敏灸联合穴位注射疗法三组。治疗后期待观察组平均子宫内膜厚度（7.89±1.02）mm，PI值（1.88±0.21）m/s，RI值（0.67±0.15）m/s，1年妊娠率25.76%；热敏灸组平均子宫内膜厚度（9.24±0.87）mm，PI值（1.59±0.19）m/s，RI值（0.58±0.10）m/s，1年妊娠率32.81%；热敏灸联合穴位注射组平均子宫内膜厚度（10.0±0.98）mm，PI值（1.38±0.21）m/s，RI值（0.52±0.10）m/s，1年妊娠率46.15%，证实了热敏灸疗法及联合穴位注射疗法对输卵管积水术后干预的有效性。研究还同时对输卵管积水术后的常见热敏化腧穴分布进行了系统整理，如子宫、卵巢、腰眼、大肠俞、关元俞等均是高频热敏化腧穴，其中以子宫、卵巢频率较高。故研究认为，从子宫穴起，到卵巢穴的连线上，存在一条类似于输卵管形态的体表投影，该部位出现的热敏传导可直达输卵管病灶，达到"气至"的效果。术中输卵管积水直径与热敏化腧穴热敏表现形式的复杂性及敏感性存在一定相关性。

三、肥胖不孕减重法

痰湿壅阻是肥胖不孕的主要因素。《女科切要》云："其肥白妇人，经闭而不通者，必是湿痰与脂膜壅塞之故也。"《傅青主女科》云："妇人有身体肥胖，痰涎甚多，不能受孕者。"减重降脂对于该病意义重大，体重下降后，体内空腹胰岛素、黄体生成素、睾酮、LH/FSH、胰岛素抵抗指数将明显下降，卵巢体积随之缩小、卵泡数目减少，并出现排卵，从而达到自然妊娠的目的。

中医外治减重法的方式较多，穴位埋线、针刺、耳穴、艾灸、穴位贴敷及拔罐疗法均为健康的非药物减重方式。穴位埋线是一种改良式针刺法，通过"深纳而久留之，以治顽疾"的理论，以线代针对穴位产生长期的刺激来达到治疗疾病的目的。在中医减重的基础上，调整饮食结构、有氧运动及改善生活习惯的配合都十分必要，低热量、低碳水化合物、低脂类、低升糖指数、高纤维、高蛋白的膳食模式，能改善患者体质量和糖、脂代谢情况，碳水化合物50%，蛋白质20%，脂肪30%是PCOS常用的饮食结构。快走、慢跑、打太极、游泳等均是合理的有氧运动方式，一周保证5次40min以上的有氧运动，能增加肌肉、骨骼对葡萄糖的摄取，从而改善胰岛素抵抗和糖代谢异常。有氧运动还能促进机体神经系统产生微电刺激，缓解肌肉紧张，改善备孕前精神紧张状态，更有利于患者受孕。忌烟、忌酒、避免熬夜的生活习惯对于肥胖不孕也非常关键。

■（一）功效

健脾化痰，减重降脂，调周促孕。

■（二）适应证

西医诊断为肥胖型不孕者。

中医诊断为月经后期、闭经、不孕症属脂膜壅塞者。

■（三）操作方法

1. 埋线方法

患者排空膀胱，取仰卧位，暴露针刺部位，乙醇消毒。选穴：中脘、下脘、天枢（双）、外棱（双）、大巨（双）、水道（双）、归来（双）、大横（双）、足三里（双）、大腿内外侧肌肉丰隆处取2~3穴、手臂外侧肌肉丰隆处选2~3穴。取上述穴位埋线，穴位埋线使用针具为一次性注线针（9号），材料为可吸收性埋线用蛋白线（医用，3-0号，2cm/根），选定穴位严格消毒后，戴无菌手套，铺巾，镊取一段已消毒的蛋白线，放置在针管的前端，后接针芯，左手拇食指绷紧或捏起进针部位皮肤，右手持针刺入到所需的深度；出现针感后，边推针芯边退针管将蛋白线埋植在穴位的皮下组织或肌层内，出针，查无线头露出，无菌干棉球按压针孔，并用无菌胶贴覆盖。10天操作1次，3次为一个疗程。

2. 针刺方法

于每次埋线后第4~9天行针刺，取上述埋线相同腧穴进针，腹部穴位毫针直刺1.5~2寸，得气后不行手法；大腿和手臂外侧肌肉丰隆处及足三里穴毫针直刺1.5寸，得气后不行手法。另双侧天枢穴加电针，连续波，频率2Hz，强度以患者耐受为主；各穴位留针30min，每日1次。

3. 耳穴贴压

取穴为单耳的脾、肾、内分泌、皮质下、交感、上屏尖、下屏尖。患者取坐位，消毒后将王不留行籽粘在3mm×3mm的医用胶布中心处，对准耳穴贴压，按压力度以患者感酸麻胀痛且能承受为宜。贴压后嘱咐患者每天三餐前30min用拇、食指在耳郭内外按压进行刺激，轻刺激微痛即可，每穴按压50次。每3天换耳穴1次，两耳交替贴穴，10天治疗3次，3次为1个疗程。

■ （四）注意事项

月经期如经量较大时可适当调整埋线、针刺穴位。减肥期间忌烟、忌酒、忌食辛辣刺激油腻煎炸类食品、忌食烧烤及高能量食物，减少螃蟹、虾等异体蛋白的摄取，宜清淡易消化饮食。在埋线后2天内避免在埋线部位进行按摩、拔罐、穴位贴敷等其他治疗。一周选择一天作为清肠排毒日，只以水果为食，多饮水，可选蓝莓、西瓜、青瓜、胡萝卜、苹果、猕猴桃等。一周5次配合40min以上的有氧运动。调整健康生活习惯，避免熬夜。

■ （五）治法体会

笔者认为肥胖引发的内分泌异常所致不孕与脂肪代谢异常有关，常见腰腹部脂肪大量堆积，故取穴时应以中脘、天枢、大横、水道的腰腹部的腧穴为主。针刺与穴位埋线结合可弥补针刺作用时间短的不足，两者可协同起效。减重的目的在于受孕，临床中多见在体重下降5%~10%后，出现月经周期恢复正常、自发排卵乃至自然妊娠的案例。中医埋线、针刺和耳穴的疗法在孕45天之内相对安全，在配合饮食、运动、生活方式干预的情况下减重幅度较为平稳，平均每个疗程减重4~6kg，且无明显副作用，有案例在减重期间便可能自然怀孕。如何在减重期间控制饮食的情况下，又能维持孕前营养需求非常关键，笔者常协同营养师制定合理的膳食保证能量和微量元素的充分，并定期根据体重变化调整。对于常见肥胖导致的血糖问题，一定要把血糖控制在正常范围内再行治疗，避免感染的发生。如何提高患者依从性与减重效率直接相关，一方面，埋线针刺过程要尽可能提捏起皮肤，进针手法宜轻柔而快以减轻疼痛；另一方面，对患者网络管理，定期随访、监督、鼓励、指导同房，也是保证治疗成功的关键。

四、针灸和耳穴促排卵

针灸促排始于20世纪90年代，由于当时生育限制，并未得到重视，随着辅助生殖技术的开展和生育需求的增多，该法也越来越受到诸多医家青睐。研究认为，针灸法促排卵可能存在以下几种机制：①针灸能调控下丘脑神经递质释放和下丘脑激素受体表达，影响GnRH的分泌。②针灸能调控垂体神经递质释放，如泌乳素、生长激素、促肾上腺皮质激素、促甲状腺激素等，进一步调控影响黄体生成素和卵泡刺激素的分泌。③针灸能调控卵巢功能活动，双向调节E$_2$、LH等诱发排卵。

笔者认为针灸促排卵具有其他药物促排法不可比拟的优势。第一，显效；针灸能改善患者子宫内膜厚度，缩短排卵时间，提高排卵成功率，提高受孕率。国内单纯采用针灸治疗排卵性障碍性不孕的研究分析显示针灸治疗3个月经周期促排成功率为77%~88%，妊娠率为50%~70%。第二，降低流产概率；针灸是通过直接刺激卵巢及子宫周围经络，通过机体的自身调节作用促进排卵，避免了药物促排后导致的黄体功能不全，降低了流产概率。第三，安全性较高；针灸促排避免了在卵巢过度刺激征、多胎妊娠、肝肾功能影响等的药物促排的风险，且无明显不良反应。

■ （一）功效

疏肝理气、活血通络。

■ （二）适应证

西医诊断为排卵障碍性不孕者。

中医诊断为不孕症属气滞血瘀型者。

■ （三）操作方法

1. 针刺方法

患者排空膀胱，取仰卧位。选穴：主穴为关元、子宫、卵巢、三阴交、足三里等，以成熟卵泡同侧取穴。配穴：卵泡直径17~20mm，加太溪补肾填精；卵泡直径21~30mm，加合谷、太冲行气散结。取上述穴位进针，腹部穴位毫针根据胖瘦直刺1.5~3寸，针尖达筋膜层出现酸胀感为度，得气后手法平补平泻。三阴交直刺1寸，得气后手法平补平泻；太溪穴直刺0.5~1寸，得气后手法平补平泻，足三里、合谷、太冲直刺1~1.5寸，得气后手法平补平泻。在排卵侧子宫穴、卵巢穴加用电针，连续波，频率2Hz，以患者能耐受的最大强度为准，均留针20min，同时间内以艾条悬灸卵巢穴、关元穴各10min，隔日一次，根据病情治疗1~2次。

2. 耳穴贴压

取穴为单耳子宫、内分泌、皮质下、肝、脾、肾。患者取坐位，用75%医用乙醇耳穴皮肤常规消毒，待乙醇完全挥发，耳穴皮肤干燥后。将王不留行籽粘在3mm×3mm的医用胶布中心处，对准耳穴贴压，按压力度以患者感酸麻胀痛且能承受为宜。贴压后嘱咐患者每天三餐前30min用拇、食指在耳郭内外按压进行刺激，轻刺激微痛即可，每穴按压50次。隔天换耳穴1次，两耳交替贴穴。

■（四）注意事项

治疗时机：B超检测卵泡成熟（直径18~30mm），内膜厚度＞7mm。卵泡直径在30mm以上，不建议治疗。超声监测卵泡排卵或怀疑卵泡黄素化停止治疗。配合检查E_2和LH，能有助于提高针刺促排的成功率和妊娠率。接电针时尽可能将负极接于卵巢穴，增强局部腧穴刺激，加强针刺短期效应。针刺后需嘱患者多走、多跑、少坐，增强盆底气血运行，帮助卵泡排出。

■（五）治法体会

针灸促排卵的方案和时机尚不统一，开始针灸时机可分为月经结束后、优势卵泡时和卵泡成熟时。笔者主要在卵泡成熟后结合血清LH和E_2或在扳机日进行针灸，缩短成熟卵泡排出的时间，提高内膜容受性。《针灸大成》载："子宫二穴……治妇人久无子嗣。"关元穴主一身生殖之气，既能调阴，又能补阳，正如《针灸甲乙经》云："女子绝子，衃血在内不下，关元主之。"卵巢穴为经外奇穴，专用于卵巢局部病症。三穴同用填精养血，促进子宫、卵巢等女子生殖器官的血供，有利于卵泡细胞的成熟排出。且"胞络者，系于肾"，"肾者主蛰，封藏之本，精之处也"，卵子乃生殖之精，配合三阴交、太溪补肾填精，促进阴阳转化，足三里健脾生血，调养胞膜。若肝气郁结，则加用合谷、太冲行气散结。配合悬灸具有促阴转阳的功效，通过热刺激增加卵泡表面张力，加速卵子排出；同时改善卵巢供血，提升黄体功能。短效针灸法对非卵巢功能衰退导致的LUFS疗效颇好，但对于卵巢功能衰退所致的卵泡发育异常，仍建议配合长时间的针药调理。笔者团队的一项研究——探讨中药联合针刺在宫腔内人工授精促排卵周期的应用效果，具体做法如下：对照组采用枸橼酸氯米芬/来曲唑/注射用尿促卵泡素+人绒毛膜促性腺激素（HCG）+宫腔内人工授精，观察组在对照组治疗的基础上加用中药联合针刺疗法。结果提示观察组在子宫内膜厚度（9.62±1.27mm vs 9.06±1.35mm）、LUFS发生率（6.06%vs17.74%）、妊娠率（18.18%vs12.90%）方面均优于对照组。

耳穴贴压临床多为辅助干预治疗，文献报道耳穴贴压法可提高排卵前黄体生成素、增加子宫内膜厚度、调节血脂水平，进而诱导排卵率和提高妊娠率。单纯耳穴贴压法的促排有效率约为50%，联合针刺或中药的方案在排卵率、妊娠率、月经周期恢复正常率方面均有明显提高。笔者团队的研究——在使用曲普瑞林的基础上采用中药联合耳穴法治疗内异症导致的卵泡未破裂黄素化综合征，排卵率79.78%、妊娠率56.67%，高于单纯采用醋酸曲普瑞林治疗的排卵率60.23%、妊娠率为23.33%。

五、调冲助巢法

笔者认为卵巢功能减退病因复杂，与气血、津液相关。"妇人以血为本，以气为用"，月事的循行，离不开气血、津液的充盈。若"血枯于中，……使荣结于内也"则月水稀少；若"冷客胞门，血寒凝泣而不下"，则经闭不行；若"津液既绝，为热所烁，肌肉消瘦，时见渴躁，血海枯竭"，则血枯经闭，又涉及心、肝、脾、肾四脏，"心伤则血逆竭，神色先散，而月水先闭也"；"乙癸同源"，肾虚肝郁，经闭不行；脾为后天之源，"生血之根本""月事不来，病本于胃"。在经络方面又涉及阳明、少阴、厥阴、冲任、胞脉等经脉，如《金匮要略》云"少阴脉细……妇人则经水不通"，《普济方》"妇人所以无子者，冲任不足"，《女科指要》云"月事不来者，胞之络脉闭也"。

笔者面对该病时善以汤药治之，除此之外，也极为认可针灸和耳穴法。女子冲脉一脉三歧，交通任督，为十二经脉之海，善用针者，必可调冲而治经病。研究发现，针灸一方面可通过皮—脑轴参与神经内分泌系统的调节。大脑接受针刺信号后，调节垂体内啡肽和GnRH分泌量，进一步通过性腺轴调节血清中FSH、LH、E_2、AMH、抑制素B的含量，增加各级卵泡与黄体组织的数量，由此达到改善卵巢功能的目的。另一方面，针灸可通过对盆底肌肉和支配神经的刺激，使病灶肌肉和神经功能得到恢复，促进细胞新陈代谢，改善卵巢及周围组织血供，逐渐恢复卵巢功能。

■ （一）功效

调节脏腑气血，调补冲任，调经促孕。

■ （二）适应证

西医诊断为卵巢储备功能下降、早发性卵巢功能不全、卵巢早衰等卵巢功能减退疾病所致不孕者。

中医诊断为不孕症属冲任失调者。

■ （三）操作方法

1. 针刺方法

患者排空膀胱，取仰卧位，暴露针刺部位，乙醇消毒。取穴：穴组①，百会、神庭、本神（双）、中脘、肓俞（双）、关元、大赫（双）、子宫（双）、足三里（双）、三阴交（双）、太冲（双）；穴组②，肾俞（双）、次髎（双）、太溪（双）。操作时两组穴位交替使用，每次留针20min，隔天1次，每周3次。为避免穴位疲劳及部分腧穴瘀血青紫不能针刺，可有交替的穴位，如肓俞与天枢交替、大赫与气穴交替、卵巢与水道交替、子宫与归来交替、次髎与中髎交替等。根据症状进行取穴加减：经血不畅，可加水道、归来；月经量少，黏稠，加阴陵泉、血海；合并尿失禁，盆底功能障碍，加水道、秩边、会阳；肥胖，腹肌松弛，加带脉、大横；多囊脾虚湿甚，加阴陵泉、丰隆等。进针时百会、神庭、本神取长25mm毫针，15°角沿头皮方向平刺，进针时稍作捻转，深度0.5~1寸。次髎穴针刺法：取长75mm毫针，呈20°~45°向正中线斜下刺2.5寸，需入第2骶后孔中，使针感向会阴部传导，出现一过性放电感。中脘、肓俞、关元、大赫、肾俞取长40mm毫针，直刺1~1.5寸，达肌肉层，子宫稍向正中线斜次，1~1.5寸，针刺入时配合捻转，使针感向下腹放射。足三里、三阴交、太冲、太溪取长25~40mm毫针直刺1~1.5寸，得气后平补平泻。针刺肾俞、次髎时在双侧各加1组电针，疏密波，频率2~20Hz，强度耐受，持续20min。

2. 耳穴贴压

取穴：心、肝、脾、肾。患者取坐位，用75%乙醇耳穴皮肤常规消毒，待耳穴皮肤干燥后。将王不留行籽粘在3mm×3mm的医用胶布中心处，对准耳穴贴压，按压力度以患者感酸麻胀痛且能承受为宜，每次按压1min。每3天换耳穴1次，两耳交替贴穴，一周2次。

3. 热敏灸疗法

胞宫虚寒或脾肾阳虚者，配合热敏灸治疗。常见热敏化腧穴为：关元、子宫、三阴交、肾俞、次髎等。取热敏灸艾条2支拼拢，用纸胶和艾灸夹固定，点燃暴露所要探查的腧穴，点燃艾条后依次进行回旋、雀啄、循经灸及温和灸。首先行回旋灸1min以达温通局部气血，再行雀啄灸1min以增强穴位敏化，循经来回灸2min以达激发感传，最后予温和灸以发动传导、疏通经络。如有穴位出现透热、扩热、传热、局部不热远端热、表面不热深部热、施灸局部或远离施灸局部产生酸、麻、胀、痛等非热感等1种以上灸感则表明该穴为热敏化腧穴。对热敏化腧穴予以温和灸，每次取2穴，约20min/次，1次/天，1周2次，直至热敏现象消失。

4. 仿生物电刺激

若合并子宫内膜过薄、盆腔脏器脱垂等，可配合PHENIX4型神经肌肉刺激治疗仪的仿生物电刺激模式，将盆底肌肉治疗头放置于阴道内，最大电流强度为100mA，波形维持恒定，开放4个电刺激通道如下：①频率15~85Hz、脉宽500μs。②频率8~32Hz、脉宽320~740μs。③频率30Hz、脉宽500μs。④频率20~80Hz、脉宽20~320μs；同时给予盆底A3反射的生物反馈及各种场景模块训练，指导患者跟着模块训练，25~30min/次，间隔1天治疗1次，每个疗程7次，共治疗3个疗程。

■ （四）注意事项

该病患者月水稀发或闭经，经期亦可针刺耳穴治疗。该病治疗周期宜长，根据病情至少治疗1~3疗程，治疗期间需监测患者月经情况、基础FSH值、AFC等指标，当患者基础FSH值<15mU/ml，另月经改善，AFC增多，可指导患者试孕、取卵或进周。灸法宜辨证使用，对津伤血枯和肝肾亏虚患者慎用。盆底仿生物电刺激治疗时需要保证阴道清洁。避免熬夜，需逐渐改变作息时间至夜间11点前入睡。注意多步行或慢跑锻炼，不穿紧身衣裤，保证盆腔

的血液循环的顺畅。合理饮食，不吃大寒大热的食物，注意补充营养。调节情志，修心养性，精神调畅，知足常乐。

■ （五）治法体会

针刺是临床干预卵巢功能减退最主要的疗法，笔者上述的针刺方法借鉴了房紧恭教授创立调经促孕针法，其具有补肾精、调冲任、安神志的功效。

首先，补肾精腧穴以肾俞、太溪为主穴，肾俞为肾经气血在背部的输注，通过神经和经络理论对卵巢产生影响。太溪为肾经原穴，是肾的气血汇聚之处，能引肾经气血上行。两穴配合补肾精，固肾气。其次，调冲任以肓俞、大赫、关元为主穴，配以足三里和三阴交。肓俞、大赫为冲脉与足少阴肾经的交汇，体内五脏六腑之气血在此处与肾经先天之气相汇合，气血盛大。大赫穴为冲脉与足少阴之会，针之能疏解肾精不足后，相火妄动之气。关元属任脉，足三阴、任脉之会，为元阴元阳所在之处，可特异性影响子宫的功能。远端配以足三里和三阴交，足三里为足阳明经的合穴，具有很好的健脾养精功效，可补益后天之源，且阳明多气多血，针之推动气血，故具有活血调经作用；三阴交为足三阴经脉的交汇，此穴将脾经、肝经气血引入肾经，故能补肾调冲。再次，安情志以神庭、本神、百会为主穴，配合太冲，主穴皆位于头部，由于穴位的局部治疗作用，对神志有直接的调节作用。另外，本神为头皮针生殖区域，故亦对生殖、泌尿系统疾病有独特功效。远端配合太冲，有较好的调节情绪的作用。此外，次髎、卵巢穴和子宫穴为生殖疾病的独特取穴，次髎位于第二骶后孔，针刺可通过神经支配作用对盆腔脏腑起到刺激作用；另外，次髎穴位在足太阳经脉，多血少气，针之能推动血液运行，具有活血调经之效。卵巢穴、子宫穴同属经外奇穴，为局部取穴，可以增强穴下脏腑气血。诸穴针刺配伍，使肾精充足，冲任调畅，情志安定，加强盆底脏腑气血，从而达到治疗卵巢功能下降疾病的目的。

针刺时机与一般针法不同：①可于月经周期的任何时间开始针刺，并要求月经全程针刺，包括月经期、卵泡期、排卵期、黄体期。②与辅助生殖配合时，针刺期应在取卵或进周前不少于一个月，窦卵泡数增多后开始取卵，血清FSH值下降后开始考虑移植；且全程针刺，在取卵前、取卵后、移植前、移植后都可针刺。③可在孕45天内继续针刺进行保胎，在检测有胚芽心搏，胚胎相对稳定后停止治疗。尤氏采用耳穴贴压辅助治疗卵巢储备功能不良，选肾、心、肝、脾，以调和脏腑气血，逐步改善卵巢功能，效果较缓。笔者借鉴此法在针刺后耳穴辅助干预，以调和脏腑，延长经络刺激效应，增加治疗的远期疗效。

《圣济总录》曰："妇人所以无子，由于冲任不足，肾气虚寒故也。"热敏灸治疗卵巢功能减退性疾病是有前提的，文献中多用于治疗胞宫虚寒或脾肾阳虚患者。笔者认为女性素体为阴，阳常不足，多见下腹虚冷，中虚脏寒，腰骶冰冷。虽卵巢早衰后肾阴不足，相火妄动，心肾不交，但纯血热征象并不多见，多为上热下寒，心烦失眠而小腹冰冷；或外热内寒，潮热出汗而肠鸣腹泻；或脏腑失和，抑郁易怒而脘腹胀满，腰膝酸软。故仍可以灸之以梳理气血、燮理阴阳，平衡脏腑失和的现象。

仿生物电刺激是通过强化整个盆底肌群，刺激盆底肌的支配神经，经神经反射增强盆底肌的收缩，使神经恢复功能，促使细胞生物膜及周围大分子发生谐振，能量增加，从而促进细胞的新陈代谢，促进组织修复。目前多用于治疗盆腔脏器脱垂性疾病及产后康复，对于改善卵巢功能和薄型子宫内膜也有一定帮助，但证据级别不高。笔者一般根据患者的综合病情、经济情况，酌情增用该疗法。

六、养膜助孕法

子宫内膜过薄容易引起妊娠率及活产率低、流产率高、妊娠结局不良，因而备受关注。2018年专家共识认为在辅助生殖技术中内膜厚度＜7mm为薄型子宫内膜，其发病率为2.4%。目前认为功能层氧分压增加、血供减少是该病阻止胚胎植入和发育的主要因素。《傅青主女科》有云"精满则子宫易于摄精，血足则子宫易于容物"。笔者认为女性"以肾为本""以血为用"，月事的正常和胎孕的发育有赖于肾精的充盈和血气的顺畅，而肾虚血瘀的病机恰与薄型子宫内膜相关。

针灸法治疗薄型子宫内膜尚处于辅助和起步阶段。一项高质量系统回顾分析表明，针灸对改善妊娠率、胚胎移植率、子宫内膜形态、厚度以及内膜下血流方面有一定益处。近3年的随机对照研究表明单纯针灸可使薄型内膜平均增厚

1~3mm。笔者在临床中多采用养膜助孕外治法介入薄型子宫内膜的治疗，以增加子宫动脉血流，改变子宫内膜类型，改善子宫内膜厚度。

■ （一）功效

补肾活血。

■ （二）适应证

西医诊断为薄型子宫内膜者。

中医诊断为月经过少、闭经、不孕属肾虚血瘀型者。

■ （三）操作方法

1. 温和灸法

取穴：穴组①，腰宜（双）、太溪（双）；穴组②，子宫（双）、地机（双）。操作：患者先取俯卧位，取直径1cm艾条8支，2支拼拢分4组，用纸胶和艾灸夹固定后点燃，同时悬灸腰宜（双）、太溪（双），每穴灸20min；隔日再取仰卧位，悬灸子宫（双）、地机（双），每穴灸20min，温和灸过程中以诱导出现腧穴热敏化现象为佳。两组穴位交替，于月经第8~18天治疗，5次治疗为1个疗程。

2. 中药熏蒸

将盆炎净洗剂置入熏蒸罐内浸泡加热，患者仰卧位，暴露小腹部，将其探头放置小腹部上方，利用其产生的药物蒸汽熏蒸小腹部。蒸汽体表温度控制在45℃以下，以患者自觉温度舒适为度，每日1次，每次30min，10天为一个疗程。

3. 仿生物电刺激

采用PHENIX8型神经肌肉刺激治疗仪，自月经结束第2~3天开始治疗，血流动力激活（频率2Hz，脉宽3ms）+血流动力加速（频率3Hz，脉宽3ms）方案，1次/天，40min/次，共6次为1个疗程。连续治疗3个月经周期。

■ （四）注意事项

有相关艾灸禁忌证患者慎灸；合并卵巢功能减退可配合调冲助

巢法针刺治疗；治疗期间嘱患者腰腿部保暖，忌食生冷；盆底仿生物电刺激治疗时需要保证阴道清洁；治疗3疗程后彩超观察同周期时子宫内膜厚度。

■ （五）治法体会

笔者认为"血海满盈，满而自溢"，胞宫以血为本，以气为用，而气血之源来自脏腑，循行输布于经络。肾精亏虚，气血不盈，胞膜不生是该病内在本虚之病因；寒邪凝滞，瘀血阻遏，足三阴经循行不畅，气血不能随之升腾入腹是外在标实之病机。运用灸法治疗该病，灸法温热，其性炎上，灸腰宜、子宫穴从局部引气血回胞宫，加强卵巢、子宫的供血，促进内膜生长；足三阴经经脉从足入腹，灸太溪、地机等足三阴腧穴，催气血升腾上行入胞宫，以供给胞膜生长。《景岳全书》有云"善补阴者，必阳中求阴，则阴得阳升而源泉不竭"，亦为此意。

临床中多次宫腔操作造成子宫内膜损伤的器质性内膜菲薄往往顽固难愈。笔者认为此顽固型患者胞宫由金刃所伤后，瘀血未净，凝结于胞膜之下，胞膜生长受阻，即使使用大量激素，子宫内膜仍发育缓慢。此型多与Asherman综合征有一定关系，临床应归因治疗，在采用宫腔镜、宫腔灌注（见第二章第五节）等恢复宫腔正常形态后，在艾灸治疗同时，加用中药熏蒸法将活血化瘀药物和温热效应相结合，以着重针对"瘀"的病机进行干预。

笔者认为，仿生物电刺激可以刺激血管平滑肌的收缩和松弛，加速血液流动，改善盆底、阴道、子宫内膜和子宫肌肉的血液循环，促进子宫内膜增生修复，多用于非创伤性的薄型子宫内膜，如药物促排后、卵巢功能减退、高龄所致的内膜偏薄，而对于创伤、粘连瘢痕所致的薄型子宫内膜疗效尚待验证。

🌥 七、益肾壮阳法

针刺是治疗阳痿的一种重要治疗方法。有足够的证据支持针刺可以调节男性内分泌、循环和神经系统功能。目前认为针灸对中枢神经系统的激活作用和神经递质的调节具有一定作用，并且针刺可调节一氧化氮的释放和一些神经肽的参与，这对于研究患者勃起功能障碍具有重要影响。

《景岳全书》中提出"火衰者十居七八，而火盛者仅有之耳"，认为阳痿中命门火衰类型占大多数。《诸病源候论》里提出"劳伤于肾，肾虚不能荣于阴器，故萎弱也"，表明阳痿的主要病机是肾虚。现代医家多认为肾虚、肝郁为阳痿的基本病机，多兼血瘀、湿热。笔者认为命门火衰、情志失和、瘀阻脉络是阳痿的主要病机，可兼湿热，故采用针灸治疗阳痿时需紧扣壮肾阳，通瘀络，调情志的主要治法，辅以清热祛湿，从多角度对脏腑、气血进行调整。

■ （一）功效

益肾壮阳，疏肝理气，活血通络。

■ （二）适应证

西医诊断为勃起功能障碍者。

中医诊断为阳痿、不育属肾虚型者。

■ （三）操作方法

1. 针灸操作

患者排空膀胱，取仰卧位，暴露针刺部位，乙醇消毒。穴组①：百会、神庭、本神（双）、气海、关元、中极、横骨（双）、足三里（双）、三阴交（双）、昆仑双、太冲（双）。穴组②：命门、肾俞（双）、次髎（双）、会阳（双）。两组穴位交替使用，隔天1次，每周3次，共治疗8~12周。百会、神庭、本神采用长25mm毫针，沿头皮方向15°平刺，进针时稍作捻转，深度0.5~1寸；气海、关元、中极、横骨取长40mm毫针直刺1~1.5寸，使针感向会阴放射；足三里、三阴交、昆仑、太冲取长25~40mm毫针直刺1~1.5寸，平补平泻；次髎取长75mm毫针，呈20°~45°向正中线斜下刺2.5寸，刺入第2骶后孔中，针感向会阴部传导；会阳取长75mm针，并使针体尽量沿骶结节韧带一端边缘进针，直刺3寸，针感向会阴部放射，每次留针20min。另在关元、中极、次髎行温和灸20min。如伴有肝经湿热明显者，可加取阴陵泉、大赫清利湿热或大敦穴放血。

2. 耳穴贴压

取穴：肾、肝、外生殖器、内生殖器、内分泌。患者取坐位，用75%乙醇耳穴皮肤常规消毒，待耳穴皮肤干燥后。将王不留行籽粘在3mm×3mm的医用胶布中心处，对准耳穴贴压，按压力度以患者感酸麻胀痛且能承受为宜，每次按压1min。每3天换耳穴1次，两耳交替贴穴，一周2次。

■ （四）注意事项

发现并先需对原发病进行治疗；保持良好的生活习惯，戒烟酒，不熬夜，多运动；调节情志，缓解压力，坚定治愈的信心。

■ （五）治法体会

关元、中极均为足三阴和任脉交会穴，可培肾固本，补益元气，既可补肾阴，又可壮肾阳，主一生生殖之气；肾俞为肾之背俞穴，可调补肾之气血，主下元诸虚之症，三穴共为主穴。百会、气海可升提气机，配合关元、中极增强宗筋托举之力；命门为补阳之要穴，引督脉阳气上行，以培元固本；昆仑为膀胱经之火穴，引膀胱经气上行，同具补阳之力，为提气补阳之要穴。百会、神庭、本神均为头面腧穴，均可调节情志，百会偏于升举阳气，神庭偏于安和神志，本神则位于与头皮针生殖区域，从大脑皮层支配角度出发把控宗筋的松弛。宗筋的勃起另受脊髓腰段（T12~L3）、骶段（S1~S4）的交感、副交感神经传出，支配勃起组织，次髎、会阳二穴刺激骶段的副交感神经，通过脊髓节段的反射，改善宗筋的勃起功能，同时能引膀胱经气汇聚腰骶，增强盆底肌群的肌力，此二穴为局部取穴。足三里、三阴交、太冲调理肝、脾、肾三脏气血运行，使周身气机舒畅，血运调和。另用灸法对下腹、腰骶的腧穴进行温热刺激，加强局部血液循环，通畅闭阻之瘀络，增强宗筋之供血。总之，针灸使脉络得畅，情志得和，肾气得充，方能阳强而举。

根据中医脏腑理论耳穴选择，肾藏精，主生殖，肝藏血，主疏泄，故取肾、肝；根据现代医学理论，勃起功能与内分泌有关，故取内分泌穴；根据相应部位取穴，阳痿病位在玉茎，故取外生殖器、内生殖器两穴。诸穴合用，补肾培元，调肝理气，调节内分泌，加快生殖器血液循环，改善机体功能。针刺后选择耳穴辅助干预，以调和脏腑，延长经络刺激效应，增加治疗的远期疗效。

第三节　名家验法举隅

一、盆腔炎性不孕

（一）针法

刘荣芬等采用电针治疗盆腔炎性不孕。取穴：子宫、关元、中极、足三里、三阴交、次髎、肾俞。配穴：经前腰腹疼痛加重者加血海、合谷、地机；伴经前乳房胀痛或便秘腹胀者加太冲、天枢、期门；形体肥胖、舌苔厚腻者加丰隆、内关；白带量多色黄者加阴陵泉。关元穴、肾俞穴补法，余穴平补平泄。针刺得气后通电针25min，连续波频率100~120Hz。每日1次，连续治疗到下次月经来潮前，经期过后再治疗20次，共治疗2个月经周期。随访2年妊娠率65.91%。

（二）灸法

汪慧敏等采用隔药饼灸治疗气滞血瘀型盆腔炎性疾病，药饼选用制附子、赤丹参、酒延胡索、川楝子、红藤以3∶2∶1∶1∶1的比例。取穴分两组：水道配归来穴、次髎配秩边穴，两组穴位交替使用。隔日治疗1次，1个月为1个疗程，治疗2个疗程。该法能够显著改善盆腔炎患者的症状和体征、血液流变学、盆腔血流动力学及盆腔积液等指标。

（三）耳穴法

帅思议等采用耳穴压豆法干预治疗盆腔炎性疾病，取穴神门、盆腔、肝、肾、内生殖器，每穴点压5下，每天按压3次，每周贴压2次，两耳交替，治疗6周，较单纯中药治疗的有效率提高23%。

■ （四）穴位注射

姜守信采用穴位注射治疗盆腔炎性疾病，以丹参注射液注入关元、中极、双侧维胞、子宫或双侧肾俞、次髎、下髎穴。以维生素B_1、维生素B_{12}注射液分别注入双侧足三里或三阴交，每日1次，10次为一疗程，连续治疗3个疗程后，有效率为90.7%，痊愈率55.8%。

■ （五）灌肠法

郭志强采用中药调周法配合经验方化瘀宁坤液保留灌肠治愈盆腔炎性疾病后遗症伴不孕106例。灌肠药物组成：附子、桂枝、水蛭、昆布、没药各10g，三棱、莪术、虎杖各15g，红藤、败酱草各20g，浓煎100ml，经治疗后于2~48个月成功妊娠。

■ （六）穴位贴敷

夏虹等将麝香、丹参、鸡血藤、延胡索、大黄、红花等30多种中药制成敷贴，贴于下腹部及腰骶部穴位上，治疗333例下腹痛患者，其35例不孕经治疗怀孕20例，受孕率为57.1%。

■ （七）穴位埋线

王秋朝采用穴位埋线治疗不同证型盆腔炎性疾病，取穴：主穴为肾俞、关元俞、子宫、腰阳关、关元、气海；气滞血瘀型加中都、地机、血海、太冲；寒湿凝滞型加地机、三阴交、足三里；脾虚瘀浊型加三阴交、足三里。10天埋线1次，6次治疗后总有效率为93%，证型之间有效率无明显差异。

■ （八）罐法

蔡筱亚采用拔罐法结合针刺治疗盆腔炎性疾病。在针刺完毕后在腰骶部穴位用中号火罐6~8只，轮流吸附，反复多次，并留罐10min，经1~6月治疗后20例痊愈，6例好转。

■ （九）穴位按摩

吴正林采用穴位按摩治疗盆腔炎性疾病，操作手法如下。仰卧位：①用掌根在关元穴区按顺时针方向作较轻缓的揉按3~5min。②用双手拇指嵌敷按压上述腹部各穴，每穴1~3min。患者自觉小腹部、阴部及股内侧有烘热感为佳。③双手拇指依次点揉双侧血海、阴陵泉、三阴交穴1~2min。俯卧位：

①用掌揉法或滚法在腰骶部两侧膀胱经反复操作约5min。②用双手拇指重叠对患者腰骶部的压痛区弹拨数次至数十次，有较强酸痛感为佳。而后，再以揉法缓解之。③双手拇指点揉双侧肾俞各1~2min。④用掌根或鱼际搓擦肾俞、命门穴区和骶部各0.5min，以透热为度，每次操作30~40min。连续15次为1个疗程，有效率为83.7%。

二、输卵管阻塞性不孕

（一）针法

柯冬云等对输卵管阻塞性不孕患者术后采用腹针治疗，所取主穴为中脘、关元、双侧护宫、双侧肠遗；所取次穴为下脘、气海、中极、双侧水道、双侧归来、双侧子宫。针刺手法直刺，轻捻转，不提插，进针缓慢，直至底部，不必要求酸麻胀感，留针30min。随访42例，术后1年妊娠率61.9%，高于单纯手术妊娠率40%。

（二）灸法

张淑霞在输卵管通液的基础上采用脐灸法治疗输卵管阻塞性不孕。选取川椒50g，艾叶30g，细辛、红花各25g，粉碎后搅拌均匀，分为30份。取一份放置于脐部，脐周皮肤涂凡士林，覆盖无菌纱布，再将带孔的面碗放置肚脐中央，洞巾将腹部暴露皮肤覆盖，并固定，将艾炷放置面碗内点燃，共灸5壮，1次/天，经期停用，30天为1个疗程，共治疗3个疗程。随访，宫内妊娠率54.05%，高于单纯通液29.73%。

（三）针灸法

高利英应用针药治疗慢性附件炎并发不孕症。在服用中药的基础上配合温针灸。取穴：中极、关元、气海、水道、归来、气冲、三阴交等，针刺得气后以补法为主，将艾条切成2cm左右，置于针柄行温针灸，待艾条燃尽针凉后起针。3壮/次，于月经结束后连续治疗10天，治疗6个月经周期，随访1年妊娠率51.28%。

（四）耳穴

田丽颖等在针刺和中药的基础上结合耳穴法治疗寒湿瘀滞型输卵管炎性不孕。耳穴取穴：盆腔、肝、肾、内生殖器、内分泌、神门，于月经干净第1天开始治疗，共治疗3个月经周期，半年后妊娠率46.7%。

（五）穴位注射

李孔益等在中药灌肠的基础上采用丹参粉针穴位注射双侧归来穴治疗输卵管阻塞性不孕，随访宫内妊娠率40%。

（六）灌肠法

夏桂成采用中药调周法结合疏化通络外治法治疗输卵管积水。外治法为中药灌肠。基本方为自拟的复方红藤煎：红藤30g，败酱草30g，赤芍20g，黄柏20g，桃仁15g，柴胡15g，广木香10g，炙桂枝10g，炙乳没（各）6g。用法：将中药浓煎至150ml，每晚睡前保留灌肠。以3个月为1个疗程，一般治疗3~6个疗程可获佳效。

（七）外敷治疗

吴熙擅长中药内服外敷治疗输卵管阻塞性不孕。常用外敷药物：乳香、王不留行、当归、肉桂、牛膝、透骨草各15g，将药物粉碎后的颗粒混匀装入布袋隔水蒸热，外敷于脐部或者两侧小腹，每晚1次，每次30min，1个月为1个疗程，共3个疗程。随访，妊娠率33.3%。另拟处方"通管汤"以内服后药渣外敷的方式治疗湿热瘀结型输卵管阻塞性不孕。通管汤处方：白花蛇舌草30g，白鲜皮、泽泻各15g，三棱、莪术、丹参、桃仁、红花、大黄、当归各10g，水蛭、甘草各5g，细辛2g。月经第5天用药，每日1剂，水煎服，每日2次，连用10天。每剂两煎后留药渣，用布包热敷下腹部，或者两侧小腹，每晚1次，每次30min，1个月经周期中连用10天为1个疗程，共3个疗程。半年后随访，妊娠率达40%。

（八）穴位埋线

陈自雅等采用穴位埋线配合随身灸治疗输卵管阻塞性不孕42例。埋线取穴：三阴交、足三里、膈俞、关元、血海、肾俞、子宫、太冲；寒凝加中脘、气海；肾虚加太溪；痰湿加丰隆、脾俞；湿热加阴陵泉、曲池。于月经净后第3日穴位埋线，间隔10天再次治疗，每月2次。艾灸取穴第一组三阴交、关元、子宫、血海；第二组膈俞、足三里、肾俞、太冲，两组穴位交替进行，每日1次，每个穴位灸30min，连灸5日，休息3日。治疗2~6月经周期后，随访，1年宫内妊娠率50%。

■（九）按摩法

吴淑玻等在子宫输卵管造影治疗输卵管梗阻中采用加压按摩法，通过反复交替按摩压迫腹壁子宫与输卵管梗阻区域5min，增加造影剂的冲击力，缓解输卵管的痉挛，增加输卵管疏通率，降低不良反应发生率。

三、子宫内膜异位性不孕

■（一）针法

刘巧玲等采用火针治疗子宫内膜异位症。取中极、关元、子宫（双）、八髎（双）、水道（双）、归来（双）、肾俞（双）、痞根（双）、三阴交（双）等穴，每次选4~6个穴位，交替选用。取火针快速针刺后随即出针，并用干棉球迅速按揉针孔。月经前1周开始治疗直至月经结束，每周2次，3个月为1个疗程。随访，妊娠率36.7%。

■（二）灸法

汪慧敏擅长隔药饼灸治疗子宫内膜异位症、子宫腺肌病。操作：将中药附子、鹿角霜、肉桂、乳香、五灵脂等按5：2：1：1：1比例混合制成附子饼；细艾绒用模具做成底径2.5cm，高2cm，重2.5g的艾炷。穴组①：关元、子宫（双）。穴组②：次髎（双）、肾俞（双），两组腧穴隔天交替使用，每穴灸2壮，将药饼置于穴位上，艾炷置于药饼上，点燃艾绒，药饼温度慢慢升高，灸至局部皮肤红晕为度，待温度降低，灸第2壮。1个月为1疗程，治疗3~4个疗程。

■（三）针灸法

张迎春等采用活血化瘀中药联合针灸治疗子宫内膜异位症合并

不孕。针灸操作：于月经第5日开始，主穴取关元、子宫、足三里、三阴交、血海、阴陵泉。配穴：夹肾虚者加太溪、照海、肾俞；夹痰者加丰隆；经行疼痛者，加合谷、太冲。所有腧穴直刺，行平补平泻。配合艾灸气海、关元、神阙为主，30min/次，2~3天/次，经期不灸。连续治疗6个月。随访，1年内妊娠率64.0%，妊娠前3月流产率12.5%。

（四）耳穴法

金亚蓓等采用耳穴电针治疗子宫内膜异位症痛经。耳电针穴位：子宫、皮质下、神门、内分泌。每次留针30 min，隔天1次，10次为1个疗程，有效率92.5%。研究认为，耳穴电针能抑制血浆PGE2分泌，减轻盆腔局部炎性反应，抑制血管及子宫平滑肌痉挛性收缩。

（五）灌肠法

夏桂成治疗子宫内膜异位性不孕在口服中药基础上辅用药液灌肠与离子导入。用药包括苏木、穿山甲、赤芍、丹参、皂角刺、三棱、莪术等。煎液浓缩后予灌肠治疗，灌肠后再用离子导入法使药液作用于患者腰骶部及腹部疼痛处，药液通过皮肤和肠黏膜直接吸收，3个月为1个疗程，一般治疗3~6个疗程可获佳效。

（六）外敷法

秦小润等采用联合外敷治疗子宫内膜异位症。外敷药：桂枝60g，丹参100g，香附60g，三棱60g，莪术60g，薄荷30g，姜黄60g，每次用外敷药2袋，加米醋及米酒各250g翻炒至60~70℃，装入布袋内，热敷于患者下腹部及脐部至冷却，于每次月经干净后2~3天开始治疗，1次/天，连续治疗15天为1周期，治疗3个月经周期，随访，半年妊娠率29.17%。

（七）埋线法

丛慧芳等采用穴位埋线法治疗子宫内膜异位症性痛经。埋线取穴：血海、三阴交、地机、子宫和关元，每2周治疗1次，连续治疗6次，有效率96.8%。

（八）按摩法

孟强等采用足底按摩治疗子宫内膜异位性痛经。操作：医者食指弯曲，以食指第一指间关节之顶点施力或用拇指指腹施力，按压肾上腺、肾脏、输尿管、膀胱反射区3~4次，然后依次按压子宫、卵巢、脑垂体、甲状腺、甲状旁腺、生殖腺、肝脏、淋巴腺等反射区，每日1次，每次40min，10次1疗程，治疗3疗程，有效率94.7%。

四、排卵障碍性不孕

（一）针法

黄健玲采用薄氏腹针治疗27例肾虚排卵障碍性不孕。取穴：主穴取引气归元（中脘、下脘、气海、关元）；配穴：气穴、水道、归来。主穴针刺人部（15~20mm），配穴针刺地部（20~30mm）。候气3~5min，然后采用轻刺激手法，无酸麻胀痛感，留针30min。自月经第5天开始，每隔3天针刺1次至排卵后终止，连续治疗3月经周期。排卵率55.6%，随访，半年妊娠率40.7%。

（二）针灸法

杨娟等采用针灸人工周期法治疗多囊卵巢综合征卵泡发育不良。基础取穴：关元、气海、子宫、卵巢、足三里、三阴交。①卵泡期：加大赫穴，电针取子宫、卵巢、大赫补肾健脾；温针关元、气海。②排卵期：加合谷、太冲、五枢、血海、地机疏肝理气，活血通络；电针五枢、卵巢、中极、关元。③黄体期：加温针关元、气海。除月经期间停止治疗外，每日1次，每次30min，连续治疗3个月。排卵成功率70%。

（三）耳穴

李宁等在针刺的基础上结合耳穴贴压治疗多囊卵巢综合征性不孕。耳穴取穴：穴组①，脾、内分泌、子宫、肝、肾、卵巢。穴组②，胃、皮质下、子宫、肾、大肠、缘中。每周换1次，两组耳穴交替贴压，每日按压不少于3次，每次每穴50下。排卵率68%，妊娠率64%。

（四）穴位注射

汤莉等采用穴位注射治疗多囊卵巢综合征不孕。取穴：中极、子宫、气海、关元。在患者经期的第5天开始，每天选取2个穴位注射尿促性素75U，并行B超监测排卵调整药物剂量，治疗3个月经周期，排卵率88.9%，妊娠率66.7%，较臀部肌内注射尿促性素组有明显差异。

（五）灌肠法

陈兆鑫采用中药口服结合灌肠法治疗排卵障碍，于经净后第3日予中药保留灌肠，药物为桃仁、丹参、地龙、王不留行、巴戟天各30g，青皮、赤芍、桂枝、茯苓各20g，水煎后取汁150ml，每次50ml保留灌肠，每晚1次，连续应用12天，治疗6个月经周期后排卵率和妊娠率分别为74.2%和46.8%。

（六）贴敷法

庞保珍等对122例辨证为肾阳虚型的无排卵性不孕症患者选用促排卵散。组方为：紫石英30g、川椒6g、巴戟天30g、仙灵脾30g、枸杞子30g、人参30g、红花30g、柴胡12g。用时取药10g，以温水调成糊状，涂敷神阙穴，外盖纱布固定。于月经第5天开始应用，3天换药1次，5次为1个疗程。用药10个疗程后结束，随访，2年内妊娠率45.90%，其中多囊卵巢综合征不孕妊娠率76%。

（七）穴位埋线

邓云志采用穴位埋线治疗无排卵性不孕。主穴为足三里、三阴交、太冲；肾虚加肾俞、关元；痰湿加中脘、丰隆、脾俞；血瘀加膈俞。治疗41例，妊娠13例。

（八）罐法

郑鲤榕采用中药结合灸罐治疗排卵障碍性不孕症，在任督二脉艾灸后对膀胱经拔罐，留罐10min，每周1次，治疗3个月，妊娠率20%，排卵及症状缓解有效率95%。

（九）按摩法

王继续应用"下丹田"推拿法治疗肾虚痰阻型多囊卵巢综合征。操作方法如下。第一阶段：选取气海、石口、关元、中极穴运用一指禅推法，每穴为2min，再以摩法施术于小腹部任脉线5min；选取双侧俞、命门穴运用一指禅推法，每穴为1min；再运用摩法施术于腰部5min，隔天治疗1次，连续治疗20次，休息10天。第二阶段：于胸腹部脾胃经行推法10min，以皮肤透热为度，再行小鱼际摩法15min，隔天1次，于月经周期的第5天开始，避开月经期，连续治疗20次，治疗1疗程4个月，排卵率约为70%，妊娠率25%。

🌊 五、卵巢功能减退性不孕

■ （一）针法

房緊恭擅用调经促孕针法治疗卵巢功能减退性不孕。穴组①：百会、神庭、本神（双）、中脘、肓俞（双）、关元、大赫（双）、子宫（双）、足三里（双）、三阴交（双）、太冲（双）。穴组②：肾俞（双）、次髎（双）、太溪（双）。两组穴位交替使用，每周穴组①针刺2次，穴组②针刺1次，隔天一次，每次留针20min。针刺肾俞、次髎时在双侧各加1组电针，疏密波，频率2~20Hz，强度耐受为宜，持续20min。隔日1次，每周治疗3次，12次为一疗程，一般治疗3~6个疗程。房教授团队的研究报道表明，调经促孕针法能下调FSH水平、FSH/LH比值，提升E_2水平、AFC数量，在治疗DOR前瞻性病例序列研究中随访3月妊娠率为15%；在严格控制的调经促孕针刺治疗POI的随机对照研究中月经来潮率37.5%，妊娠率8.3%；在调经促孕针刺治疗POI的前瞻性病例序列研究中，妊娠率16.21%。

■ （二）灸法

李永春采用督脉半灸法治疗肾阳虚型卵巢功能减退。取督脉的至阳穴至腰俞穴为施灸部位。令患者俯卧于床上，先涂抹姜汁，再敷盖桑皮纸，于其上铺生姜泥，最后在姜泥的上面放置梭形艾炷，于艾炷的上、中、下三点点燃，任其自燃自灭，连续灸完3壮。每半月治疗1次，3个月为1个疗程。治疗后FSH、FSH/LH 及E_2的均有明显改善。朱丽娟等采用热敏灸治疗卵巢功能减退性不孕。发现热敏化腧穴多出现在中极、关元、子宫、三阴交、神阙、中脘、下脘、气海、足三里等区域，1次/天，连续灸疗3个月经周期。随访，妊娠率43.33%。

■ （三）耳穴法

尤昭玲采用耳穴贴压辅助治疗卵巢储备功能不良，选脾、肾、心、肝4穴，1~2次/周，连续治疗4周。尤教授另采用耳穴辅助治疗IVF-ET卵巢低反应，进周前取内分泌、皮质下、肝、肾4个耳穴贴压、轻柔按穴，每日2次，每次10min；促排期取内生殖器、盆腔、心、肾4个耳穴贴压，轻柔按穴。移植期取脾、心、肾、肝4个耳穴贴压，轻柔按穴。

■ （四）穴位注射

姜仁建等使用足三里穴位自血注射治疗原发性卵巢功能不全。用注射器抽取患者肘静脉血5ml，不加抗凝剂，将静脉血迅速注射入双侧足三里穴，每侧2.5 ml，1周1次，治疗3个月后，FSH下降，E_2升高，子宫内膜厚度增加，有效率83.3%。

■ （五）灌肠法

王艳萍等用中药保留灌肠治疗卵巢早衰。于月经干净后第3天采用二仙汤加减。仙茅25g，巴戟天15g，仙灵脾25g，知母15g，黄柏15g，鹿角霜15g，熟地黄25g，当归15g，女贞子25g，牡丹皮15g，牛膝15g，益母草50g，川芎10g，甘草10g等浓煎100ml保留灌肠，1天1次，治疗6个月后，月经复潮率85.71%。

■ （六）外敷法

康佳在针灸的基础上采用穴位贴敷法治疗心脾两虚型卵巢储备功能下降不孕。贴敷处方：丁香、肉桂、细辛、延胡索、川芎、红花各等分，贴压于神阙穴，然后胶布固定24h后去除，每周1~2次。

■ （七）穴位埋线

来玉芹在中药的基础上联合埋线治疗卵巢储备功能低下。脾肾两虚兼血瘀证埋线取穴：脾俞（双）、肾俞（双）、卵巢穴（双）、三阴交（双）、关元穴；肝肾阴虚证埋线取穴：肝俞（双）、肾俞（双）、卵巢穴（双）、三阴交（双）、关元穴。10天1次，3次1疗程，治疗2个疗程，显效率80.77%。

■ （八）罐法

王娜娜等在口服雌孕激素的基础上结合罐法治疗肾阳虚型卵巢储备功能下降。操作以罐代手，行推拿温刮、温熨、温灸。患者俯卧位，扶阳油涂擦背部，手法推擦督脉、膀胱经、八髎、带脉，一指禅按揉大椎、命门、肾俞穴位。扶阳罐温刮、温熨督脉及脊柱两旁膀胱经各5遍，温灸大椎、命门、肾俞约10min；患者仰卧位曲双膝，扶阳油涂擦下腹部，一指禅按揉神阙、关元、中极穴。扶阳罐温刮温熨脐与耻骨联合之间段任脉5遍，温灸神阙、关元、中极穴约10min。3天治疗1次，治疗3个月后，FSH下降，AFC上升，症状改善，有效率91.67%。

■ （九）按摩法

冯晓军等采用电针联合盆底肌按摩治疗卵巢早衰。于非经期开始治疗，在电针结束后用按摩器对患者下腹、耻骨联合及会阴区进行由弱到强的刺激15min，引起患者盆底肌肉收缩，重复2~3次，每天治疗1次，21天为1疗程，治疗3疗程后，临床症状和性激素均有所改善。

六、宫腔粘连性不孕

■ （一）针灸法

张凡鲜等采用针灸治疗子宫腔粘连。具体操作：①取穴关元、足三里、八髎、子宫、三阴交。月经不调加水道、曲池、支沟，痛经重加次髎，肛门坠胀痛加百合、承山、委中。②隔药饼用天雄、细辛、鹿角粉、干姜、桃仁、红花、三棱、莪术、水蛭各等份，制成直径3cm、厚0.5cm的药饼置于选定的穴位上，然后将艾绒做成锥形置于药饼上，艾炷与药饼体积比例为2∶3，点燃。每次根据温度用5~10炷，药饼温度40~45℃，灸15~20min。以上腧穴针刺得气后每隔5min行针1次，以捻转泻法为主，留针30mim。每日1次，针与灸交替进行。治疗4个月经周期，随访1年内妊娠率65%。

■ （二）耳穴法

尤昭玲采用耳穴法辅助治疗宫腔粘连，认为本病与心、肝、脾、肾四脏息息相关，通过在与其对应之耳穴贴王不留行籽治疗，耳穴法持续性的微小刺激，能够调动全身脏腑经络，使治疗效果半功倍。

■ （三）灌肠法

陆洁在人工周期的基础上结合中药灌肠疗法预防宫腔粘连分离术后复粘。灌肠方药：当归、红藤、败酱草、白花蛇舌草、三棱、莪术各15g，川芎10g，丹参20g，乳香、没药各6g。抽取药液80ml缓缓注入肠内，保留1h以上，每晚灌肠1次，治疗3个月经周期后，在子宫内膜厚度、形态上均优于单纯人工周期组。

■ （四）外敷法

尤昭玲主张内外同治宫腔粘连，在中药基础上，在经期嘱患者外敷治疗，外敷以乳香、没药、土贝母、土茯苓、土鳖虫、九香虫、水蛭、虎杖、马鞭草等为主要药物，蒸热后外敷于小腹部，使药性借助温热之力透过皮毛腠理，循经络传至胞宫之所，以达到舒经通络、镇痛，促进炎症消散吸收的效果。

■ （五）埋线法

秦文敏采用穴位埋线联合补肾活血方治疗宫腔粘连术后，以防治轻、中度宫腔粘连术后再粘连。主穴为关元、气海、归来、三阴交、血海。配穴为气血虚者加膈俞，阳虚者加肾俞，痰湿者加脾俞。

七、免疫性不孕

■ （一）针灸法

赵军采用针灸治疗抗精子抗体阳性致不孕。操作①：嘱患者侧卧位，八髎穴直刺，得气后提插手法，使针感从腰骶部向小腹部放射，将电针连接同侧的上髎、下髎穴，选用疏密波，频率10Hz/50Hz，治疗30min，每日1次。操作②：取穴关元、太溪、三阴交、太冲，直刺提插补法，得气后在针柄上插入艾段施灸，使热力同时透达穴位，每次灸2壮，留针30min。每日1次，每周治疗6天，休息1天。

■ （二）穴位注射

洪壁芬等采用自血穴位注射治疗免疫性不孕。取穴：血海、三阴交、足三里、肝俞、肾俞。静脉取血4ml，每次选用2个穴位各注射2ml，于经净第3天开始治疗，隔3天1次，连续治疗5次1周期，治疗3周期。转阴率AsAb 66.67%，AEmAb 61.11%，AoAb 60%，有效率78.13%。

■ （三）穴位贴敷

庞保珍等使用中药贴脐治疗免疫性不孕症。药物组成：炒桃仁30g，红花30g，制乳香30g，制没药30g，炒穿山甲30g，川芎30g，香附30g，忍冬藤30g，生黄芪40g。上药共研为细末，取药末10g，以温水调和成团涂以神阙穴，外盖纱布，用胶布固定，3天换药1次，10次为1疗程，治疗3疗程后痊愈率55.4%。

■ （四）埋线及耳穴法

赵军采用穴位埋线配合耳穴贴压治疗抗精子抗体阳性不孕。①穴位埋线：取穴为肝俞、肾俞、太溪、三阴交、太冲。每周治疗1次，连续治疗8周。②耳穴：取肝（双）、肾（双）、内分泌（双）、交感（双），每周贴压1次，嘱每天按压5~6次，每次2min，共治疗8周，随访，1年后累积妊娠率77%。

八、辅助试管婴儿

■ （一）针灸法

郑国平针对IVF-ET技术提出了针灸的"五期三法"辅助疗法：

（1）在进周前与促排期取穴：①神庭，合谷。②耳针取卵巢、子宫、肾、神门（每次选二穴）。③妇科六针取中极、关元、归来（双）、子宫（双）。④太溪、三阴交、阴陵泉、足三里、中脘、百会。⑤拔罐八髎及腰阳关等穴，振奋阳气。每周2~3次，必要时1次/天。

（2）取卵至移植日针灸1~2次：神庭、耳针（子宫、卵巢、神门、肝）、内关、妇六针、血海、三阴交、太冲，必要时加电针。

（3）移植日针灸1次：百会、神门、耳针（子宫、肾）、合谷、足三里、三阴交。

（4）移植后期至验孕日针灸2次/天：百会、中脘、妇六针、足三里等。

（5）验孕阳性至妊娠12周，针灸每周1次，妇六针去中极、关元，加气海、天枢；孕8周后，不取妇六针。

马娟娟等采用温针灸治疗IVF-ET肾阳虚型反复移植失败患者。移植前取关元、气海、归来（双）、子宫（双）、足三里（双）、三阴交（双）、地机（双）、太冲（双）、子宫（双）、足三里（双）予温针灸治疗；移植后取关元、气海、归来（双）、足三里（双）、地机（双）、太冲（双）。妊娠率43.3%，种植率27.6%。

■ （二）耳穴法

尤昭玲采用耳穴辅助结合IVF-ET。在卵泡募集期，取耳穴内分泌、皮质下、肾、肝、心贴压；在取卵期，取耳穴内分泌、盆腔、肾、脾、心贴压；在移植后期，取耳穴盆腔、脾、肾、心贴压，每日轻柔按压2次，每次10min。

■ （三）穴位注射

苏文武等采用穴位注射联合超激光治疗反复IVF-ET失败者宫腔环境不良。于移植前3个月，卵泡期开始治疗。先行超激光照射双侧子宫穴使下腹部产生温热感，再给予胎盘组织液4ml穴位注射双侧子宫穴，每日1次。治疗3个月后，观察LH峰日子宫内膜厚度、形态均有所改善，胚胎种植率20.59%，妊娠率41.18%。

■ （四）灌肠法

林彤等采用中药保留灌肠及微波治疗IVF-ET在中宫腔积液及内膜薄的患者。药方：红藤15g、三棱10g、莪术15g、威灵仙10g、路路通15g、川芎10g、蒲公英15g，浓煎100ml。每天行保留灌肠术同时行短波照射。每天1

次，直至移植日的前一天，治疗持续3~5天。经治疗后血供显著改善，移植日子宫内膜血流阻力指数RI及搏动指数PI和子宫动脉RI及PI均较扳机日降低。

■ （五）外敷疗法

尤昭玲在汤药的基础上独创中药外敷+特色体位+运动的干预措施治疗IVF-ET患者输卵管积水。外敷药物包括：艾叶、乳香、没药、荞麦、大血藤、当归、姜黄、败酱草、虎杖等。操作：嘱患者中药外敷患侧输卵管积水的同时采用侧卧位，有积水的一侧腰部倾斜向上。外敷包温通行气，消肿化瘀，使积水温散，增强输卵管自身蠕动作用，并在重力的作用下沿输卵管流入宫腔，热敷30~40min后立即跳绳，单脚站立，重心完全落在对侧脚上，使患侧输卵管积水继续倾斜向上，跳动200次，使集聚在宫腔内的液体自阴道排出，2次/天。此法将输卵管积水自然排出后再行IVF-ET能提高妊娠成功率。

■ （六）按摩法

孙伟等采用盆底肌按摩器按摩会阴穴、八髎穴法治疗IVF-ET卵巢储备功能低下患者，在获卵数、优质胚胎率、妊娠率方面均有所提高。

九、小结

中医外治法在遵循整体观念、辨证论治、因地制宜的基础上，对现今女性不孕症治疗有一定的疗效，各个医家运用中医外治法都有着独到的认识。针刺、艾灸、耳穴、穴位注射、中药灌肠、中药经皮渗透、穴位埋线、拔罐、按摩等多途径的中医外治法可以从抑制炎症发展，改善盆腔脏器血流，稳定盆腔子宫内环境，调节生殖内分泌系统，恢复输卵管卵巢子宫的功能，调节机体免疫等从多角度、多靶点干预不孕症的治疗。其中以针刺、艾灸、灌肠、中药经皮渗透法疗效较为肯定，临床应用常见，适合于普遍推广。中医外治法可以增加临床治疗手段的多元化，与中药互补，弥补现代医学的不足，进而为更多更复杂的病情带来更良好的效果。其简便廉价、安全性高的特性也减轻了患者的负担，在临床上具有不可替代的地位。

另一方面，我们也应该注意到中医外治法临床治疗中存在局限性。真实临床诊治中，医患双方会在综合安全性、便捷性、舒适性和费用等多种因素的基础上寻求最大疗效。相比现代医学和中药，中医外治法的疗效证据研究并不充分，且针刺、埋线、穴位注射、中药灌肠等存在少许体感不适因素，降低了外治法的优先选择级。只有在多方案联合应用时，外治法的优势才能有所体现。因此，临床只有在明确中医外治法的真实效应同时，合理选择适合的中医外治方案，并不断在实践过程中优化，以提高临床疗效，减轻体感不适，缩短干预疗程，才能不断提高中医外治法在不孕症的临床价值。

参考文献

［1］谢萍.中医妇科外治法［M］.成都：四川科学技术出版社，2018：1-7.

［2］王泽青.潘丽贞.三联疗法治疗盆腔子宫内膜异位症伴不孕44例临床观察［J］.福建医药杂志，2006，28（2）：57-58.

［3］潘丽贞，王英.中医多途径疗法在输卵管积水性不孕腹腔镜术后的应用［J］.中国中医药科技，2013，20（4）：428-429.

［4］陈弦，潘丽贞，王英.输卵管积水热敏化腧穴分布和热敏化表现规律探究［J］.世界中西医结合杂志，2018，13（6）：854-857.

［5］王英，潘丽贞.轻度子宫内膜异位症并不孕腹腔镜术后应用中医分期疗法的临床观察［J］.广西中医药，2017，40（2）：32-34.

［6］赵美兰，梁瑞宁.电针用于多囊卵巢综合征促排卵的随机单盲临床对照研究［J］.实用中西医结合临床，2014，14（8）：66-68.

［7］王英，潘丽贞，陈弦.中药加耳穴贴压联合曲普瑞林治疗内异症LUFS的［J］.临床研究中医临床研究，2018，10（29）：104-106.

［8］刘艳玲，潘丽贞，王英.热敏灸联合穴位注射对输卵管积水性不孕症宫腹腔镜术后患者子宫内膜容受性的影响［J］.中国针灸，2018，38

（1）：22-26.

［9］张淑霞，刘淑文，刘玉双，等.中药脐灸治疗输卵管通而不畅不孕症效果观察现代中西医结合杂志［J］.中西医结合杂志，2019，28（26）：2899-2902.

［10］王南苏，尤昭玲.尤昭玲治疗体外受精-胚胎移植中输卵管积水经验［J］.湖南中医杂志，2016，32（9）：36-38.

［11］严炜.吴熙通管汤合药渣热敷治疗湿热瘀结型输卵管阻塞性不孕症30例［J］.福建中医药，2015，46（5）：6-7.

［12］陈自雅，蒋荣民.微创穴位埋线配合随身灸治疗血瘀型不孕症42例［J］.中国针灸，2014，34（10）：965-966.

［13］李孔益，彭清慧，吴仕好.丹参注射液穴注合中药灌肠治疗输卵管阻塞性不孕30例临床观察［J］.新中医，2019，40（10）：91-92.

［14］李芳园，张迎春，李艳波.活血化瘀中药联合针灸对子宫内膜异位症合并不孕患者血清 CA-125水平、EMAb与妊娠结局的影响研究［J］.湖北中医杂志，2018，40（12）：15-18.

［15］刘巧玲，滕辉，王俊玲，等.火针治疗子宫内膜异位症临床观察［J］.上海针灸杂志，2014，33（8）：734-735.

［16］秦文敏.腹腔镜联合莪棱内异汤保留灌肠治疗子宫内膜异位症不孕临床观察［J］.新中医，2017，9（10）：97-100.

［17］国家人口和计划生育委员会公益性科研专项课题组.电针/经皮穴位电刺激技术在生殖医学中的应用专家共识［J］.生殖与避孕，2016（7）：527-535.

［18］郑晨思，罗丹，潘丽萍，等.薄智云腹针联合中药周期疗法治疗肾虚排卵障碍性不孕疗效观察［J］.中国针灸，2019，39（5）：482-486.

［19］杨娟，许金榜，刘英，等.针灸人工周期疗法治疗多囊卵巢综合征卵泡发育不良的临床研究［J］.时珍国医国药，2015，26（12）：2954-2955.

［20］房緊恭，陈滢如，王飞，等.预针刺干预卵巢早衰24例［J］.

中国针灸，2017，37（3）：256-258.

［21］李青，李永春.督脉半灸法治疗肾阳虚型卵巢功能低下的临床研究
［J］.时珍国医国药，2019，30（5）：1144-1146.

［22］朱丽娟，徐义勇，胡菊兰，等.补肾调周法联合腧穴热敏灸治疗卵巢储
备功能下降性不孕的临床研究［J］.世界最新医学信息文摘，2018，18
（80）：37-38.

［23］姜朵生，张迎春，吴晓兰，等.八髎穴隔姜灸配合补肾活血方治疗卵巢
储备功能下降疗效观察［J］.中国针灸，2017，37（10）：1057-1060.

［24］周莉，夏有兵，马翔，等.针灸序贯疗法对卵巢储备功能下降患者IVF-
ET的影响［J］.中国针灸，2016，36（1）：25-28.

［25］周游，梁雪松，尤昭玲.浅谈尤昭玲教授对卵巢储备功能不良的特色诊
疗体会［J］.中华中医药杂志，2015，30（7）：2395-2397.

［26］杨永琴，尤昭玲.尤昭玲中医辅治体外受精—胚胎移植卵巢低反应经验
［J］.中国中医基础医学杂志，2019，25（2）：260-261.

［27］康佳，江媚，马丽然，等.中医药多途径治疗心脾两虚型卵巢储备功能
下降不孕症［J］.北京中医药，2019，38（4）：363-365.

［28］牟菁，温元强，陈淑涛.穴位埋线疗法促进卵巢储备功能下降排卵的疗
效观察［J］.四川中医，2016，34（7）182-183.

［29］王静，谈珍瑜，尤昭玲.尤昭玲治疗宫腔粘连经验［J］.湖南中医杂
志，2016，32（1）：24-26.

［30］秦文敏.穴位埋线联合补肾活血方治疗宫腔粘连术后［J］.中国中医药
现代远程教育，2017，15（22）：85-87.

［31］段礼宁，赵军.免疫性不孕案［J］.中国针灸，2019，39（4）：428.

［32］吕荣华，吕荣晴.抑执散配合针灸治疗免疫性不孕症［J］.中医临床研
究，2016，8（30）：88-89.

［33］郑国平.中药针灸辅助试管婴儿技术"五期三法"的思路与方法探讨
［J］.中医药导报，2018，24（12）：1-4.

［34］马娟娟，张勤华，翁晓晨，等.温针灸对IVF-ET肾阳虚型反复移植失败
患者子宫内膜容受性及妊娠结局的影响［J］.上海针灸杂志，2018，37
（12）：1339-1344.

［35］何晓燕，涂春艳.针灸治疗不孕症的机理研究进展［J］.世界中西医结

合杂志，2017，12（7）：1033-1036.

［36］霍金，赵同琪. 穴位埋线疗法作用机制的研究现状［J］. 中
国针灸，2017，37，（11）：1251-1254.

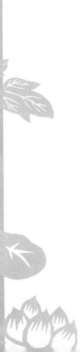

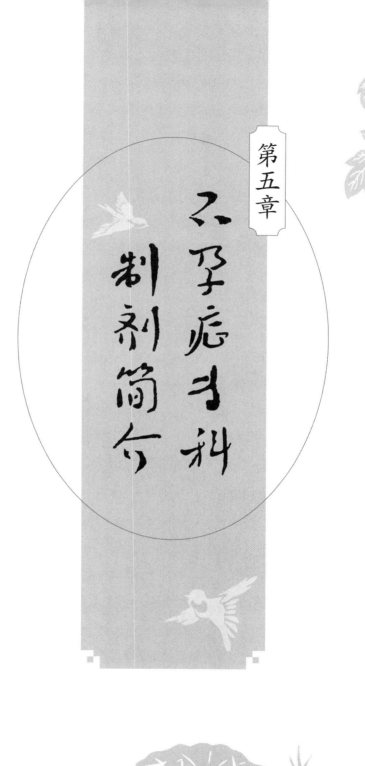

第五章

不孕症手科
制剂简介

【不孕不育中西医诊治心悟】

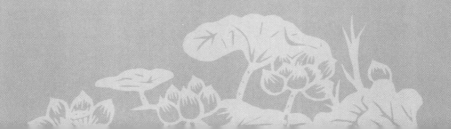

1. 助孕口服液（闽药制字 Z06903039）

［组成］鹿角霜、菟丝子、阿胶、当归、覆盆子、首乌、柴胡、甘草等。

［性状］本品为棕色液体，味苦，微甜。

［功能主治］补肾、填冲、助孕。用于不孕症卵泡发育不良。

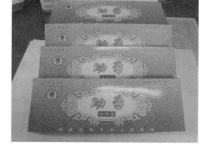

［用法用量］口服，一日3次，一次20ml。

［规格］10ml×10支/盒。

［贮藏］遮光，置阴凉干燥处。

2. 妇科灌肠液（闽药制字 Z06903038）

［组成］血竭、延胡索、红藤、赤芍、白花蛇舌草、王不留行、皂刺、枳壳等。

［性状］本品为棕色悬浊液，微有沉淀。

［功能主治］理气、活血、祛瘀、止痛。用于输卵管不通、盆腔炎、子宫内膜异位症。

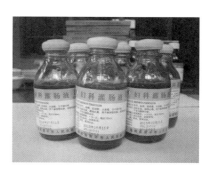

［用法用量］保留灌肠，一日1次，每次100ml。

［规格］100ml/瓶、500ml/瓶。

［贮藏］密闭，阴凉处保存。

3. 消癥口服液（闽药制字 Z04903017）

［组成］柴胡、香附、白芍、赤芍、三棱、浙贝母、皂刺、法半夏等。

［性状］本品为茶棕色液体，味咸，微苦微甜。

［功能主治］化痰消癥、软坚散结。用于乳腺增生、子宫肌瘤、子宫内膜异位症。

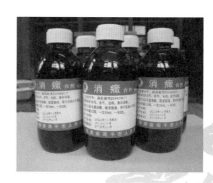

［用法用量］口服，一日3次，每次10ml。

［规格］250ml/瓶。

［贮藏］密闭，阴凉处保存。

4. 通管促孕口服液（闽药制字 Z20140008）

〔组成〕水牛角粉、牡丹皮、桂枝、路路通等。

〔性状〕本品为茶棕色液体，味咸，微苦微甜。

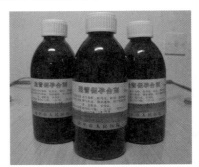

〔功能主治〕理气和血、利水通络。用于输卵管积水、盆腔炎、不孕症。

〔用法用量〕口服，一日3次，每次10 ml。

〔规格〕250 ml/瓶。

〔贮藏〕密闭，阴凉处保存。

5. 生化合剂（闽药制字 Z04903018）

〔组成〕当归、川芎、益母草、桃仁等。

〔性状〕本品为茶棕色液体，味咸，微苦微甜。

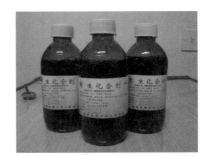

〔功能主治〕活血化瘀、温经止痛。用于治疗人流、引产、产后恶露不净及经血不畅等。

〔用法用量〕口服，一日3次，每次10 ml。

〔规格〕250 ml/瓶。

〔贮藏〕密闭，阴凉处保存。

6. 盆炎净（闽药制字 Z20140010）

〔组成〕赤芍、大黄、川楝子、香附等。

〔性状〕本品为茶棕色液体，味咸，微苦微甜。

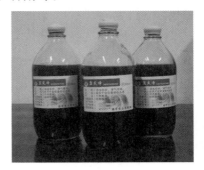

〔功能主治〕活血化瘀，理气通络。用于盆腔重度粘连者。

〔用法用量〕外用熏蒸。

〔规格〕500ml/瓶。

〔贮藏〕密闭，阴凉干燥处保存。

7. 安胎煲［包／服］（待批）

［功效］健脾补肾，益气固胎。

［主治］胎漏、胎动不安、滑胎。

［服法］嚼药、吃肉、喝汤；每日1服，每周1~2次。

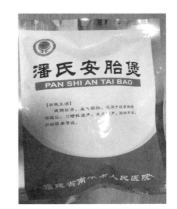

8. 回春煲［包／服］（待批）

［功效］填精暖巢。

［主治］月经稀发、月经量少、性欲低下、子宫发育不良、卵巢早衰等病。

［服法］每周炖服1~2次。

9. 养泡煲［包／服］（待批）

［功效］填精养泡，助卵育膜。

［主治］子宫内膜异位症或子宫腺肌病性不孕醋酸亮丙瑞林（抑那通）治疗后，卵泡发育不良、子宫内膜薄等症。

［服法］吃虫草、嚼药、吃肉、喝汤；每日1服，分次服食，每周1次。

10. 助巢煲［包／服］（待批）

［功效］填精暖巢。

［主治］子宫内膜异位症或子宫腺肌病性不孕抑那通治疗后，卵巢储备功能不良、卵巢早衰等症。

［服法］吃虫草、嚼药、吃肉、喝汤；每日1服，分次服食，每周1次。

11. 调养包［包／服］（待批）

［功效］活血祛瘀、温经调胞。

［主治］胞宫虚寒型痛经、不孕症、月经不调及反复流产等。

［服法］月经来潮第1天开始服用，每日1服，水煎服。

12. 养膜助孕包［包／服］（待批）

［功效］补肾填精、调巢调膜。

［主治］不孕症子宫内膜菲薄，卵泡期子宫内膜生长不同步证属肾虚型。

［服法］加鲍鱼2粒破肚带壳或淡菜半斤带壳、生姜二片、料酒少许一起炖服，每日1剂月经净后服用。

［注意事项］经期停服。

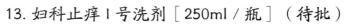

13. 妇科止痒Ⅰ号洗剂［250ml／瓶］（待批）

［功效］清热止痒。

［主治］外阴炎、阴道炎等属湿热型。

［服法］加水一倍稀释后，坐浴或外洗，每日1~2次。

［注意事项］经期停用。

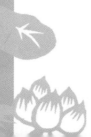

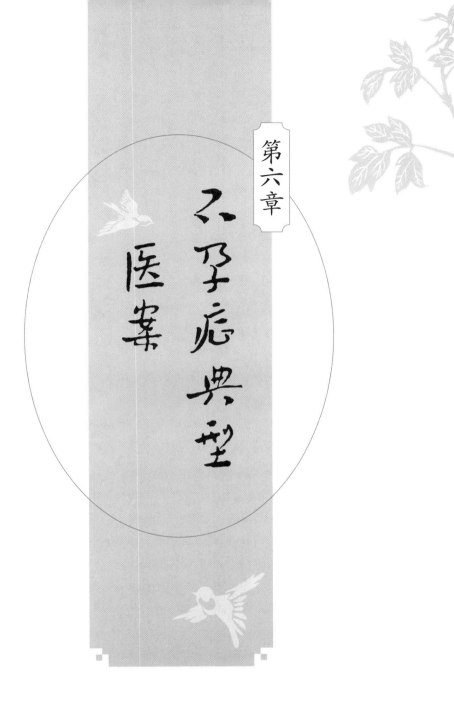

第六章

不孕症典型医案

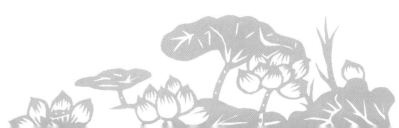

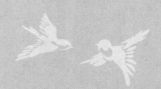

【不孕不育中西医诊治心悟】

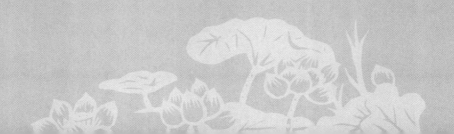

第一节　盆腔炎性不孕验案

案 1

林某，女，33岁，已婚，工人，于2018年6月20日就诊。

主诉：反复下腹痛伴不孕1年余。

现病史：1年余前出现反复下腹部疼痛，呈阵发性闷痛；且夫妻性生活正常，未避孕未怀孕。外院予以中西医消炎对症处理，上症反复。辰下症见：婚久不孕，下腹闷痛，伴带下量多，色白。舌暗红，边有瘀点，苔白稍腻，脉沉弦。

月经史：14岁，5~7/26~30天，量中等，色暗红，夹血块，无伴痛经，末次月经（LMP）为2018年6月5日。

婚育史：已婚，育0-0-1-0。2016年宫外孕1次（左侧），采用药物保守杀胚治疗（具体不详）。

妇科检查：外阴已婚未产式；阴道畅，可见较多白色分泌物；宫颈光，饱满，无抬举痛；宫体中后位，常大，质中，活动尚可，压痛（+）；双附件未触及明显异常。

西医诊断：盆腔炎性疾病后遗症、继发性不孕。

中医诊断：盆腔炎（湿瘀互结证）、不孕症（湿瘀互结证）。

辨证分析：缘于患者脾虚失运，湿邪内生，湿困中焦则脾胃升降失常，日久致气机阻滞，湿瘀互结，阻滞冲任胞脉，不通则痛，则反复下腹痛；湿邪下注损伤任带，故带下量多；湿瘀互结冲任、胞宫，无以摄精成孕，故婚久不孕。舌暗红，边有瘀点，苔白，脉沉弦，均为湿瘀互结之征。

治法：健脾渗湿、化瘀止痛。

处方：萆薢10g，猪苓15g，茯苓10g，三七粉6g，党参10g，黄芪10g，白术12g，仙鹤草30g，香附10g，山药10g，虎杖10g，绞股蓝10g，葛根10g，甘草3g，5剂，水煎服，日一剂，早晚分服。

复诊（2018年7月14日）：患者下腹痛症状改善，带下量减少。LMP为2018年7月5日。

诊疗经过：月经干净后3天，行子宫输卵管碘油造影提示双侧输卵管通畅；盆腔粘连。予中医盆腔综合治疗（穴位注射+中药保留灌肠+盆腔微波离子导入）1疗程，配合中药盆炎净熏蒸治疗。患者舌脉同前，故按上方继服。患者1个疗程治疗结束后，于门诊促排治疗，3个月后患者自测尿妊娠阳性，并继续于南平市人民医院保胎治疗，妇科彩超示宫内妊娠。

诊治思路：中国女性宫外孕危险因素Meta分析中指出，流产、腹部手术史、妇科炎症、性传播疾病、紧急避孕药、使用宫内节育器、不良生活方式是中国女性发生宫外孕的主要危险因素。通过对该患者的病史进行梳理，其无流产及腹部手术史，无口服避孕药史及使用宫内节育器病史，初次妊娠为"宫外孕"，考虑妇科炎症所致可能性大。在宫外孕药物保守治疗后，患者出现反复下腹闷痛伴不孕，结合妇检示子宫压痛（+），"盆腔炎性不孕"诊断明确。治疗上笔者认为，曾经患过宫外孕的女性，如果准备再次怀孕，在没有消除引起宫外孕的原因前，若再次怀孕发生宫外孕的可能性极大。因此"去因再孕"为本案的首要原则。患者HSG提示双侧输卵管通畅，具备试孕条件的基础上，采用特色盆腔综合治疗四法，最大程度地阻断来自炎症病灶的刺激，改善病灶周围组织的血液循环，促进炎症吸收和机体修复，且内外法并用，共奏清热利湿止带、活血化瘀之功。在试孕时，宜选择无宫外孕史的健侧输卵管试孕。若双侧输卵管通而不畅，建议行宫腹腔镜微创检查，解决盆腔粘连，恢复盆腔各脏器解剖位置后再次恢复输卵管通畅度及功能或建议行IVF-ET助孕。

案2

王某某，女，31岁，已婚，公司职员，于2019年1月21日初诊。

主诉：未避孕未孕4年，宫腹腔镜术后2年。

现病史：4年前患者夫妻同居，正常性生活，未避孕未孕至今；2年前于外院行输卵管造影提示双侧输卵管通而不畅，并行宫腹腔镜检查，术中诊断盆腔炎。术后试孕2年未孕，转诊南平市人民医院。辰下见下腹胀痛，痛处固定，尚可忍受，经行加剧，婚久不孕，舌质暗，有瘀点，苔白腻，脉弦滑。

月经史：15岁，7/25~35天，经量中，色红，伴有血块，LMP为2019年1月8日。

婚育史：已婚，育0-0-0-0，丈夫精液常规正常。

妇科检查：外阴已婚未产式；阴道畅，可见少量白色分泌物；宫颈光滑，常大；宫体后位，常大，质中，活动度差，轻压痛；双附件未触及异常。

辅助检查：支原体检查：解脲支原体（＋）；AMH：2.76ng/ml。

西医诊断：盆腔炎性疾病后遗症、原发性不孕。

中医诊断：盆腔炎病（湿瘀互结型）、不孕症（湿瘀互结型）

辨证分析：缘于患者脾虚湿盛，湿邪侵袭冲任胞宫，与气血相搏，血行不畅，加之多年未孕，肝气内伤，气行不畅，血行瘀阻，冲任胞脉阻滞不通，不通则痛，故下腹胀痛，痛处固定；肝郁气滞，血行不畅，不通则痛，故经来腹痛加剧；湿瘀互结，阻滞冲任、胞络，无以摄精成孕，故婚久不孕；舌质暗，苔白腻，脉弦滑，均为湿瘀互结之征。然此肝郁为标，脾虚湿盛为本，故治疗上当健脾渗湿、化瘀止痛。

治法：健脾渗湿、化瘀止痛。

处方：萆薢10g，猪苓10g，茯苓10g，仙鹤草30g，香附10g，黄芪15g，党参15g，炒白术10g，连翘10g，紫草10g，白及10g，三七粉3g，甘草 3g ，5剂，水煎服，日一剂，早晚分服。

诊疗经过：2019年1月22日行宫腹腔镜检查术（盆腔粘连松解、左输卵管介入术、插管通液术）。术中见左输卵管肉眼观正常，稍僵硬，左侧卵巢膜样粘连于同侧阔韧带后叶，右输卵管反折包裹右卵巢共同粘连于右宫角，予以分离粘连后恢复正常解剖位置。宫腔镜下行输卵管间质部插管通液术，提示左侧输卵管不通畅，右侧输卵管通畅。术中诊断为盆腔炎性疾病后遗症，原发性不孕。

术后治疗方案：中医治法为健脾祛湿、化瘀通络治疗，方拟子宫内膜炎方（经验方）加减，具体方药如下：萆薢10g，猪苓10g，茯苓10g，仙鹤草30g，香附10g，黄芪15g，党参15g，炒白术10g，连翘10g，紫草10g，白及10g，三七粉3g，甘草3g，5剂，水煎服，每日1剂。

盆腔综合治疗3个疗程；配合盆炎净（专科制剂）中药熏蒸理气活血、化瘀止痛促进盆腔炎症的吸收；口服专科制剂"通管促孕合剂"及"消癥合剂"活血化瘀、通络利水治疗；术前患者支原体检查提示解脲支原体阳性，积极抗感染治疗后复查阴性。

三个月后行输卵管介入术提示双侧输卵管通畅。后续南平市人民医院门诊中药调理促排卵助孕半年余，2020年1月14日自测尿妊娠试验阳性，1月16日于南平市人民医院就诊保胎治疗，一周后检查经阴道彩超提示宫内妊娠。

诊治思路：结合患者既往宫腹腔镜检查结果，明确其不孕原因为盆腔炎导致盆腔解剖形态改变有关。而其宫腹腔镜检查术后2年未孕，目前治疗上可选IVF-ET助孕或再次宫腹腔镜手术+中医多途径治疗，期望再次微创探查后通过中医中药的参与，提高临床妊娠率。术中腹腔镜直视下行盆腔粘连松解术，恢复盆腔脏器正常解剖位置，宫腔镜直视下行双侧输卵管间质部插管通液术，提示左侧输卵管不通，右侧输卵管通畅，并同时在宫腔镜下行左侧输卵管COOK导丝介入术示左侧输卵管通而欠畅，术后"针药并用"，并给予专科"中医药多途径治疗"的特色疗法，采用复方丹参水针天宫穴注射+微波离子导入+妇科灌肠液保留灌肠，配合"盆炎净"中药熏蒸及口服"通管促孕合剂"活血化瘀、通络利水，促进盆腔炎症的吸收，改善盆腔微循环。治疗3个疗程后行放射线下输卵管介入提示双侧输卵管通畅，证明此方案防治术后再粘连是行之有效的。因为本案在院外已行宫腹腔镜手术，术后2年未孕，再探盆腔发现盆腔粘连，考虑与阴道支原体长期存在，无针对性治疗导致可能，且支原体感染对胚胎毒性作用，容易导致胚胎停育。所以对有生育要求的女性，建议常规做支原体、衣原体及相关阴道病原体的检查，倡导早发现、早治疗及性伴侣同治。

案3

林某，女，27岁，已婚，职员，于2019年3月25日初诊。

主诉：反复下腹闷痛伴不孕1年。

现病史：1年余前出现反复下腹部疼痛，呈阵发性闷痛；且夫妻性生活正常，未避孕未怀孕。外院子宫输卵管造影：左侧输卵管通而欠畅，右侧输卵管通畅。予以中西医消炎对症处理，上症反复。辰下症见婚久不孕，下腹闷痛，喜温喜按，经来色暗有块，经行腰酸，经期前后带下量多，色白稠，二便调。舌质暗红，有瘀点，苔薄白，脉弦沉滑。

月经史：14岁，5~7/30，量中，色暗有块，经行腰酸腹痛，LMP为2019年3月11日。

婚育史：已婚，0-0-0-0。

妇科检查：外阴已婚未产式；阴道畅，见少量白色分泌物；宫颈轻糜，常大，举痛（－）；宫体前位，常大，质中，活动可，轻压痛；双附件左附件轻压痛，右附件未见明显异常。

辅助检查：妇科彩超提示盆腔积液（89mm×38mm），子宫、双侧卵巢未见异常。输卵管造影示左侧输卵管通而欠畅，右侧输卵管通畅。

西医诊断：盆腔炎性疾病后遗症、原发性不孕。

中医诊断：盆腔炎、不孕症。

证候诊断：脾肾亏虚、湿瘀互结。

治法：健脾利湿，益肾祛瘀。

处方：方拟宫内膜炎方和金匮肾气丸加减。具体方药如下，草薢10g，黄芪10g，党参10g，茯苓10g，白术10g，香附10g，猪苓10g，仙鹤草30g，虎杖10g，绞股蓝10g，山茱萸10g，山药10g，牡丹皮10g，泽泻10g，熟地黄10g，肉桂10g，5剂，水煎服，日一剂，早晚分服；消癥合剂15ml tid 口服。

复诊（2019年4月12日）：月经来潮，经量较前增多，色暗夹有大量血块，余无不适，继续上方加减治疗。

三诊5月12日：月经来潮，诉下腹痛发作明显减少，复查妇科彩超示盆腔少量积液（21mm×34mm），继续上方加减治疗。

四诊：7月20日月经未来潮，自测尿妊娠阳性，7月29日查妇科彩超示宫内早孕。

诊治思路：本病例属脾肾亏虚，水湿不化，瘀血阻滞，胞脉不通之证。此病病位涉及脾、肾、胞宫、冲任，为虚实夹杂之证。故治疗上健脾利湿、益肾祛瘀。方中子宫内膜炎方健脾祛湿化瘀；然患者下腹痛日久，经行色暗有块，查舌象见有瘀斑，血瘀症状明显；然而每每下腹疼痛发作，则表现为喜温喜按，腰部酸软，此为肾阳虚证，并给予金匮肾气丸温肾助阳、活血祛瘀，"留一分瘀，影响一分新生"，补肾助阳同时，佐以活血化瘀之品，使邪气随经血排出。若经行量多则瘀随血去，瘀血已尽，以湿邪为主，当以疏导驱邪为主，此时以子宫内膜炎方为主健脾利湿，水湿方能得化。若经行量少则瘀血未减，当在二方基础上加用赤芍药、鸡血藤、大血藤等活血化瘀之品。两方同用，使脾肾充实，水湿得化，瘀血尽去，胞脉通畅则自能有子。

案4

刘某，女，28岁，已婚，公司职员，于2018年11月29日就诊。

主诉：未避孕未孕7年余。

现病史：7年前婚后夫妻性生活正常，未避孕未怀孕，偶感下腹胀痛，痛处固定。就诊于外院予以中西药促排卵治疗无效。1年余前出现反复下腹部疼痛，呈阵发性闷痛。辰下症见婚久不孕，伴下腹及腰骶胀痛，带下量多，色白质稠，纳寐可，二便调。舌质暗，苔白腻，脉弦滑。

月经史：14岁，5~7/30天，量少，色暗红，痛经（＋），LMP为2018年11月17日。

婚育史：育0-0-0-0，其丈夫精液常规正常。

妇科检查：外阴已婚未产式；阴道畅，可见中量白色分泌物，无异味；宫颈轻糜，常大，轻触血；宫体后位，常大，质中，活动稍欠佳，轻压痛；双附件右附件区未及包块及增厚，左附件区增厚感，轻压痛。

辅助检查：妇科彩超示子宫内膜回声不均，考虑内膜息肉样病变不能排除；左附件区无回声区，考虑左输卵管积液不能排除。

西医诊断：盆腔炎性疾病后遗症、原发性不孕。

中医诊断：盆腔炎病（湿瘀互结型）、不孕症（湿瘀互结型）。

辨证分析：缘于患者平素脾虚湿盛，多年未孕，肝气内伤，气行不畅，血行瘀阻，湿瘀互结于冲任胞脉，阻滞不通，不通则痛，故下腹胀痛，拒按；湿瘀互结，阻滞冲任胞宫，故婚久不孕；湿邪下注损伤任带，则带下量多，色白；舌质暗，边有瘀点，苔白腻，脉弦滑均为湿瘀互结之征。然此瘀血为标，脾虚为本，故治以健脾渗湿、化瘀通络。

诊疗经过：行宫腹腔镜检查术（盆腔粘连松解、左输卵管整形造口、右输卵管介入术、子宫内膜息肉摘除、宫腔灌注、插管通液术）。术中见子宫后位，其后壁与盆底呈片状纤维膜样粘连，子宫直肠窝呈半封闭状态，右输卵管柔软，形态正常，右卵巢粘连于同侧阔韧带后叶，左输卵管伞端呈积水状，包裹左侧卵巢与盆底及同侧阔韧带后叶粘连，松解上述粘连恢复盆腔正常解剖位置。宫腔镜下见宫颈管及内口正常，宫腔底部及后壁见多发息肉，大者约1.0cm，予以摘除，并行输卵管间质部插管通液术，左侧通畅，右侧不通，遂行右侧输卵管COOK导丝介入术后通畅。术中诊断为盆腔炎性疾病后遗症（左输卵管积水），子宫内膜息肉，原发性不孕。

术后治疗方案：中医治法为健脾渗湿、化瘀通络。方拟子宫内膜炎方加减，具体方药如下，萆薢10g，猪苓10g，茯苓10g，仙鹤草30g，香附10g，黄芪15g，党参15g，炒白术10g，连翘10g，三七粉3g，甘草3g，5剂，水煎服，日一剂，早晚分服。

盆腔综合治疗3个疗程；配合盆炎净中药熏蒸理气活血、化瘀止痛促进盆腔炎症的吸收；口服通管促孕合剂及消癥合剂活血化瘀、通络利水治疗。

后续三个月后行输卵管介入术提示双侧输卵管通畅；继续中医盆腔综合治疗1疗程。门诊药物治疗半年后，自测尿妊娠阳性，并于2020年6月南平市人民医院足月顺娩1孩。

治疗思路：笔者认为不孕症的治疗以"审证求因"为主要思想，筛查男女双方不孕症原因为治疗该病的关键。此患者多年未孕，经多方诊治无效，明确其不孕症的病因至关重要。结合病史、妇检及妇科彩超检查结果，考虑患者不孕原因为盆腔炎改变盆腔解剖形态及子宫内膜息肉改变宫腔形态、影响胚胎着床所致。对于盆腔炎所致不孕者，腹腔镜检查去其病因为首选，而子宫内膜息肉导致宫腔形态改变，宫腔镜为其首选。本患者腹腔镜下尽可能祛除病灶，最大程度地恢复盆腔的解剖形态，术中已行盆腔粘连松解、左输卵管整形造口术；宫腔镜下了解宫腔形态，并行子宫内膜息肉摘除术、输卵管间质部插管通液术及右输卵管介入术，因患者术中行子宫内膜息肉摘除术，术后给予防粘连剂宫腔灌注预防术后宫腔粘连。针对输卵管积水造口术后，如何避免盆腔再次粘连、输卵管伞端再次闭锁，成为治疗的重点及难点。笔者主张行输卵管整形造口术时，采用4-0号聚丙烯缝线改良造口术。术后根据盆腔粘连的程度（重度），给予3疗程的盆腔综合治疗，配合"盆炎净"中药熏蒸、热敏灸治疗及口服通管促孕口服液活血化瘀、通络利水，促进盆腔炎症的吸收，改善盆腔微循环。患者在输卵管造口术后予中医多途径治疗，治疗后行输卵管介入提示双侧输卵管通畅，为受孕提供可能。

第二节　子宫内膜异位症不孕验案

子宫内膜异位不孕案

余某某，女，24岁，已婚，待业，于2015年12月28日就诊。

主诉：渐进性痛经伴不孕2年余。

现病史：月经来潮即有经行腹痛。2年余前经行腹痛渐进性加剧，常需服止痛药。夫妻性生活正常，未避孕未怀孕。就诊于外院查性激素及彩超大致正常，予以中西药促排卵治疗无效。辰下症见经期小腹胀痛拒按，痛引腰骶；经色紫暗有块，块下痛暂减，婚久不孕；平素带下量多，色白质稠，肢倦乏力，纳寐可，二便调，舌质紫暗，有瘀点，苔白腻，脉弦滑。

月经史：13岁，5~6/29天，量中，痛经（+），LMP为2015年12月22日。

婚育史：已婚，育0-0-0-0。

妇科检查：外阴已婚未产式；阴道畅；宫颈光滑，常大；宫体后位，饱满，质中，活动尚可，无压痛；双附件未触及异常，无压痛。

辅助检查：经阴道彩超提示双侧卵巢多发小囊性改变；盆腔少量积液。CA12-5：52.30U/ml。AMH10.040ng/ml。性激素全套大致正常。

西医诊断：盆腔子宫内膜异位症、原发性不孕。

中医诊断：痛经（湿瘀互结型）、不孕症（湿瘀互结型）。

辨证分析：缘于患者脾虚湿盛，湿邪侵袭冲任胞宫，湿瘀互结，经血不利，不通则痛，故小腹胀痛拒按，痛引腰骶，经行不畅，血色紫暗有块，块下痛暂减；冲任胞宫气血阻滞，故婚久不孕；湿邪下注损伤冲带则带下量多，色白稠；湿邪困脾，脾失健运，运化失司，故肢倦乏力。舌质紫暗，有瘀点，苔白腻，脉弦滑均属湿瘀互结之征。

治法：健脾渗湿，化瘀止痛。

处方：子宫内膜炎方加减。方药如下，萆薢10g，猪苓15g，茯苓10g，连翘10g，仙鹤草30g，香附10g，黄芪10g，党参10g，白术10g，三七粉6g，甘草

3g，5剂，水煎服，日一剂，早晚分服。

诊疗经过：宫腹腔镜检查（内异灶电烙+子宫内膜息肉摘除+插管通液术）。术中见子宫后位，大小正常，表面平坦、光滑，与周围组织无粘连，子宫直肠陷窝存在，骶韧带可见散在紫蓝色异位灶，予以电烙呈褐色，左阔韧带后叶可见腹膜筛孔状，如铜钱大小；左卵巢大小形态正常，左输卵管柔软，伞端存在；右卵巢表面可见紫蓝色异位结节，予以电烙，右输卵管肉眼观正常。宫腔镜下见宫颈管内口形态正常，宫后壁可见一直径约0.8cm的息肉样凸起，予以摘除，复查宫腔形态正常，内膜平整，双输卵管开口清晰，双侧置管顺利，推液均无阻力，提示双侧输卵管通畅。术中诊断为盆腔子宫内膜异位症I期、子宫内膜息肉、原发性不孕。

术后治疗方案：中药子宫内膜炎方汤（经验方）加减健脾渗湿、化瘀止痛。方如下，萆薢10g，猪苓15g，茯苓10g，连翘10g，仙鹤草30g，香附10g，黄芪10g，党参10g，三七粉6g，白术10g，甘草3g；盆腔综合治疗1个疗程防治术后盆腔再粘连；口服"消癥合剂"活血化瘀、软坚散结治疗；醋酸亮丙瑞林3.75mg，皮下注射。

后续门诊中药调理促排卵助孕半年余，2016年8月29日自测尿妊娠阳性。于2017年4月7日在南平市人民医院足月顺娩1女婴，母女均健。

诊治思路：不孕症是一组由多种原因导致的生育障碍状态，要注重审因为先，通过对夫妻双方的全面检查，寻求不孕的原因，针对病因治疗是诊治不孕症的关键。此患者多年未孕，经多方诊治无效，借助宫腹腔镜对其进行病因筛查，发现此属多因性不孕。在宫腹腔镜直视下尽可能祛除病灶，内异灶电烙、子宫内膜息肉摘除、双侧输卵管插管通液。术后采用中医药多途径特色疗法，促进盆腔炎症的吸收，改善盆腔微循环；同时联合醋酸亮丙瑞林治疗残存的异位内膜。在中医方面，患者胞宫蓄溢失职，经血不循常道，离经而行，离经之血，当行不行，当泄不泄，停滞成瘀。瘀阻日久，影响脏腑、气血功能而致痰湿内生，呈现瘀血痰湿胶结，故经行腹痛、婚久不孕。在治疗上术后中药口服联合盆腔综合疗法重在活血化瘀、祛湿化痰；备孕期重在补肾助孕，辅以化瘀祛湿，获得良效。

子宫腺肌病性不孕案

李某某，女，32岁，已婚，待业，于2013年9月10日就诊。

主诉：渐进性痛经伴经量增多4年，不孕2年。

现病史：4年前自然流产后出现渐进性经期腹痛，喜温喜按，伴经量增多。夫妻性生活正常，未避孕未怀孕。就诊于外院查妇科彩超提示子宫腺肌病。CA12-5升高（具体不详），予以中西药对症治疗无效。辰下症见婚久不孕，经行腹痛，肛门坠胀，伴经量增多，色淡质稀，神疲乏力，面色少华，纳寐可，二便调，舌淡胖，边有齿痕，脉细。

月经史：14岁，6/30天，量中，色红，夹血块，痛经（-），近4年月经改变如上述，LMP为2013年9月10日。

婚育史：已婚，育0-0-1-0，自然流产1次。

妇科检查：外阴已婚未产式；阴道畅，可见少量血性分泌物；宫颈光滑，常大，双合诊拒查。

辅助检查：妇科彩超提示子宫增大伴宫壁欠均（大小110.9mm×102.0mm×105.0mm），符合子宫腺肌病改变，左侧卵巢囊性肿物不能排除。CA12-5 105.50U/ml。血常规提示中度贫血。

西医诊断：子宫腺肌病、腺肌瘤、盆腔炎性疾病后遗症、继发性不孕、中度贫血。

中医诊断：痛经（气虚血瘀型）、不孕症（气虚血瘀型）。

辨证分析：缘于患者气血不足，冲任俱虚，血行瘀滞，子宫冲任失养，故经期小腹胀痛，喜温喜按；气血虚弱，冲任失养，血行不畅，瘀阻胞宫，无以摄精成孕，故婚久不孕，经量多，经色淡质薄；气虚下陷，无力升提，故肛门坠胀；气虚失养故神疲乏力，面色少华；舌淡胖，边有齿痕，脉细为气虚血瘀之征。

治法：益气健脾，活血化瘀。

处方：化瘀消癥方加减如下，三棱30g，莪术15g，党参15g，白术10g，白芍15g，柴胡8g，枳壳8g，丹参10g，仙鹤草30g，牛膝15g，葛根10g，绞股蓝10g，5剂，水煎服，日一剂，早晚分服。右旋糖酐铁片补充铁剂治疗贫血；醋酸亮丙瑞林治疗子宫腺肌病。

复诊（2013年12月23日），为闭经状态，妇科彩超提示子宫增大（大小85.8mm×81.6mm×87.2mm）伴宫壁欠均，符合子宫腺肌病改变，宫颈多发潴留性囊肿；双附件区未见明显占位性病变。CA125 21.5U/ml。行双侧子宫动脉栓塞术。

诊疗方案：宫腹腔镜检查（盆腔粘连松解+宫腔粘连松解+插管通液术）。术中见子宫前壁与腹膜片状纤维膜样粘连，予松解粘连后见子宫增大如孕2月大小，后壁较膨隆直径约3cm，表面充血，可见紫蓝色异位灶，子宫直肠窝存在，未见异位灶。双侧输卵管柔软，伞端存在，双侧卵巢肉眼观正常。宫腔镜下见宫颈管内口及宫腔形态正常，左侧宫角深陷，宫底部及左侧宫角可见片状粘连带，右侧宫角未见，予以剪开粘连带后再次探查宫腔深约8.5cm，双侧输卵管开口未见，插管困难，通液阻力极大，提示双侧输卵管阻塞，术后予欣可聆宫腔灌注并放置节育器一枚。复查盆腔未见亚甲蓝溢入，提示双侧输卵管阻塞。术中诊断为子宫腺肌病、腺肌瘤，盆腔粘连，宫腔粘连，继发性不孕。

术后治疗方案：盆腔综合治疗3个疗程；注射醋酸亮丙瑞林3.75mg，皮下注射，每4周1次，共3次；口服"通管促孕合剂""消癥合剂"活血化瘀、通络利水治疗；宫腔灌注3疗程防治宫腔粘连。

疗程结束复查宫腔镜+取环+宫腔粘连分离+输卵管通液术：宫颈管、内口肉眼观正常，宫腔内可见一枚节育环，宫底部少许肌性粘连，左输卵管开口粘连，右输卵管开口清晰。探毕，取出节育环，剪开宫底部粘连带，宫底与双侧输卵管开口基本位于同一水平，宫腔形态恢复正常，子宫内膜菲薄，双侧输卵管置管顺利，推液阻力极大，提示双侧输卵管阻塞。

术后治疗方案：宫腔灌注2疗程后，建议患者行辅助生殖技术，但患者拒绝。遂行输卵管介入治疗，提示双侧输卵管介入后通畅，中远端较扭曲；考虑盆腔炎。

后续门诊中药调理促排卵助孕2月余，2015年7月4日自测尿妊娠阳性。于2016年3月11日在南平市人民医院足月顺娩1男婴，母子均健。

诊治思路：笔者首先采用GnRH-a治疗子宫腺肌病并纠正贫血。通过宫腹腔镜探查，明确不孕症的原因为多因性，包括子宫腺肌病及腺肌瘤、宫腔粘连、盆腔粘连、输卵管阻塞。术后采用

GnRH-a+盆腔综合疗法+宫腔灌注疗法，复查宫腔镜子宫明显缩小，宫腔形态恢复正常，但是双侧输卵管阻塞，建议其行IVT-ET，但患者拒绝要求尝试自然妊娠。输卵管阻塞借助输卵管介入治疗及盆腔综合治疗后恢复患者的输卵管通畅度，使患者成功自然妊娠并分娩。该患者的病情比较复杂，治疗非常棘手，如果针对单一病因诊治收效甚微，需要融合中西医各种治疗方案，改善盆腔及宫腔微循环，改善输卵管功能，提高妊娠率。

在中医方面，笔者认为，患者流产手术所伤，或先天禀赋不足，胞宫蓄溢失职，经血不循常道，离经而行，停滞成瘀，瘀阻日久，影响脏腑、气血功能而致痰湿内生，瘀血痰湿胶结，壅阻冲任胞宫故经行腹痛；瘀阻痰凝，阻碍气机，或先天禀赋不足，而致肾气亏虚，冲任失养，无法摄精成孕故婚久不孕；肾气亏虚，温煦失职，气化失司，血行迟滞，水湿不化，又加重血瘀痰阻，肾虚血瘀痰凝冲任为本病的主要病机。治以补肾活血祛痰，窗口期采用补肾祛瘀化痰调周助孕疗法，联合中医多途径治疗，取得意想不到的临床疗效。

第三节 多囊卵巢综合征不孕验案

案 1

顾某，女，35岁，已婚，待业，于2017年4月20日就诊。

主诉：月经稀发8年，伴不孕1年余。

现病史：8年前出现月经稀发，30~90天一行，经量少，色暗红，有血块，伴腰酸，带下量多，色白质黏，无臭，曾于南平市人民医院查性激素示LH/FSH＞2，予以黄体酮及中药调经治疗，症状改善，停药后上症再发。1年余前结婚，夫妻正常性生活，未避孕未怀孕，于南平市人民医院促排卵治疗，监测卵泡正常，丈夫精液检查正常。昨日门诊查经阴道彩超示双侧卵巢内见数个小卵泡，遂就诊南平市人民医院门诊。辰下症见经行延后，经量少，色暗红，有血块，婚久不孕，伴腰酸，带下量多，色白质黏，无臭，纳寐可，二便调，舌暗红，边有瘀点，苔白腻，脉弦滑。

月经史：17岁，5/30天，量中，色暗红，夹血块，无痛经，LMP为2017年2月28日，近8年来如上述。

婚育史：育0-0-0-0，丈夫精液常规正常。

妇科检查：外阴已婚未产式；阴道畅；宫颈轻糜，常大；宫体中前位，常大，质中，活动度可，无压痛；双附件未触及异常，无压痛。

辅助检查：性激素全套LH/FSH大于2。彩超示双侧卵巢内见数个小卵泡。

入院诊断：多囊卵巢综合征、原发性不孕。

中医诊断：月经后期（肾虚痰瘀）、不孕症（肾虚痰瘀）。

辨证分析：《景岳全书》云"痰之化无不在脾，而痰之本无不在肾"，脾肾素虚，水湿难化，聚湿成痰，痰阻冲任、胞宫，气机不畅，血为气滞，血海不能按时满溢，故经行推后，经量少，色暗红，有血块；腰为肾之腑，肾虚故腰酸；湿浊下注带脉，故带下量多，色白质黏，无臭；冲任瘀阻，不能摄精成孕，故婚久不孕；舌暗红，边有瘀点，苔白腻，脉弦滑均为肾虚痰瘀之征。此病在冲任、胞宫、脾、肾，以虚实夹杂证为主。故治疗上当益肾导痰，活血通络。

治法：益肾导痰，活血通络。

处方：苍附导痰汤。处方如下，苍术10g，香附10g，茯苓10g，陈皮10g，法半夏10g，生白术10g，枳壳10g，胆南星10g，当归10g，仙灵脾30g，丹参10g，巴戟天15g，黄芪20g，鸡血藤30g，甘草3g。5剂，水煎服，每日1剂。

诊疗经过：宫腹腔镜检查+异位灶电烙+双侧卵巢打孔术+插管通液术，术中腹腔镜下见子宫前位，形态大小正常，表面平坦、光滑，与周围无粘连，子宫直肠陷窝存在，双侧骶韧带处可见紫兰色异位灶，双侧输卵管柔软，形态正常，伞端存在，双侧卵巢均略增大，表面可见新生血管，皮质厚。探毕，予PK刀电烙异位灶，PK电针双侧卵巢打孔3~5处。宫腔镜下见宫颈管及内口正常，宫腔形态正常，内膜平整，双侧输卵管开口清晰，置管顺利，右侧推液无阻力，左侧推液稍感阻力，轻度反流，复查盆腔见亚甲蓝液由双侧输卵管伞端溢入，右侧输卵管未见亚甲蓝淤积，左侧宫角处稍膨隆，可见亚甲蓝淤积，提示右侧输卵管通畅，左侧输卵管通而欠畅。术后诊断为多囊卵巢综合征，盆腔子宫内膜异位症Ⅰ期，原发性不孕。

术后治疗方案：中药益肾导痰Ⅱ号汤加减益肾导痰、活血化瘀。方如下，苍术10g，香附10g，茯苓10g，陈皮10g，半夏10g，白术10g，枳壳10g，胆南星10g，当归10g，仙灵脾30g，巴戟天15g，黄芪20g，鸡血藤30g，丹参10g，藕节炭10g，仙鹤草30g，三七粉3g，甘草3g。盆腔综合治疗1个疗程；同时口服消癥合剂活血化瘀消癥治疗。

后续门诊中药调理促排卵助孕，于2017年5月24日监测卵泡已破，指导同房，2017年6月10日自测尿妊娠阳性。于2017年7月24日在南平市人民医院查经阴道彩超示子宫内单胎妊娠，胎儿存活。

诊治思路：目前腹腔镜下卵巢电凝打孔术是治疗难治性不孕的一种有效方法，创伤小，康复快，同时腔镜下能够排除其他不孕的因素并针对性治疗，大大提高了排卵率和妊娠率，降低流产率的发生。多囊卵巢综合征在中医学中无明确记载，根据其证候该病属于中医学的"月经病""不孕""闭经"等范畴。《圣济总录》云"妇人所以无子者，冲任不足，肾气虚寒也"，多因肾阳虚衰，不能化生精血为癸水，则冲脉不盛，任脉不通，诸经之血不能汇集冲任下注胞宫，故月经不调以致不孕；肾阳虚不能温运脾土，脾失运化，水湿内停，故聚而成痰，痰阻胞络。故笔者认为本病多以肾虚为本，血瘀为标，常伴随痰湿等病理变化，治疗宜补肾祛痰，活血化瘀。本案在宫腹腔镜下明确了多囊卵巢综合征及子宫内膜异位症的诊断，并于术中进行了双侧卵巢打孔术及内异灶电烙，术后予中医多途径疗法改善盆腔微循环，预防术后盆腔粘连，配合中药益肾导痰Ⅱ号汤（经验方）加减益肾导痰、活血化瘀治疗，方中仙灵脾、巴戟天补肾阳、益精血、暖宫助孕；半夏、苍术、陈皮、枳壳、茯苓、白术、胆南星燥湿理气化痰；丹参、三七粉、当归、鸡血藤、香附活血化瘀，则血行通畅，正气不伤，月经自调。加入黄芪、藕节炭、仙鹤草，炙甘草调和诸药。诸药合用，共奏益肾导痰祛瘀之功效，故对肾虚痰凝血瘀致胎孕不受之证有独特的疗效。

案 2

蔡某，女，31岁，已婚，职员，于2019年6月27日初诊。

主诉：月经稀发伴不孕2年余，停经4月余。

现病史：患者平素月经尚规则，5~7/32~38。近2年无明显诱因出现经期1~3月一行，行经5~7天，经量少，色暗夹血块。2年来夫妻正常性生活未避孕未孕，丈夫精液正常。3月前就诊外院予地屈孕酮、黄体酮治疗后，月经仍未至，又予达英-35治疗21天后月经仍未来潮，遂就诊南平市人民医院。辰下症见月经稀发，经行量少，色暗，夹血块，经行腰酸腹痛，四肢倦怠，带下量多稀白伴瘙痒，近半年体重增加5kg。

月经史：15岁，5~7/32~38，量中，近2年月经如上诉，LMP为2018年12月20日。

婚育史：已婚，1-0-1-1，2012年足月顺产1女，2013年人流1次。

妇科检查：外阴，已婚已产式；阴道畅；宫颈光，轻度肥大；宫体前位，常大，无压痛；双附件未触及明显异常。

辅助检查：尿妊娠（-），妇科彩超提示双侧卵巢多发小囊样改变，内膜5.8mm。性激素全套+TSH（2019年5月6日）示

TSH：1.44 mU/L，LH：8.8mU/ml，FSH：4.77 mU/ml，E$_2$：64.33pg/ml，PRL：11.196ng/ml，T：2.82ng/ml。

西医诊断：多囊卵巢综合征、继发性不孕。

中医诊断：月经后期（脾虚痰湿）、不孕症（脾虚痰湿）

治法：燥湿化痰，理气调经。苍附导痰汤加减，苍术15g，香附15g，陈皮10g，胆南星10g，枳壳10g，半夏10g，川芎10g，茯苓10g，神曲10g，大腹皮10g，当归10g，鸡血藤15g。7剂，水煎服，日一剂，早晚分服。

复诊（2019年7月17日）：服药后带下量较前减少，月经未来潮，妇科彩超提示双侧卵巢多发小囊样改变，内膜6.8mm。予上方再服7剂，加用芬吗通（2/10mg）1粒 qd×28天。

三诊（2019年8月26日）：服药后于8月24日月经来潮，量少，色暗红夹血块，余无不适。经尽后予上方加减再服7剂，B超监测卵泡，于9月12日针灸促排卵并指导同房。10月7日停经44天，自测尿妊娠阳性，前来复诊妇科彩超提示宫内早孕。

诊治思路：本病例属脾虚痰湿之证，"血者水谷之精气，若伤脾胃何以为生。不调液竭血枯病，合之非道损伤成"。脾气亏虚，土不能制水，脾主运化功能失施，水谷不能化精，血无以生，痰湿内生，日久则积痰下流胞宫，阻塞血海，则经水不能如期而至，量少难行；脾虚湿阻，气血凝滞，阻塞胞宫，故日久不孕；气虚痰湿停聚肌肉，则见形体肥胖；痰湿下注，则带下量多。故予叶天士的苍附导痰汤燥湿化痰，健脾调经为宜，方中香附有"气病之总司，女科之主帅"之称，古方童便浸妙则入血分，行气解郁和血，苍术燥湿健脾，治生痰之源，共为君药；陈皮、半夏、茯苓、甘草燥湿化痰，理气和中；再配枳壳下气散结，胆南星燥湿化痰，当归行气和血，鸡血藤活血化瘀，辅佐苍术、香附，可以气顺痰消，并且瘀滞均除，气血调和，而轻脉通利。

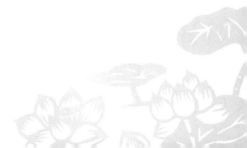

第四节　宫腔粘连合并不孕验案

案 1

谢某某，女，38岁，已婚，公司职员，于2015年9月23日就诊。

主诉：清宫术后经量减少伴不孕1年余。

现病史：1年余前清宫术后出现月经量减少，约减少了平素经量的1/3。夫妻同居，性生活正常，未避孕未孕。外院予以中药调经治疗无效。辰下症见经量少，色淡暗，质黏腻，婚久不孕，伴腰膝酸软、带下量多黏腻。舌淡胖，苔白腻，脉滑。

月经史：16岁，5~6/30天，量少，色暗红，血块（＋），1年余来月经情况如上，LMP为2015年9月9日。

婚育史：已婚，育2-0-2-1，2006年、2012年分别足月顺娩1孩（小者于1周岁时夭折），2014年自然流产2次，清宫2次（末次1年余前），丈夫及孩子均体健。

妇科检查：外阴已婚已产式；阴道畅，可见中量白色黏稠分泌物，无异味；宫颈光滑，常大；宫体前位，饱满，活动度可，无压痛；双附件区未及包块及增厚，无压痛。

辅助检查：经阴道三维彩超示子宫上段内膜局部缺如，宫腔部分粘连不能排除。

西医诊断：宫腔粘连、继发性不孕。

中医诊断：月经过少（肾虚痰湿证）、不孕（肾虚痰湿证）。

辨证分析：患者脾气素虚，痰湿内停，阻滞经络，气血运行不畅，兼之已过五七之年，肾精亏耗，血海不足，故经量少，色淡暗，质黏腻；肾虚，则腰膝酸软；脾虚痰湿，湿邪下注，损伤带脉，带脉失约，故带多黏腻；冲任阻滞，不能摄精成孕，故婚久不孕；舌淡胖，苔白腻，脉滑均为肾虚痰湿之征。故认为本病的病位为冲任、胞宫，与"肾、脾"密切相关，病性虚实夹杂，治宜补肾化痰、除湿调经，方选寿胎丸合子宫内膜炎方（详见第二章第五节）。

诊疗经过：9月24日行宫腹腔镜检查+宫腔粘连分离+插管通液术，腹腔镜下盆腔未见明显异常，宫腔镜下见宫腔底部白色纤维样粘连带，呈网状分布，予以剪除，恢复宫腔正常形态，双侧输卵管通畅。术中诊断为宫腔粘连（中度）、继发性不孕。术后中西医多途径治疗方案为宫腔灌注+中药熏蒸+人工周期2疗程（治疗方案详见第二章第五节）及中药辨证治疗。

复诊（2016年1月17日）：患者主诉停经46天，下腹坠痛、腰酸、阴道出血半天。辅助检查：妇科经阴道彩超示宫内早孕（内见胚芽长约7.0mm）。

西医诊断：先兆流产。

中医诊断：胎动不安（肾虚证）。

诊疗方案：辨证使用中药寿胎丸、安胎煲补肾固冲，地屈孕酮安胎；选用胚宝胶囊促进子宫内膜生长，阿司匹林改善子宫内膜血流、防治子宫微小动脉血栓形成，降低流产率，提高活产率。保胎至症状痊愈，彩超可见原始心管搏动后出院，门诊随诊，加强产检。2016年8月24日于南平市人民医院产科经阴道顺娩一男婴，重3100g，Apgar评分10分，胎膜胎盘完整娩出。按时出院。

诊治思路：不孕症的病因诸多，如果不明病因或只针对其中一个病因而盲目治疗，往往疗效欠佳。因此不孕症病因筛查和辨病研究显得尤为重要。此患者清宫术后1年未孕，伴有月经量减少，结合经阴道三维彩超初步筛查考虑宫腔粘连可能性大，通过宫腹腔镜明确了不孕病因——宫腔粘连，在宫腔镜下根据2015年制定的中国专家共识对宫腔粘连进行了分度——中度（评13分），并行宫腔粘连分离术。但宫腔粘连分离术后如何有效促进子宫内膜的修复和增生、预防复发，并确保患者成功受孕、顺利分娩是目前最棘手问题。

笔者认为，宫腔粘连分离术后中西医结合多途径治疗是防治宫腔再粘连、修复子宫内膜的最佳方案。因此根据该患者宫腔镜下宫腔粘连分度情况，制订了宫腔粘连分离术后中西医结合多途径治疗方案。同时，因为宫腔粘连的基本病机为肾虚血瘀，病位在冲任、胞宫，与"肾、肝、脾"三脏密切相关，病性虚实夹杂，病理产物主要以"瘀"为主，治疗上主张在宫腔粘连分离术后"益肾、健脾、疏肝、养血、活血"。四诊合参，患者证属"肾虚痰湿"，故选择了寿胎丸合子宫内膜炎方治疗，寿胎丸功能补肾填精固冲，子宫内膜炎方功能健脾渗湿化痰。适当选用调养包、养膜助孕包、助巢煲、金凤丸等南平市人民医院制剂或中成药制剂徐徐图之，以善全功。

宫腔粘连分离术后尤其是中、重度粘连患者，容易出现反复种植失败、流产、胚胎停育、胎盘低置、胎盘植入等风险，尤需早期保胎、动态观察、密切监护。该患者宫腔粘连分离术后在精心制定的中西医结合多途径治疗方案下虽然幸运怀孕，但孕早期出现流产先兆，遂再次入院积极保胎治疗。除了常规辨证使用中药寿胎丸、安胎煲等安胎，地屈孕酮、黄体酮制剂等提供黄体支持外；还需注意促进子宫内膜生长，增加子宫容受性，中药可选用胚宝胶囊、养膜助孕包等药膳同食、补肾调膜，西药可选用雌激素增加内膜厚度；另外由于该类患者容易出现子宫微小动脉血栓前状态导致胚胎血液供应异常，还宜根据血浆D-二聚体、血小板聚集功能检测等选用阿司匹林或肝素等治疗改善子宫内膜血流，防止流产及胚胎停育。妊娠中、晚期加强产检，注意随访胎盘是否有低置、前置、植入等情况，及时处理产科并发症，确保活产抱婴率。

案2

宋某某，女，33岁，已婚，家庭主妇，于2018年2月1日就诊。

主诉：人流术后月经量减少伴不孕1年。

现病史：1年前外院人工流产后出现月经量少，复查超声提示宫腔残留，予二次清宫失败行宫腔镜手术，术中诊断为不全流产、子宫内膜息肉、宫腔粘连，术后月经量明显减少，约减少至原经量的1/5，色紫暗，质稠，有血块；经期、周期无明显改变，伴经行小腹胀痛。夫妻同居，性生活正常，未避孕未孕。辰下症见月经量少，色紫暗，质稠，有血块，不孕、腰膝酸软。舌淡暗，边尖见瘀点，脉沉弦。

月经史：15岁，5~6／37天，量中，色暗红，无痛经，1年来月经改变如上，LMP为2018年1月10日。

婚育史：已婚，生育1-0-7-1，人流7次（末次1年前），足月剖宫产1孩，丈夫及孩子体健。

妇科检查：外阴已婚未产式；阴道畅；宫颈轻度糜烂，正常大小；宫体前位，饱满，活动可，无压痛；双附件，未及明显增厚及包块，无压痛。

辅助检查：外院查性激素全套正常。今就诊南平市人民医院查经阴道三维彩超考虑宫腔粘连不能排除；右卵巢囊性结构，考虑卵泡？宫颈囊肿。

西医诊断：宫腔粘连、继发性不孕。

中医诊断：月经过少（肾虚血瘀证）、不孕（肾虚血瘀证）。

辨证分析：患者多次宫腔手术史，反复刮宫为金刃所伤，直接扰乱了肾—天癸—冲任—胞宫生殖轴的生理，损伤脏腑、气血、冲任，而以肾伤之最甚。因肾气虚损，精血不足，胞脉空虚，冲任血海亏虚，加之瘀血内停，冲任阻滞，故经量明显减少，色紫暗，质稠，有血块，经行小腹胀痛；肾气不足，冲任阻滞，不能摄精成孕，而致不孕，故患者久而未孕；肾虚则腰膝酸软；舌淡暗，边尖见瘀点，脉沉弦均为肾虚血瘀征象。本病的病位为冲任、胞宫，与"肾"关系最为密切，病性虚实夹杂，治宜益肾养血、活血调经，方选益肾养血调膜汤（详见第二章第五节）。

诊疗经过：宫腔镜检查+宫腔灌注治疗。宫腔镜下见宫颈管、宫腔呈桶状，宫腔形态失常，未见正常内膜，予"透明质酸钠"宫腔灌注治疗。术后诊断为宫腔粘连（重度，评23分）。

术后治疗方案：宫腔灌注+人工周期+中药熏蒸3个疗程及中药辨证治疗，并根据月经恢复情况、经阴道三维彩超结果择期二探宫腔镜。

患者在中西医结合多途径治疗3疗程后虽然经量明显增多，但未经宫腔镜二探评估即自然受孕。虽入院经积极保胎至复查经阴道三维彩超示宫内早孕（可见胚芽、心搏）后出院，但于停经12周发现胚胎停育，于外院药流+无痛清宫术。

复诊（2018年10月29日）：患者主诉：清宫术后1月余，发现宫腔占位半天。辅助检查，10月29日经阴道三维彩超示，宫腔内不均质回声区？（请结合临床，范围28mm×12mm，上段内膜显示不清）

西医诊断：不全流产、宫腔粘连。

中医诊断：堕胎不全（湿瘀互结证）。

诊疗经过：10月31日行宫腔镜检查+诊刮术+宫腔粘连分离+宫腔灌注+子宫球囊支架置入术。宫腔镜下见宫颈管及内口肉眼观正常，宫腔见一占位，位于左侧近宫角处，大小约30mm×15mm，用异物钳逐步钳夹后取出，诊刮后送病理，宫底见膜样粘连，予以微型剪剪开粘连，右侧宫角处见片状粘连，剪开粘连带，未见右输卵管开口，左输卵管开口略见，置管顺利，推液无阻力，提示左侧输卵管通畅。予以透明质酸钠宫腔灌注，置入宫内球囊支架。术后诊断为不全流产、宫腔粘连（中度，评13分）。术中行宫腔粘连分离术，但右侧宫角处呈片状粘连，术中未做分离，以防加重粘连。

术后中西医多途径治疗方案：宫腔灌注+人工周期+中药熏蒸3疗程及中药辨证治疗。

三诊（2019年4月29日）：患者月经量约恢复至平素经量的2/3，LMP2019年4月15日。辅助检查：4月2日经阴道三维彩超示子宫内膜边缘毛糙，局部见中断缺失，考虑宫腔粘连可能。

西医诊断：宫腔粘连（中度）。

中医诊断：月经过少（肾虚血瘀证）。

诊疗经过：4月30日行第3次宫腔镜检查+宫腔粘连分离+COOK导丝介入+宫腔灌注+宫腔球囊支架置入。宫腔镜下见宫颈管、宫颈内口大致正常，右侧宫腔及宫角见纤维膜样粘连，右侧宫角圆顿，右侧输卵管开口未见，左侧输卵管开口可见，宫腔镜直视下用剪刀剪开粘连带，恢复宫腔正常形态，显露双侧宫角及输卵管开口，置管顺利，推液有阻力，并伴亚甲蓝液反流，用COOK导丝行双侧输卵管介入术，置管成功后再次行通液术，推液无阻力，未见亚甲蓝液反流，提示双侧输卵管通畅，透明质酸钠宫腔灌注治疗，并放置宫腔球囊预防宫腔粘连。术后诊断为宫腔粘连（轻度，评8分）。患者本次宫腔粘连分离术后宫腔形态恢复正常，双侧输卵管开口显露，但均不通畅，术中予COOK导丝介入治疗后通畅，为防止宫腔再粘连及双侧输卵管再堵塞，术后中西医多途径治疗方案为宫腔灌注+人工周期+中药熏蒸4疗程后再次探查宫腔镜了解宫腔形态及输卵管通畅情况。

四诊（2019年9月5日）：患者月经量约为平素经量的2/3~3/4，LMP为2019年8月19日。辅助检查，8月28日经阴道三维彩超示宫颈囊肿、宫内节育器。

西医诊断：宫腔粘连（轻度）、宫内节育器。

中医诊断：月经过少（肾虚血瘀证）。

诊疗经过：9月6日行第4次宫腔镜检查+取环+插管通液+宫腔灌注术。宫腔镜下见宫颈管、内口肉眼观未见明显异常，宫内见节育环一枚，予取出，宫腔形态大致正常，双侧输卵管开口清晰可见，双侧置管顺利，通液无阻力，提示双侧输卵管通畅。用"透明质酸钠"宫腔灌注防治宫腔再粘连。术后诊断为宫腔粘连（轻度，评4分）。患者复查宫腔形态大致正常，双侧输卵管通畅，术后仅需宫腔灌注+中药熏蒸1疗程，嘱次月备孕。

五诊（2019年12月30日）：患者停经44天，因阴道出血入院诊断先兆流产，辨证使用中药、安胎煲补肾固冲、黄体酮、地屈孕酮黄体支持；选用肝素预防子宫微小动脉血栓前状态，防止流产及胚胎停育治疗至12周后出院，出院继续门诊密切随访，调整保胎药物。2020年8月7日因"瘢痕子宫、$G_{10}P_2 37^{+5}$周宫内妊娠LOA"于南平市人民医院行子宫下段剖宫产术，娩一健康男婴。按时出院。

诊疗思路：重度宫腔粘连术后预防再粘连并促进子宫内膜修复，确保顺利妊娠，足月分娩是宫腔粘连治疗的大难题。分析主要原因有：①重度宫腔粘连范围广、粘连致密、残留的子宫内膜面积小，往往需要能量介入分离法，难以避免对周围的正常或残留子宫内膜造成损伤及破坏，且分离后的创面广泛，可能增加炎性因子及粘连相关因子的渗出，增加术后再粘连及瘢痕形成的可能性。②即使手术顺利，术后内膜再生修复困难，妊娠率低，妊娠丢失率及产科并发症发生率高。

笔者总结该例重度宫腔粘连患者第一次妊娠失败的教训有：①重度宫腔粘连患者行宫腔镜二探，明确宫腔形态和子宫内膜状态，是指导受孕及辅助治疗的重要依据。患者未经宫腔镜二探评估宫腔形态情况下即仓促受孕，子宫容受性差，易发生妊娠丢失。②该类患者容易出现子宫微小动脉血栓前状态导致胚胎停育，患者出院后未继续使用保胎及阿司匹林或肝素等改善子宫内膜血流药物。③重度宫腔粘连患者妊娠后容易发生产科并发症，包括胎盘位置异常、胎盘粘连和植入、产后出血等，发生胚胎停育后不宜即刻清宫，而应予药流待妊娠组织排出后清宫，清宫后即可考虑行宫腔镜明确宫腔情况。

分析第二次妊娠成功并最终至足月剖宫娩的成功经验有：①重度宫腔粘连不能强行实施粘连分离术，术前应采用中西医多途径疗法预处理。通过宫腔灌注间断加压可钝性分离部分微小粘连，使药物与宫腔创面紧密结合，结合中药熏蒸治疗可改善宫腔局部循环，改善子宫内膜组织营养状况；人工周期及中药辨证治疗可促进内膜修复再生，从而改善月经状况。待患者月经改善，残存的内膜组织得到再生修复后，再行粘连分离术。该患者第1次宫腔镜术后经中西医多途径治疗3疗程后自然妊娠，虽然发生了胚胎停育及流产不全，但第2次宫腔镜复查发现宫腔粘连评分较前次明显下降，证实了宫腔粘连分离术前预处理的有效性。②宫腔粘连分离术后在预防宫腔再粘连前提下，强调促进子宫内膜修复、增生的处理方法，包括辨证口服中药、养膜助孕包等药膳同食、雌孕激素序贯治疗、阿司匹林改善子宫内膜血流等。③重度宫腔粘连终妊娠后应全过程监护，降低流产率，提高活产抱婴率。

案3

吴某，女，34岁，已婚，待业，于2020年8月19日初诊。

主诉：发现宫腔粘连5年，未避孕不孕3年。

现病史：患者5年前因"胚胎停育"于外院行药流+清宫术，术后闭经6个月，行宫腔镜检查示重度粘连（未见详单），予补佳乐+芬吗通治疗，月经来潮，量少。4年前外院复查宫腔镜示宫腔粘连，继续药物治疗。3年前因"胚胎停育"再次行药流+清宫术。2018年6月行子宫输卵管碘油造影示右侧输卵管通而不畅，左侧输卵管近端闭塞。近2年于外院行3次宫腔镜检查，末次于2020年4月外院行宫腔镜检查提示宫腔轻度粘连，继续人工周期治疗，月经量仍少，未避孕未孕。2个余月前外院性激素：LH，2.0mU/ml，FSH，4.9mU/ml，E_2，93pg/ml，P，0.28ng/ml，AMH，1.10ng/ml；甲功（－）；D二聚体（－）；凝血（－）；优生四项（－）；支原体（－）；衣原体（－）；淋球菌（－）；TCT+HPV（－）。1个月前外院复查三维彩超示宫腔粘连，子宫肌瘤伴腺肌病。

月经史：15岁，4/27天，量少，痛经（－），LMP为2020年7月26日。

婚育史：已婚10年，0-0-2-0，胚胎停育2次。

妇科情况：外阴已婚未产式；阴道畅，分泌物量中，呈米汤样，伴异味；宫颈光滑，常大；宫体前位，常大，活动度欠佳，质中，无压痛；右附件区增厚，左附件未触及异常。

辅助检查：生殖道解脲支原体阳性；经阴道三维彩超示子宫腔内膜边缘毛糙，欠规整；子宫壁低回声结节（子宫肌瘤可能）；盆腔少量积液。

西医诊断：宫腔粘连、继发性不孕、复发性流产、生殖道支原体感染、子宫肌瘤。

中医诊断：月经过少、继发性不孕。

诊疗经过：根据药敏治疗生殖道解脲支原体阳性；宫腔灌注+中药熏蒸+直肠给药中西医多途径疗法；中药根据月经周期分期施治，口服益肾养血调膜汤、养膜助孕包、金凤丸，膜泡同调。经过两个月经周期的调理，患者的月经量逐渐增多，复查生殖道解脲支原体正常。2020年10月23日南平市人民医院行宫腔镜检查+宫颈扩张术+双侧输卵管介入治疗+宫腔灌注术。术中见宫颈内口及双侧输卵管开口呈膜样粘连，插管通液示双侧输卵管通畅。

术后继续宫腔灌注+中药熏蒸+直肠给药中西医多途径疗法及口服益肾养血调膜汤、养膜助孕包、金凤丸治疗一个疗程。LMP为2020年11月11~15日，经量明显增多，色红。宫腔镜术后继续，膜泡同调。2020年11月23日月经第12天彩超提示卵泡22mm×13mm，内膜厚7mm，予口服养膜助孕包、金凤丸，外用雌激素凝胶快速增膜促排，指导同房。

2020年12月16日，停经35天，患者自测尿妊娠阳性，予以积极保胎处理。停经41天，彩超提示宫内早孕（可见胚芽及心搏）。2020年12月28日，停经47天复查血B-HCG，84184mU/ml；孕酮，29.61ng/ml；E2，1209.67pg/ml。目前仍在保胎中。

诊疗思路：患者胚胎停育两次，诊断宫腔粘连，前后经过5次宫腔镜手术后仍表现月经量少伴不孕。宫腔粘连诊治的重点并不在于反复地松解粘连，而是如何预防再粘连形成，促进子宫内膜再生修复，恢复生育能力。该患者在诊治上首先祛除生殖道支原体感染；采用丹参注射液宫腔灌注。丹参注射液通过宫腔灌注可以使宫腔内保持比较高的药物浓度，改善局部的血液循环，抗菌消炎，促进粘连松解和吸收，加压推注的钝性分离作用，成为防治宫腔粘连松解术后再粘连的一种有效方法。同时联合中药熏蒸及直肠给药等盆腔综合疗法，通过特种的微波导入热效应，直接作用病变局部，可有效地改善微循环，提高生物免疫能力，达到解痉止痛的作用；通过局部钾离子的减少、钙离子的增加，促进组织水肿的消退，达到消炎的目的；药物的有效成分直达病所，局部药液浓度增高，维持时间延长。中医根据患者月经周期阴阳气血变化规律，分期施治，膜泡同调，促进子宫内膜的再生修复，待经量增多后再行宫腔镜手术，松解宫腔粘连，恢复宫腔正常形态。术后继续联合中药口服、养膜助孕包食疗、膜泡同调，当出现优势卵泡时，中西医药快速增膜调促孕。孕后仍要继续黄体支持，中西医积极安胎治疗，防止胚胎停育。

第五节　多因性不孕验案

案 1

陈某，女，32岁，已婚，教师，于2016年1月4日就诊。

主诉：反复下腹胀痛伴不孕2年余，发现宫腔占位4天。

现病史：2年余前出现反复下腹部疼痛，呈阵发性闷痛；夫妻性生活正常，未避孕未怀孕。就诊外院予以中西医促排卵治疗未孕。4天前外院彩超发现子宫内膜区稍高回声，考虑内膜息肉样病变不能排除。辰下症见反复下腹胀痛，拒按，婚久不孕，伴胸胁乳房胀痛，遇情志不舒时尤甚；宫腔结块，纳寐可，二便调，舌紫暗，苔薄白，脉弦涩。

既往史：12年前在外院行阑尾切除术。

月经史：13岁，10/1~3个月，量少，色暗红，痛经（＋），LMP为2015年12月20日。

婚育史：已婚，育0-0-0-0。

妇科检查：外阴已婚未产式；阴道畅；宫颈轻糜，常大；宫体后位，常大，质中，活动稍欠佳，轻压痛；双附件未触及异常，轻压痛。

辅助检查：性激素全套，LH/FSH大于2，T2.6pmol/L。彩超示子宫内膜区稍高回声，考虑内膜息肉样病变不能排除，双附件区未见占位。

西医诊断：宫腔占位待查、盆腔炎性疾病后遗症、多囊卵巢综合征、原发性不孕。

中医诊断：癥瘕（气滞血瘀型）、不孕症（气滞血瘀型）。

辨证分析：缘于患者素性抑郁，加之多年未孕，肝气内伤，气行不畅，血行瘀阻，结于冲任胞脉阻滞不通，不通则痛，故下腹胀痛，拒按；肝气不疏，肝经阻滞，则胸胁乳房胀痛；肝郁气滞，血行不畅，不通则痛，故经来腹痛；气滞血瘀，胞宫、胞脉阻滞不通，冲任不能相资，故婚久不孕；气郁血瘀，瘀血内结，阻于胞宫，故胞宫结块；舌紫暗，苔薄白，脉弦涩，均为气滞血瘀之征。然此肝郁为标，血瘀为本，宿血积于胞中，瘀血不能成孕，故治疗上当疏肝理气、活血化瘀。

诊疗经过：患者既往经抗炎治疗后腹痛可改善，但症状反复。因不孕曾经有效中医药促排4周期，仍未受孕，故建议住院，行宫腹腔镜检查术+盆腔粘连松解+内异灶电烙+左侧输卵管系膜囊肿摘除+右侧卵巢打孔术+宫腔息肉摘除+插管通液术，插管通液术提示双侧输卵管间质部阻塞。术后诊断为盆腔炎性疾病后遗症，多囊卵巢综合征，子宫内膜异位性疾病，子宫内膜息肉，双侧输卵管间质部阻塞，原发性不孕。

术后治疗方案：盆腔综合治疗2个疗程；口服"通管促孕合剂"及"消癥合剂"活血化瘀、通络利水治疗。醋酸亮丙瑞林3.75mg，共2次（术后待月经来潮第3天行抑那通治疗第1针，第1针注射后第28天注射第2针）。

术后3个月行输卵管介入术，提示双侧输卵管通畅。门诊中药调理促排卵助孕半年余，2017年4月29日自测尿妊娠阳性。于2017年12月7日在南平市人民医院足月剖娩1女婴，母女均健。

治疗思路：对患者病情进行分析如下。①对于年轻的育龄期女性，反复下腹闷痛伴不孕，妇检子宫及双附件区压痛明显，考虑盆腔炎性疾病后遗症所致腹痛可能性大；因阑尾与输卵管相毗邻，不排除有阑尾炎症波及输卵管致其伞端粘连、闭锁导致不孕可能；且若患者盆腔粘连包裹卵巢，亦有因粘连导致排卵障碍性不孕可能。②患者经期腹痛伴不孕，存在因内膜异位灶致盆腔内环境不利于精卵结合致不孕可能。③彩超提示子宫内膜区稍高回声，考虑内膜息肉样病变可能，存在因子宫内膜息肉、子宫内膜容受性差致不孕可能。以上诸多因素皆可致不孕。

不孕症重在"审因论治"，首选宫腹腔镜联合检查，以明确不孕的原因。通过对患者实施宫腹腔镜手术，明确不孕的原因为盆腔炎性疾病后遗症、多囊卵巢综合征、子宫内膜异位性疾病、子宫内膜息肉、双侧输卵管间质部阻塞。术后针对病因拟定后续治疗方案，术后中药辨证施治，待阴道血止后行中医外治法盆腔综合治疗2疗程+盆炎净中药熏蒸理气活血、促进盆腔炎症的吸收；同时口服"通管促孕合剂"及"消癥合剂"活血化瘀、通络利水；待下次月经来潮第二日皮下注射醋酸亮丙瑞林3.75mg，共2疗程，在末次注射后4周行输卵管介入治疗，若双侧输卵管通畅，再行盆腔综合治疗+熏蒸1疗程，待月经回潮后调周、促排、试孕；若双侧输卵管不通，建议辅助生殖助孕。

本案例治疗的疑点和难点在于：①本案患者为何会导致双侧输卵管间质部阻塞？笔者发现输卵管近端阻塞可能与子宫角膨隆或输卵管间质部炎症或内异症引起管腔内源性增生有关。②如何疏通双侧输卵管间质部阻塞？笔者亦通过临证观察，发现"中医多途径治疗+醋酸亮丙瑞林"联合治疗，可促进盆腔炎症吸收、改善微循环、消除输卵管近端增生，后续予输卵管COOK导丝介入，一方面检查通畅度，另一方面亦可疏通输卵管，为试孕增加概率，不失为治疗输卵管近端梗阻的好方法。

案2

吴某，女，27岁，已婚，工人，于2015年6月29日就诊。

主诉：月经稀发10余年，不孕2年。

现病史：10余年来无明显诱因出现经期1~3月一行，常需药物治疗方能月经来潮，行经5~7天，经量少，色暗夹血块。2年来夫妻正常性生活未避孕未孕，丈夫精液正常。外院予以调经促排卵治疗无效。辰下症见婚久不孕，月经周期延后，量少，经色暗红，夹血块，伴体形肥胖，多毛痤疮，带下量多，腰酸腿软，纳寐可，二便调。舌淡暗，边有瘀斑，苔白腻，脉沉弦涩。

月经史：13岁，5~7天/1~3个月，量少，色暗红，偶有痛经，LMP为2015年6月16日。

婚育史：已婚，育0-0-0-0。

体格检查：H，159cm；W，65kg；BMI，25.7。

妇科检查：外阴阴毛浓密，已婚未产式；阴道畅；宫颈光滑，常大；宫体前位，常大，活动可，无压痛；双附件未触及异常，无压痛。

辅助检查：性激素全套示LH，41.2mU/ml；FSH，9.2mU/ml；E_2，111.5pg/ml；P，4.13ng/ml；T，1.83ng/ml。经阴道彩超+三维示子宫内膜形态呈"Y"型，符合纵隔子宫声像改变，宫颈囊肿，盆腔积液，双侧附件区未见明显占位性病变。

西医诊断：多囊卵巢综合征、纵隔子宫、原发性不孕。

中医诊断：月经后期（肾虚痰瘀）、不孕症（肾虚痰瘀）。

辨证分析：缘于先天禀赋不足，冲任虚衰，胞脉失于温煦，不能摄精成孕，故婚久不孕；肾虚不能化气行水，痰湿内生，滞于冲任，则经行延后；肾虚冲任血少，气血运行无力而不畅，则生瘀滞，痰瘀阻滞冲任，则月经量少，经色暗红，有血块；湿阻痰凝，湿困脾阳，故形体肥胖；气血不畅，蕴遏经络，阻塞于毛发肌肤，故多毛、痤疮；痰湿下注，伤及任带，故带下量多；肾虚腰腑失养，故腰膝酸软；舌脉象均为肾虚痰瘀之征。此病在冲任、胞宫、肾，虚实夹杂。故治疗上当益肾导痰、活血通络，方选益肾导痰汤加减。

诊疗经过：于2015年6月30日住院行宫腹腔镜检查+双侧卵巢楔切+内异灶电烙+宫腔纵隔切除+插管通液术。术中插管通液提示双侧输卵管通畅。术后诊断为多囊卵巢综合征，盆腔子宫内膜异位症，纵隔子宫，原发性不孕。

术后治疗方案：中药辨证治疗，阴道血止后盆腔炎综合治疗1疗程，予上环+宫腔灌注+中药熏蒸治疗2疗程，"消癥合剂"口服活血化瘀、化痰消癥治疗；术后皮下注射醋酸亮丙瑞林3.75mg，共2次（月经来潮第3天行抑那通治疗第1针，第1针注射后第28天注射第2针）。

三个月后复查宫腔镜检查+取环+插管通液术：提示宫腔形态大致正常，双侧输卵管通畅。疗程结束后月经回潮门诊中药调理促排卵助孕2月，2015年12月21日自测尿妊娠阳性。于2015年1月9日在南平市人民医院查彩超示宫内早孕、宫腔积液。

诊疗思路：根据患者月经史、性激素及彩超结果，考虑患多囊卵巢综合征的可能性大；根据三维彩超结果，存在纵隔子宫的可能性大。

笔者主张"审因为先"，首先借助宫腹腔镜手术明确病因，结合术中所见，为多囊卵巢综合征、盆腔子宫内膜异位症、纵隔子宫所致不孕，术后针对病因拟定中西医多途径治疗方案：盆腔炎综合治疗+宫腔灌注促进盆腔及宫腔炎症的消散和吸收，改善盆腔微循环，改善子宫内膜的容受性，对于子宫内膜异位症，手术难以彻底地清除子宫内膜异位病灶，术后予醋酸亮丙瑞林皮下注射及口服消癥合剂抗内异症治疗，降低内异症的复发率。本案患者属于胖型PCOS，在备孕前指导患者控制饮食、有氧运动配合耳穴埋豆减重，BMI控制在<23，改善胰岛素抵抗。关键之处在于纵隔切除术后如何预防宫腔粘连。笔者临证时发现纵隔子宫术后的患者通过上环+宫腔灌注+中药熏蒸治疗改善宫

腔局部循环，促进受损内膜的再生修复，同时辨证口服中药，改善子宫内膜组织营养状况，从而改善月经情况。待月经恢复，中西医结合调周、调卵、调膜助孕。

案3

张某，女，34岁，已婚，待业，于2019年5月8日就诊。

主诉：清宫术后经量减少2年。

病史：缘于2年前孕1月余因"胚胎停育"于外院行清宫术，术后病理回报提示葡萄胎。术后出现月经量减少，约为原经量的2/3，经色紫暗，有血块，伴轻微小腹胀痛，未予以治疗，术后半年复查相关指标正常（未见详单）。1年前就诊外院中药调理1月余受孕70余天，再次因"胚胎停育"于外院行清宫术，未行病理检查。此后月经量仍少，约为平素月经量的1/3，经色紫暗，有血块，伴有小腹胀痛，呈阵发性。辰下症见婚久不孕，经量少，经色紫暗，有血块，伴有小腹胀痛，纳食不佳，夜寐可，二便调。舌暗红，边有瘀点，苔白腻，脉沉弦滑。

月经史：16岁，5/28岁，量中，色暗红，无痛经，LMP为2019年5月1日。

婚育史：已婚，育1-0-4-1，足月顺娩1子，人工流产2次，稽留流产2次，丈夫及孩子均体健。

妇科检查：外阴已婚已产式；阴道畅；宫颈光滑，正常大小，无接触性出血；宫体，前位，稍饱满，活动欠佳，无压痛；左附件增厚感，无压痛及反跳痛，右附件未及异常，无压痛。

辅助检查：妇科经阴道三维彩超（2019年4月17日南平市人民医院门诊）示双侧宫角略圆钝，宫颈囊肿。AMH，0.749ng/ml。心电图示窦性心律过缓。

中医诊断：月经过少（湿瘀互结）。

西医诊断：宫腔粘连、卵巢储备功能下降。

辨证分析：源于患者多次清宫，瘀血内停，冲任阻滞，血行不畅，故经量减少，伴经色紫暗，有血块；瘀血阻滞，不通则痛，故小腹胀痛；手术损伤，致脾虚湿盛，运化无权，故纳食不佳；舌紫暗，舌体胖大，边有齿痕及瘀点，苔白腻，脉细滑均为湿瘀互结之像。此病在冲任、胞宫，病性属虚实夹杂。

中医治法：健脾渗湿、活血化瘀，拟子宫内膜炎方。处方如下：萆薢10g，猪苓10g，茯苓10g，仙鹤草30g，香附10g，黄芪10g，党参10g，白术（炒）10g，连翘10g，白及10g，三七粉6g，甘草3g。5剂，水煎服，每日1剂。

诊疗经过疗：于2019年5月9日行宫腔镜检查+插管通液术。术中见宫颈管内口未见明显异常，宫腔形体正常，左侧宫角少许粘连，予输卵管通液管拨开粘连，输卵管开口清晰，置管顺利，推液无阻力。右侧输卵管开口清晰，置管顺利，推液无阻力，提示双侧输卵管通畅。术中诊断为宫腔粘连（轻度），卵巢功能减退。

术后治疗方案：阴道血止后予以宫腔灌注+盆腔炎综合治疗（天宫穴水针注射+妇科灌肠液保留灌肠+盆腔微波离子导入+盆炎净中药熏蒸+"斯奇康"提高免疫力）1疗程活血化瘀，预防宫腔再次粘连。

复诊（2019年6月10日）：患者诉月经量较前有所增加，有血块，偶感腰骶酸痛，偶感乏力，纳寐尚可，二便调和。舌暗淡有瘀点，苔白，脉沉涩。

治疗方案：盆腔炎中药熏蒸下腹部以温通气血、活血化瘀止痛，改善卵巢子宫微循环；微针针刺百合、本神、神庭、肓俞、关元、大赫、足三里、三阴交、太溪、太冲补肾填精、调和冲任，配合肾俞、次髎穴电针增强疗效，改善卵巢功能；隔物灸太溪、关元填精补肾。

中医方面，患者症属肾虚血瘀，治疗上应补肾填精、化瘀止痛，方拟益肾助巢方加减。

治法：补肾填精、化瘀止痛。处方：熟地黄15g，黄精10g，菟丝子10g，枸杞子10g，桑椹10g，覆盆子10g，巴戟天10g，山药15g，百合10g，当归10g，墨旱莲10g，女贞子10g，栀子10g，香附10g，牛膝10g，石斛10g，益母草15g，甘草3g，红花5g。5剂，水煎服，每日1剂。

患者后续门诊继续中药益肾助巢方加减以补肾填精、化瘀止痛，联合"助巢煲"滋肾助巢、育泡养膜助孕治疗。患者于2019年9月27日就诊，查血β-HCG，56473mU/ml；孕酮，23.86ng/ml。2019年11月9日妇科彩超示子宫内单胎妊娠，胎儿存活，胎儿发育相当于13周零1天。

诊疗思路：卵巢储备功能下降是属于中医"月经病"中的"月经过少""月经后期""闭经""不孕症"的范畴。该病的病因及发病机制尚不明确，认为是因某些因素导致卵巢产生卵子的能力减弱、卵母细胞数量及质量下降，进而导致生育能力下降及体内性激素缺乏。目前预测指标主要有年龄、月经周期、血型、雌二醇、FSH、LH及AMH。《傅青主女科·年未老经水断》中也有对于天癸的描述："……且经原非血也，乃天一之水，出自肾中，是至阴之精而有至阳之气，故其色赤红似血，而实非血，所以谓之天癸。"肾之阴精化生经血，使天癸充盈，血海满溢，经水才能如期满溢。近年来许多医家研究，肾虚是月经不调、不孕的主要病机。笔者主张以补肾为主，佐以活血化瘀，标本兼治，攻补兼施，才能事半功倍。熟地黄、枸杞子、菟丝子、覆盆子、桑椹补肾填精，当归、益母草、牛膝、红花活血通经、祛瘀止痛，山药、黄精益气养阴，补肾固精，巴戟天温补肾阳、阴中求阳，百合养阴润肺、清心安神，香附疏肝解郁、调经止痛，气行则血行；白及收敛生肌；女贞子、墨旱莲滋补肝肾，牛膝为引经药，引药入经，甘草调和诸药，诸药合奏效佳。笔者同样注重食疗法与针灸治疗，药膳助巢煲为填精助巢，加入加用鸽子炖煮补肾养血活血，有滋肾助巢、育泡养膜助孕之效，以建立正常的月经周期并成功地诱发排卵。

案4

彭某，女，28岁，已婚，待业，于2018年4月23日初诊。

主诉：月经先后不定期16年余，伴不孕1年。

现病史：自月经来潮即出现月经先后不定期，周期20~40天，经期下腹微胀痛，且伴左腰骶部疼痛，腰酸，经量偏少，经色暗，夹有血块，经后缓解。1年前结婚，婚后夫妻同居性生活正常，未避孕未孕。辰下症见月经先后不定期，婚久不孕，经期下腹微胀痛，伴左腰骶部疼痛，腰酸，经量偏少，经色暗，夹有血块，经后缓解，头晕耳鸣，腰膝酸软，身倦疲乏。舌质淡，苔薄白，脉细略滑。

既往史：2015年行阑尾切除术。

月经史：13岁，6~8/20~40天，量少，色暗红，痛经（＋），LMP为2018年4月13日。

婚育史：已婚，0-0-0-0，丈夫体健，精液检查大致正常。

过敏史："头孢"过敏，未发现食物过敏。

妇科检查：外阴已婚未产式；阴道畅；宫颈光滑，常大；宫体前位，常大，活动欠佳，质中，无压痛；双附件未触及明显增厚及包块。

辅助检查：2018年3月26日南平市人民医院妇科经阴道彩超示双侧卵巢多发小囊性改变。AMH：9.95ng/ml。性激素：T 1.3ng/ml，余正常。双侧子宫输卵管碘油造影示双侧输卵管通畅。

西医诊断：多囊卵巢综合征、原发性不孕。

中医诊断：月经先后不定期（肾虚血瘀证）、不孕（肾虚血瘀证）。

辨证分析：先天禀赋不足，冲任虚衰，胞脉失于温煦，不能摄精成孕；肾虚不能化气行水，痰湿内生，滞于冲任，则月经先后不定期；肾虚冲任血少，气血运行无力而不畅，则生瘀滞，痰瘀阻滞冲任，则月经量少，经色暗红，有血块；湿阻痰凝，湿困脾阳，故形体肥胖；肾虚腰腑失养，故腰膝酸软；舌脉象均为肾虚痰瘀之征。此血瘀为标，肾虚为本，虚实夹杂，病位在肝、肾、脾。治以益肾导痰，活血通络之法，选用益肾导痰汤（详见"多囊卵巢综合征性不孕"章节）加减。

诊疗经过：患者入院前于外院曾行B超监排，均未见优势卵泡；给予4周期来曲唑促排，均可见优势卵泡，有排仍未孕。于2018年4月27日在南平市人民医院行"宫腹腔镜探查+盆腔粘连分离+内异灶电烙+双侧卵巢打孔+双侧输卵管间质部插管通液术"，术中插管通液示双侧输卵管通畅，术后诊断为PCOS、子宫内膜异位症Ⅰ期、盆腔炎性疾病后遗症、原发性不孕。术后经盆腔炎综合治疗1疗程，下次月经第2天皮下注射醋酸亮丙瑞林微球3.75mg一周期、口服消癥合剂活血化瘀、化痰消癥。月经于2018年8月17日回潮，予来曲唑及中药辨证调周、育泡、调膜促孕，排卵同房后黄体支持。

复诊（2018年10月4日）：停经48天，尿妊娠试验阳性，腰酸1周。彩超检查，彩超示宫内妊娠，可见胚芽长约5.8mm，可见原始心管搏动。予地屈孕酮片及中药安胎煲、寿胎丸加减保胎。患者腰酸缓解。2019年5月16日顺娩一女，重3.4kg，母女均健。

治疗思路：对患者进行病情分析如下。根据患者病史、彩超及性激素检查，考虑多囊卵巢综合征可能性大，因排卵障碍导致不孕，在双侧输卵管通畅的情况下，经过有效的促排3个周期仍未孕，结合其有阑尾炎切除史，存在盆腔粘连的高危因素，故本患者亦有存在因盆腔粘连包裹卵巢导致排卵障碍以致月经失调、不孕的可能；结合患者经期腹痛，存在子宫内膜异位症导致不孕可能。

不孕症重在"审因论治"，首选宫腹腔镜联合检查，以明确不孕的原因。结合本患者术中所见，病因为多囊卵巢综合征、子宫内膜异位症Ⅰ期、盆腔炎性疾病后遗症，所以虽经有效促排3个周期仍不能成功受孕。术后针对病因拟定治疗方案：盆腔综合治疗1疗程促进盆腔炎症的吸收，改善盆腔微循环；下次月经第3天皮下注射醋酸亮丙瑞林微球3.75mg，口服消癥合剂活血化瘀、化痰消癥抗内异症治疗；同时配合中药补肾化瘀、活血通络治疗，并要求患者通过运动、饮食及耳穴埋豆减重，改善胰岛素抵抗，恢复排卵。痼疾已除，待月经恢复后中西药调周、调卵、调膜以助孕。相关药理研究证实，在促排卵周期中运用中医药助孕可以减少促性腺激素使用剂量，缩短用药时间，提高卵泡质量，促进卵细胞成熟与排出，改善子宫内膜容受性，促进精卵结合与着床。

需要注意的是：①临床中因排卵障碍导致不孕，在双侧输卵管通畅的情况下，经过有效的促排3个周期仍未孕，不应再一味盲目地促排，而应考虑是否存在其他导致不孕的因素。②胖型多囊卵巢综合征在备孕前务必要体重管理，尽量将BMI控制在23以下，若有合并胰岛素抵抗者加用二甲双胍改善胰岛素抵抗，恢复排卵。③笔者临证中发现，既往有阑尾炎病史，特别是有阑尾炎脓肿患者，因与输卵管、卵巢相毗邻，炎症往往波及盆腔导致盆腔粘连、输卵管病变而致不孕。对于育龄女性，有生育要求者，建议临证中应全面探查盆腔，尽可能恢复盆腔正常形态，保留患者的输卵管功能。

案5

谢某，女，34岁，已婚，自由职业，于2019年1月28日就诊。

主诉：反复下腹痛伴不孕7余年，IVF失败3次。

现病史：2012年出现反复下腹痛，呈间歇性，无渐进性加剧。夫妻同居，性生活正常，未避孕未孕。2015年外院HSG：双侧输卵管梗阻。2018年到省妇幼保健院行3次IVF-ET均失败。辰下症见：下腹胀痛，伴腰骶酸痛，经量偏多，不孕；带下量多，色白质稠；纳寐可，大便溏薄。舌暗红，边有瘀点，苔白腻，脉沉弦滑。

月经史：15岁，5/25~30天，量偏多，色暗红，有痛经，伴腰酸，夹有血块，LMP为2019年1月22~27日。

婚育史：已婚，0-0-0-0，丈夫体健，精液检查正常。

妇科检查：外阴已婚未产式；阴道畅；宫颈轻糜，常大；宫体前位，常大，质中，活动欠佳，压痛（＋）；双附件，未及包块及增厚，无压痛。

辅助检查：彩超经阴道检查示盆腔积液。

西医诊断：盆腔炎性疾病后遗症、原发性不孕、反复种植失败。

中医诊断：盆腔炎性疾病后遗症（湿瘀互结证）、不孕症（湿瘀互结证）。

辨证分析：患者素体脾虚湿盛，湿邪侵袭冲任胞宫，与气血相搏，血行不畅，湿瘀互结，阻滞冲任胞宫，不通则痛，故下腹胀痛，痛处固定，腰骶胀痛，经期腹痛加重；湿邪下注损伤任带故带下量多，色白；脾气虚冲任不固，经血失于制约，故月经量多；脾虚失运，清浊不分，水湿下注肠道，故大便溏而不爽；湿瘀互结冲任、胞宫，无以摄精成孕，故婚久不孕；舌脉均为湿瘀互结之候。本病病位为冲任、胞宫，与"脾"密切相关，病性虚实夹杂，治宜健脾渗湿、化瘀止痛，方选子宫内膜炎方加减。

诊疗经过：于2019年2月2日入院行宫腹腔镜检查+盆腔肠粘连松解+左侧输卵管整形造口+双侧输卵管介入+插管通液术，术中插管通液示左侧输卵管不通，右侧通畅，术中诊断为盆腔炎性疾病后遗症、原发性不孕。

术后治疗方案：中药辨证治疗，阴道血止后行盆腔炎综合治疗+中药熏蒸+热敏灸，共3周期；下次月经第2天皮下注射醋酸亮丙瑞林3.75mg，2个疗程，2个疗程结束后4周行输卵管介入，结果回报左输卵管通畅，远端略膨大，右输卵管通畅。术后续盆腔炎综合治疗1周期。月经回潮后调周促排卵。予阴式超声监排，建议右卵巢排卵试孕。

复诊（2019年9月8日）：患者停经45天，尿妊娠试验阳性，阴道出血伴下腹痛4天。LMP为2019年7月25日。妇科经阴道彩超：宫内早孕（内见胚芽长约3.8mm，见心搏）。

西医诊断：先兆流产。

中医诊断：胎动不安（肾虚证）。

治疗经过：辨证使用中药寿胎丸、安胎煲补肾固冲，地屈孕酮安胎。2020年4月26日经阴道顺娩一女，重3200g。母女均健。

诊疗思路：患者反复下腹闷痛，HSG提示双侧输卵管阻塞，考虑输卵管炎症致输卵管阻塞可能性大；其3次IVF-ET均失败，考虑因盆腔因素或输卵管积水倒流至宫腔以致移植失败。通过宫腹腔镜检查证实病因为盆腔炎性疾病后遗症、子宫腺肌病，术中行盆腔肠粘连松解、左侧输卵管整形造口，恢复盆腔、输卵管的解剖生理结构；宫腔镜插管通液判定输卵管通畅度，左侧输卵管不通，右侧通畅。在明确病因后"论治"，拟定后续治疗方案，盆腔综合治疗+热敏灸共3疗程改善盆腔微循环，促进盆腔炎症吸收；注射醋酸亮丙瑞林3.75mg，2针，治疗子宫腺肌病。疗程结束后4周行输卵管介入评判输卵管通畅情况，并巩固1疗程盆腔综合治疗。月经回潮后调周、促排卵，根据造影结果，右输卵管功能更佳，故建议右卵巢排卵后试孕。妊娠后注意尽早排除异位妊娠。

后续治疗的疑点和难点在于：①如何避免输卵管伞端造口后再次闭锁。笔者在临证中不断总结经验，主张输卵管伞端造口时应保留尽可能多的输卵管纤毛，同时用聚丙烯缝合线（该线比微乔缝合线的抗张强度大，一般2年后才降解，可以有效防止输卵管伞端造口后再闭锁）将外翻的输卵管伞瓣固定于同侧输卵管浆膜面，术后辅以热敏灸治疗可明显降低输卵管再次闭锁率。②如何疏通输卵管近端阻塞？笔者认为输卵管近端阻塞与输卵管间质部炎症或子宫内膜异位性疾病引起输卵管近端管腔内源性增生有关，当给予醋酸亮丙瑞林微球和盆腔综合治疗后可解除输卵管近端梗阻。

案6

林某，女，33岁，已婚，家务，于2020年10月26日就诊。

主诉：不孕5年，IVF失败5次。

现病史：分别于2010年、2014年2次异位妊娠行双侧输卵管切除术。术后先后4次试管婴儿失败，发现卵巢巧克力囊肿，予醋酸亮丙瑞林注射4针，血清CA125持续波动在80～90U/ml。2020年5月在南平市人民医院行宫腹腔镜手术，术后抑那通治疗。2020年9月14日第5次胚胎移植失败。2020年9月28日月经来潮。辰下症见婚久不孕，经行腹痛，伴经量少，带下量多质黏，纳寐可，二便调。舌暗红，边有瘀点，苔白腻，脉沉弦滑。

月经史：14岁，3/28~30天，量少，痛经（＋），LMP为2020年

9月28日。

婚育史：已婚10年，0-0-2-0，异位妊娠2次。

妇科情况：外阴已婚未产式；阴道畅，分泌物量中；宫颈光滑，常大；宫体后位，常大，活动度欠佳，质中，无压痛；双附件未触及异常。

辅助检查：经阴道三维彩超（2020年10月26日）示中后位子宫，形态正常，包膜光滑，宫体大小约40mm×35mm×39mm，宫壁回声均。内膜厚约5.3mm。三维冠状切面示宫腔内膜形态大致正常。双侧卵巢可见，双附件区未见明显异常回声及异常血流信号。子宫直肠窝见液性区，深约18mm。

西医诊断：继发性不孕、子宫内膜异位症Ⅳ期、反复种植失败。

中医诊断：继发性不孕（湿瘀互结）。

诊疗经过：中医治以健脾渗湿、化瘀调经，方拟子宫内膜炎方加减；胚宝胶囊、助孕口服液、金凤丸助巢煲补肾。2020年11月16日，停经49天月经未来潮，自测尿妊娠试验阴性，复查经阴道彩超示内膜厚约10.8mm，予以逍遥散加减。LMP为2020年11月25日，经期服用调养包，3剂；经净服用养膜助孕包，5天；金凤丸10丸，Bid，5天。

患者第六次胚胎移植，要求自然周期2020年12月15日，内膜10.3mm，A型，回声均匀，移植胚胎2个，2020年12月22日外院查β-HCG，64.52mU/ml。2020年12月23日南平市人民医院查孕酮，40.97ng/ml；β-HCG，292.3mU/ml；E₂，133.36pg/ml。2021月1月7日查β-HCG，47646.00mU/ml；孕酮，29.35ng/ml；雌二醇，470.92pg/ml。经阴道彩超示早孕，宫内双胎妊娠，双绒毛膜双羊膜囊双胎（AUA5w6d、5w3d，前者内见胚芽长约2.4mm及原始心管搏动回声。后者内见卵黄囊样回声，未见明显胚芽）；宫腔少量积液（16mm×6mm）；盆腔少量积液。

诊疗思路：反复种植失败的发生与胚胎发育潜能及子宫接受态等诸多因素相关，病因复杂，主要因素有子宫器质性病变、子宫内膜过薄等引起的子宫内膜容受性降低；胚胎问题；输卵管积液、患者心理状态以及移植策略等多因素影响；不明原因的种植失败，包括免疫异常等。在诊治的过程中，需要进行一系列针对性的病因筛查及对应治疗。患者4次试管婴儿失败后，发现卵巢巧克力囊肿持续存在，遂行宫腹腔镜手术祛除病灶，术后辅以醋酸亮丙瑞林治疗。但第5次胚胎移植仍然失败，再次分析原因，患者每次均行人工周期，在子宫内膜7mm左右移植。众所周知，一定厚度的子宫内膜是胚胎成功着床的前提条件之一。该患者继续按照中医补肾健脾，活血化瘀调周治疗，药食结合，燮理阴阳，月经如常。第6次胚胎移植，患者要求自然周期，继续中药益肾调膜，待出现内膜10.3mm，A型，移植成功。孕后积极中西医保胎，黄体支持疗法。

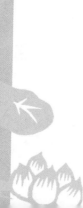